安胎养胎必读

张胜杰 编著

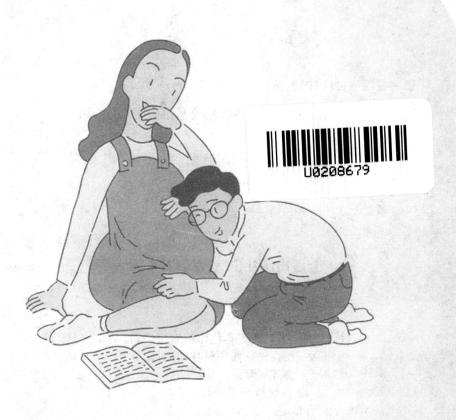

金盾出版社

内容提要

本书根据胎宝宝生长发育特点和准妈妈生理变化的需要，以科学实用为宗旨，从优生优育基本知识、新生命的开始、快速成长中的宝宝、为适应体外生活做准备四个方面，详细介绍了妊娠40周内的安胎养胎知识和具体做法，是指导准妈妈平安度过孕期，生育健康聪慧宝宝的必读书。

图书在版编目(CIP)数据

安胎养胎必读/张胜杰编著.—北京：金盾出版社，2008.10
ISBN 978-7-5082-5161-5

Ⅰ.安… Ⅱ.张… Ⅲ.妊娠期-妇幼保健 Ⅳ.R715.3

中国版本图书馆 CIP 数据核字(2008)第 091588 号

金盾出版社出版、总发行
北京太平路 5 号(地铁万寿路站往南)
邮政编码：100036 电话：68214039 83219215
传真：68276683 网址：www.jdcbs.cn
封面印刷：北京精美彩色印刷有限公司
正文印刷：北京四环科技印刷厂
装订：海波装订厂
各地新华书店经销
开本：705×1000 1/16 印张：18.5 字数：300 千字
2008 年 10 月第 1 版第 1 次印刷
印数：1—11000 册 定价：39.00 元

前言

　　人类是世间一切成就的伟大缔造者！

　　"十月怀胎，一朝分娩"，人类繁衍历来顺其自然。但随着社会的发展，科学技术知识的日益普及，人们对优孕、优生、优育、优教的认识已经提高到了一个新的水平，生儿育女已不再听天由命。在准妈妈妊娠的整个过程中，怎样遗传优秀的基因、怎样安胎保健、怎样健康饮食、怎样进行孕期胎教等一系列问题，已成为每一对准父母所普遍关注的焦点。

　　为了国家的兴旺发达和民族的繁荣昌盛，为了使每一个家庭更加美满和谐，为了满足年轻夫妇希望生育一个健康聪明宝宝的需求，也为了试图深入浅出地解答上述问题，我们精心设计编写了这本《安胎养胎必读》。

　　本书以科学实用为宗旨，从优生优育基本知识、新生命的开始、快速成长中的宝宝、为适应体外生活做准备四个方面做了详细介绍，并对胎宝宝每周的发育状况，准妈妈每周的生理变化、健康饮食、保健与护理、孕期提示，以及孕期胎教等，给予准父母们安胎养胎全方位的指导。

　　有健康的父母，才有健康的宝宝！

　　谨以此书献给每一位即将步入婚姻殿堂可能为人父母的青年朋友！

张胜杰

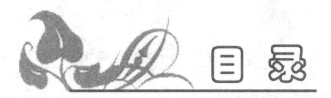

第一章　优生优育基本知识

第二章 新生命的开始

第三章　快速成长中的宝宝

目　录

第四章　为适应体外生活做准备

目　录

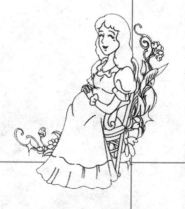

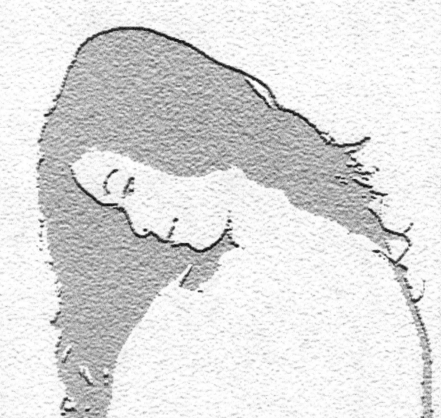

第一章
优生优育基本知识

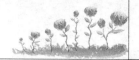

一、优生面面观

优生与健康

优生，就是生育一个健康、聪明、活泼的孩子。这是家庭的希望，也是提高国家和民族人口素质的重要措施。人口素质的高低，是由先天遗传和后天教育决定的。因此，解决先天遗传因素和幼儿身心健康的影响，就必须提倡优生。优生须做到以下几点：

☆直系血亲和三代以内的旁系血亲者禁止结婚。

☆未经治愈的麻风病人禁止结婚。

☆双方都患有精神分裂症、躁狂抑郁性精神病者不得结婚。

☆精神分裂症、躁狂抑郁性精神病、癫痫病治愈尚未稳定2年以上者不宜结婚。

☆各种法定传染病隔离治疗期间不宜结婚。

☆双方严重的智力低下患者不宜结婚。

☆患有性传播疾病，未彻底治愈者不宜结婚。

☆有遗传家族史者应进行遗传咨询，进行婚前检查。

☆一旦妊娠后，要避免接触影响胎儿发育的不利因素，如工业毒物、有害气体、放射线、禁服药物等。

☆注意孕期卫生和营养，注意加强产前保健。

☆定期做好产前常规检查，必要时进行胎儿监护，防止畸形儿的出生。

优生与少生

少生，就是要求已婚育龄夫妇减少生育子女数。只有少生，才能降低妇女生育率和人口出生率。

对于一个家庭来说，人口太多，会造成家庭生活困难，无法满足孩子生长发育阶段的营养需求，由于家庭贫困，也会影响孩子在成长阶段对其智力开发的投资，使孩子很难有一个健康快乐的童年。同时，也会给国家和社会带来巨大的压力。

因此，作为即将成为父母的夫妇，应该彻底抛弃"多子多孙、无后为辱"的陈腐观念，牢记"只有少生，才能优生"，没有数量的减少，就不会有质量的提高这一最简单的道理，建立少生优生的健康观念。

优生与时机

要想生一个健康聪明的孩子，选择最佳受孕时机是至关重要的。

1. 注意把握最佳生育年龄

从科学的角度来说，妇女最佳生育年龄是 24～29 岁。因为此年龄段的女性身体已发育成熟、精力旺盛、排出的卵子质量好，生殖功能处于最佳状态、能够负担怀孕、生育、哺乳所需的营养。此年龄段的妇女不但情绪趋于稳定，心理素质好，而且也有一定的社会生活经验。这里必须提醒的是，我们提倡晚婚晚育，并不是越晚越好，太晚生育不利于母婴安康与优生。

2. 选择最佳受孕季节

一般认为 6～8 月是最佳受孕季节。因此时期蔬菜、瓜果丰富，气候适宜，有利于早孕期母体、胎儿的发育与营养。其预产期是第二年春末夏初之时，又是产妇分娩与恢复的极佳时期。

3. 选准男女双方生物节律最佳时期受孕

选择夫妻双方体力、情绪、智力三大节律"高潮期"受孕。在双方感到精力充沛、思维敏捷、情趣盎然，且无其他不良征兆时怀孕，对优生非常有利。

4. 要避开受孕的不利因素

要尽量避免新婚"蜜月"怀孕，要做到饮酒后不受孕，带病不怀孕、高龄不妊娠、停服避孕药后不到 6 个月不要立即怀孕，要避开病毒感染季节受孕等。

优生与环境

环境卫生与人体健康有密切的关系，环境污染可直接影响优生。因此，要提高人口质量与下一代素质,必须清除环境污染,使孕妇能在良好的环境中工作、学习和生活。

1. 环境污染对优生的影响

(1)化学物质:某些化学物质的污染可影响胎儿的发育或导致畸形。金属或化学物质,如镉、铬、镍、钼、锂及滴滴涕、亚硝酸盐、五氯酚钠、一氧化碳、脒基硫脲、甲基硫脲、杀菌丹等,如果污染了环境,对孕妇会产生很大影响。铅、砷、苯、农药等化学物质,可以通过胎盘影响胎儿发育,引起孕妇流产、早产和死产。

(2)物理因素:胚胎在妊娠 12 周内,X 射线对它有很强的致畸作用。孕妇应用放射性同位素碘治疗时,可经胎盘到达胎儿体内,破坏胎儿甲状腺功能,引起胎儿甲状腺功能低下或分娩无脑儿。

(3)病原体感染:在妊娠早期感染病毒引起的疾病,如风疹、流感和肝炎等,可导致胎儿发生畸形。此外,巨细胞病毒、疱疹病毒及脊髓灰质炎、腮腺炎、麻疹、水痘等病毒感染,亦可能引起胎儿畸形。

2. 改善环境,防止胎儿畸形

(1)保护环境:搞好污水、污气、污物的处理,绿化美化环境,避免造成化学物质污染周围环境,影响孕妇健康或危及胎儿。

(2)加强孕期保健:必须加强孕期保健,预防病毒感染的发生。妊娠时要尽量少到公共场所去,减少各种被感染的机会,特别是妊娠早期更要注意个人卫生和环境卫生,居室要保持良好的通风和阳光,注意冷暖,加强锻炼,预防感冒,保持孕期身体健康。在妊娠初 3 个月内,甚至更长一些时间,应禁止 X 射线照射,一般认为,即使是常规的肺部透视,也要推迟到妊娠 7 个月时方可进行。

(3)加强劳动保护:妊娠期妇女若因工种接触有毒物质,应在条件许可的范围内调换工种,或缩短工作时间。农村孕妇最好不要从事喷洒农药的劳动。环境中的其他有害因素,如噪声、震动、高温、低温、粉尘等,也会对孕妇和胎儿产生不良影响,应有劳动保护和孕妇个人防护的措施。从事放射线工作的女同志,妊娠后应调换工作。

优生与空气

空气污染乃优生之大敌。在妊娠期间,尤其在妊娠早期,孕妇若经常吸入各种有害有毒气体——二氧化硫、一氧化碳、氮氧化物、氯化物、浮尘和焦油等,

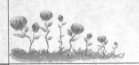

可以通过血液循环进入胎儿体内,严重干扰胎儿的生长发育,甚至引起胎儿畸形或自然流产。污染的空气多出现在以下场所:

1. 油烟弥漫的厨房

厨房是空气污染最严重的场所。人们每日进餐,都需要在厨房内煎、炒、烹、炸,烟气、油气充斥室内,孕妇经常"掌勺",会对腹中胎儿有害,也会造成胎儿缺陷。因此,厨房应注意通风,孕妇应尽量少光顾厨房,丈夫理应担当起厨师的重任。

2. 吸烟或被动吸烟

孕妇吸烟或被动吸烟,可增加胎儿流产、早产的机会,可降低胎儿出生时的体重,并使胎儿先天性心脏病患病率增高。为使胎儿健康,孕妇应戒烟或避免被动吸烟,家庭成员中的吸烟者也应远离孕妇。

3. 现代装潢的居室

一些年轻夫妇为追求居室现代化费尽心机,其实有时会带来弊病。新家具或现代装潢的居室可能会使其室内甲醛含量升高,甚至超过标准 6~7 倍。甲醛是一种无色、易溶、有刺激性的气体,长期吸入将危害人体健康。孕妇及胎儿对其更为敏感,易使胎儿发育迟缓,新生儿体重下降。因此,孕妇应尽量避免在这种环境居住,以减少有害气体的接触。

4. 职业环境污染

孕妇从事有害有毒物质工作,对胚胎不良发育有很大影响。在氯乙烯聚合工厂工作的女工,妊娠后流产发生率明显增高;经常接触高浓度铅尘或铅蒸气的女工,易发生不孕、自然流产、死产、早产,易生低体重胎儿和智力低下胎儿。为保证下一代安全,原则上女工一经确诊妊娠,应立即暂时调离有毒害物的工作环境。

优生与营养

从一个直径不到 0.2 毫米的受精卵,发育成长为重 3 千克左右的婴儿,其营养全靠母体供给。因而,孕妇的营养对胎儿的成长至关重要。孕妇营养不足,就容易发生流产、早产、死胎或胎儿畸形,还会使胎儿发育不成熟、体重偏低,出生后易得病、病死率高,学龄期有 30% 表现智力落后。要达到优生,妊娠期就必须加强营养。

胎儿、婴儿大脑发育有 2 个高峰,在妊娠的 26 周左右,是胎儿脑细胞增殖的第一个高峰,出生后第一年是婴儿脑细胞增殖的第二个高峰,出生后 2 年,大脑神经细胞总数才基本固定。所以,脑的生长发育,最重要的时期是在孕期及出生后 1 年以内。在妊娠期及出生后半年到 1 年内,供给大量蛋白质食品,能促进脑的发育,使婴儿更聪明。要生个健康聪明的孩子,就要加强孕妇的营养。下面介绍孕期需要给孕妇补充的营养食品:

一是补充蛋白质,以保证胎儿脑细胞发育的需要。蛋白质有动物蛋白与植物蛋白之分:动物蛋白,如鸡蛋、鸡肉、瘦猪肉、牛羊肉、鱼、动物肝、肾等,植物蛋白如豆类制品等。

二是补充维生素。多吃新鲜的蔬菜和水果等食物。

三是补充富含钙、铁、磷、碘、锌等无机盐。因为妊娠期胎儿发育时需要微量元素和无机盐。

总之,要达到优生,孕期就要加强营养,饮食要选配得当,不要偏食,要吃些易消化、刺激性少而富含营养的食物。

优生与药物

药物是治疗疾病的一种重要物质,如果使用不当,可造成不良反应,对有的孕妇还可使胎儿致畸。

1. 可能致畸的时间
妊娠早期是胚胎组织器官分化、形成、发育的重要时期,主要是塑造成形;而妊娠中、后期主要是形体的发育长大。妊娠早期如受某些药物的影响,则造成胎儿畸形。

从外表到内脏,从头颅到四肢,都在 12 周以内形成,故在妊娠 3 个月内,药物对胎儿致畸影响最大。由此可以进一步推论,如果胚胎在 12 周以内受到损害,容易发生中枢神经系统缺陷,如大脑发育不全、脊柱裂、小脑畸形、脑水肿,以及内脏畸形,肢体畸形,如并指(趾)、多指(趾)、兔唇、眼异常等。

2. 可能致畸的常用药物
(1)抗生素:孕期用链霉素、阿米卡星等抗生素时,可导致胎儿先天性耳聋。产前 10 天服用氯霉素,可使新生儿患灰色综合征。

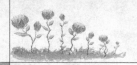

（2）激素类：妊娠早期，使用雄激素和合成孕激素，特别是睾酮衍生而来的合成孕激素，可引起女胎男性化，出现阴蒂肥大，阴唇融合粘连及局限性外阴异常。应用雌激素则可引起男胎女性化。口服避孕药可引起先天性心脏病。泼尼松可引起唇裂或腭裂。

（3）抗癫痫药：如苯妥英钠，可使胎儿发生唇裂、腭裂、小脑损害和先天性心脏病。

（4）抗肿瘤药物：在妊娠早期服用腺嘌呤、环磷酰胺，可引起无脑儿、脑积水、腭裂和死胎。

（5）镇静安眠药：镇静安眠药可引起多种畸形，氯丙嗪可致视网膜病变。

（6）抗疟药：如奎宁、氯喹及乙胺嘧啶等，可使胎儿发生脑积水、四肢缺陷、耳聋和视网膜病变。

（7）抗过敏药：如氯苯那敏及苯海拉明，可使胎儿肢体缺损、唇裂及脊柱裂等。

（8）活血化瘀的中草药：可导致胎儿肢体畸形。

3. 用药原则

为减少和避免药物致畸的危害，需要医生和孕妇密切合作，合理用药。妊娠的头 3 个月，最好不用药，或尽量少用药。凡属可用可不用的药物，尽量不用，必须用药时应遵医嘱。

（1）有些药物是比较安全的：不要因噎废食，得了病什么药也不敢用。当孕妇需要使用抗感染的药物时，一般用青霉素和红霉素较安全。感冒时，用感冒冲剂、银翘解毒丸、桑菊感冒片等是较安全的。

（2）孕妇不要滥服补药：如鱼肝油（维生素 A、维生素 D）的摄入量过多，可造成胎儿腭裂、脑畸形、智力发育迟缓等。故孕妇服用鱼肝油剂量宜小，而且不能长期服用。

（3）妊娠期服中药打胎：打胎中药多为活血化瘀药，打胎失败后，不能继续妊娠，要及时引产。

（4）加强避孕指导：使用避孕药的妇女最好停药半年后再妊娠。在服避孕药期间一旦妊娠，应做人工流产，以免造成不良后果。

（5）坚持写妊娠日记：为了加强围产期保护，要求孕妇将历次门诊产前检查的结果、服药名称、时间及剂量做好记录，作为孕期监护的参考。

（6）孕妇看病要提供妊娠报告：孕妇在看病时，应主动将自己的妊娠情况或

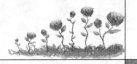

闭经情况向医生说明，以便提醒医生注意。

（7）误服药物须设法补救：在妊娠早期误服药，又想继续妊娠，则要向优生咨询门诊请求指导。必要时，取绒毛膜检查，以协助诊断，如胎儿有缺陷，应予以人工流产；如胎儿正常，则予以保留。

优生与饮酒

孕妇不宜饮酒，因为在妊娠期饮酒不仅对胎儿有害，对自身也是有害的。其害处是增加胎儿畸形发生率。孕妇如果每天喝白酒或啤酒 4 杯以上，生下的婴儿有 25％～30％是心脏畸形，即使不是每天饮酒，而是 1 周暴饮 1 次，结果也一样。因此，希望孕妇绝对禁酒。

优生与遗传

1. 影响胎儿智力的因素

智力是大脑的反应，大脑是智力形成的物质基础，而大脑的生长发育又受先天遗传因素和后天教育因素的双重影响。要想生一个健康聪明的孩子，首先要保证大脑的健康发育，才能在后天教育因素的作用下，培养出高智商的孩子。一般来说，健康夫妇生下的孩子都没有什么问题；如果夫妇有某种遗传病或其他严重疾病，就会影响子女的生长发育，而且有的还非常严重。

那么，智商高的夫妇，其子女是不是就一定聪明呢？不一定。因为造就一个高智商的孩子，如果不从胎儿期、新生儿期、幼儿期就开始教育，那么先天的一些优势也会消失。所以，既不能夸大遗传的作用而忽视后天因素的作用，也不能强调后天教育的作用而否认先天遗传的影响，只有同时具备这两个条件，孩子才能向高智商方面发展。

有许多遗传病是与儿童的智力发育有着直接关系的，已婚夫妇不可等闲视之，如唐氏综合征（又称伸舌样痴呆），属于大脑发育不全症中最常见的一种。患有这种病的儿童面部与常人不同：眼裂较小、两眼距离宽、塌鼻梁、流涎水、常伸出舌头傻笑等，并常伴有其他先天畸形病症，其中以先天性心脏病最为普遍，患者对疾病几乎没有什么抵抗能力，很容易感染疾病而早期夭折。该病患者存活的期限不一样，症状不明显的可以活到成年，但智力低下，男性与女性患者也

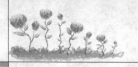

都有生育能力。这些患者多半在婴儿期就有表现,如呕吐、湿疹、烦躁不安和尿中有霉味,如果在此症状发生后 1 个月即开始治疗,智力发育可接近正常;如果在 2～3 岁以后治疗,已经引起的脑损伤就难以恢复,智力受到的影响也无法挽回。另外,还有呆小症、小头畸形和巨脑症等几种智力低下的类型。

造成智力低下的另外一个原因,是孕妇在妊娠期间患有风疹、水痘等病毒性疾病;妊娠期间受到放射线的照射;有妊娠高血压综合征及其他全身性的疾病。这些因素一方面造成胎儿发育的障碍,使大脑细胞发育不完善;另一方面影响骨髓、内分泌等系统的发育,反过来又影响脑的发育。

此外,吸烟、酗酒的妇女所生的孩子一般都智力低下,年龄太大的妇女所生的唐氏综合征孩子占该病的 42％ 左右。某些后天性因素,如分娩时的产伤、新生儿早期的脑创伤和神经系统的感染等,又如难产、产钳助产、吸引器助产、严重窒息、脐带绕颈等造成头颅机械性压迫,都会影响大脑的发育,从而影响智力发育。

因此,要培养一个聪明伶俐的孩子,必须从预防先天遗传病入手,把好结婚、妊娠、分娩、哺养、教育的每一个环节。即使父母的智商不是很高,也可以培养出一个高智商的儿童。

2. 遗传与智力的关系

在一个家庭中,父母双方有一方智力低下的,在他们所生的子女中,智力低下的发生率明显高于父母亲智力均正常所生的子女。同样,父母亲都智力低下,他们所生的子女智力低下的发生率更高。这说明了智力与遗传的关系。

虽然智力和某些遗传基因有关,但是,遗传也不是起着决定性的作用,还受着外界环境的作用。子女从小耳濡目染,受到环境熏陶,而且父母有意识在这方面给予培养,加上本身的主观努力、刻苦求学,也能做出成就。

在多子女的家庭中,有的孩子长大后做出了惊人的成就,而有的则一生平平。这也充分说明了遗传固然能传给下一代某些天赋,但后天因素,如家长的教育、父母的行为对孩子的影响,以及个人学习和实践、刻苦的程度等,都是造成智力差异的重要因素。

3. 遗传与优生的关系

夫妻婚后都希望生育一个身体健康又聪明的孩子。子女的品质,一部分受到父母的遗传影响,而一部分乃受到生活环境的影响,换言之,遗传提供材料,而环境再对这个材料加工制成成品。

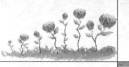

　　决定遗传部分的是遗传因子,婴儿所携带的遗传因子承载着父母双方各一半,夫妻双方如果有不良遗传因子,就很难生育出无缺陷的婴儿。因此,在选择配偶时,必须选择没有不良遗传因子的配偶,这样才有优良的后代子女。

　　现在的年轻人虽然生育子女数量减少,但是,却也有人持着不生育子女的想法,这种人也许会对选择配偶的意见提出抗议:"我不打算生育子女,不必考虑遗传问题。"这种观念是错误的,因为遗传性的精神病、神经病会侵害肌肉、眼睛,有很多都是在青年期至壮年期才发病的,所以即使从未打算生育子女,也必须重视遗传咨询。配偶为终生的伴侣,如果配偶由于遗传的精神病而发作,则幸福的婚姻也会被搞得一塌糊涂,所以无论抱何种心态结婚,都应该重视遗传病。

4. 遗传与疾病的关系

　　正常人的体细胞有 23 对(46 个)染色体,其中 22 对是常染色体,另 1 对是性染色体,女性为 XX,男性为 XY。在每一对染色体上有许多基因,基因由脱氧核糖核酸(DNA)组成,当 DNA 的结构有变异时(即有病的基因),就会出现遗传性疾病。不少流产、早产、死胎的胎儿中,有相当一部分是严重的遗传性疾病,不能在宫内继续存活。生后存活的遗传性疾病胎儿中,一部分有明显的症状,如器官的残缺、畸形、智能迟缓等,成年后个人生活不能自理或丧失劳动力而需别人照顾,给家庭、社会带来很大的负担。但也有一部分遗传性疾病,外表上虽然正常,可是在传宗接代、子孙繁衍的过程中隐患无穷,严重影响民族的素质。遗传性疾病可分为单基因遗传病、染色体病、多基因遗传病 3 类,各自遗传方式也有所不同。

　　(1)单基因疾病:指仅有 1 对基因发生了突变所引起的疾病。单基因疾病绝大多数是代谢病,包括氨基酸、糖、脂肪黏多糖、嘌呤、羟化酶等的代谢失调,可引起数以千计的疾病。其中又分为常染色体隐性遗传性疾病、常染色体显性遗传性疾病、性 X 连锁遗传性疾病。

　　(2)染色体疾病:主要是染色体的数目或结构的异常。又分常染色体疾病,如 21-三体综合征;性染色体病,如先天性卵巢发育不全,即女性的性染色体应该为 XX,而本病是 X0,缺少 1 个 X 染色体。

　　(3)多基因疾病:由 2 对或 2 对以上的致病基因起作用而致病,虽然每对致病基因起的作用不大,但各对致病基因的累积作用就不小。多基因遗传病受到遗传因素及环境因素的影响。唇裂、腭裂、先天性心脏病、癫痫等均属多基因遗传病。

5.男性高龄对优生不利

除了高龄孕妇会有较高染色体异常外,男性高龄也与胎儿染色体异常的基因突变有关。超过 40 岁男性致孕后,新生儿痴呆症的发生机会明显提高,而且每提高 5 岁,其新生儿染色体异常的机会提高 1%。因此,有以下情况之一者应做产前优生诊断:

(1)夫妻皆超过 41 岁。

(2)夫妻之一超过 41 岁,另一方 35～40 岁。

(3)孕妇超过 41 岁,丈夫小于 35 岁。

(4)孕妇小于 35 岁,丈夫超过 50 岁。

与男性高龄有关的单基因突变疾病可分为 3 大类:一类是高关联性,包括软骨发育不全、侏儒症、骨化性肌炎、马凡综合征、尖头并指畸形等 5 种。二类是中关联性,包括视网膜母细胞瘤、神经纤维瘤、结节性硬化症等 3 种。三类是隔代关联性,包括 A 型血友病、勒西·尼汉症候群、杜肯肌萎缩症,这 3 种疾病与丈夫的生育年龄太大有关。

另外,超过 40 岁的男性,生育出畸形儿的机会可高达 0.4‰～0.6‰,较 40 岁以下的男性高出 20%。晚婚晚育虽应提倡,但高龄生育也不利于优生。所以广大育龄夫妇应适龄受孕,以利后代健康。

婚前体检

婚前体格检查关系到每一个家庭的幸福,关系到后代的健康聪明,是提高人口素质的一项重要工作。

早在 1963 年,欧美许多国家已经把婚前检查列入卫生系统的工作之一,并加以重视。日本则通过法律规定:男女双方结婚时,必须互相交换健康证明方可成婚。我国医疗部门设有婚前检查门诊,对履行结婚手续的男女双方进行规定的体格检查,从中发现了不少遗传病、传染病和一些影响婚育的疾病。据上海市对 10 个区婚前检查的一项统计表明,在调查的 11 232 人中,其中 40 人患有痴呆、癫痫、畸形、低智能、精神病等遗传病或不宜结婚生育的疾病,比例高达 0.36%。试想,如果没有婚前检查这一关,不知会有多少不健康的孩子出生,给多少家庭带来不幸,给国家增添多少负担。

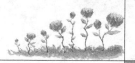

因此,婚前检查是非常必要的,它是我们国家提高民族素质的一项措施,也是保证我们每个家庭幸福的基本措施。

1. 婚前检查的好处

(1)通过婚检全面了解男女双方的健康状况:如果发现一方患病可及早治疗,如果发现有碍婚育的遗传病,劝阻不要结婚或不要生育。对有生理缺陷、影响婚后正常性生活者,可以通过手术或药物治疗,以免婚后影响夫妇感情或造成家庭纠纷,使双方精神遭受痛苦。

(2)有利于生育健康的后代:天下父母,谁都想生一个健康、聪明、活泼、可爱的孩子,尤其现在一对夫妇只生一个孩子就更是如此。但是,有些问题在妊娠时很难发现,如夫妻有一方是遗传病携带者,其本人不发病,但是所生的孩子就有可能发病。凡是这样的父母,通过婚前检查可以查出,并根据这种遗传病的遗传规律和方式,估计子代患病率有多大,从而向男女双方进行指导,告诉本人应该怎么办。这样,就可以减少有残疾的孩子出生,防止这些遗传病在家庭中延续,对减少家庭和社会的负担,对民族兴旺发达有很大的好处。

2. 婚前检查的主要内容

包括对男女双方疾病史的了解和进行系统的体格检查:

(1)家族史:对三代以内直系、旁系亲属的健康状况的询问,尤其是遗传病、精神病和传染病史等。

(2)血缘关系:了解是否近亲婚配,如果是,则不可以结婚。

(3)健康状况:患有心、肝、肺、肾病或高血压急性期,待病情痊愈后方可结婚。患有唐氏综合征、严重的精神病、麻风病、梅毒和红斑狼疮者,应该禁止结婚。

(4)生殖器官:判定是否有严重的生殖器官的畸形和异常。患有无法矫正的生殖器畸形的人,不宜结婚,因为这些患者婚后不能进行正常的性生活,会造成婚姻不协调,甚至导致离婚。

总之,欲婚男女进行婚前检查,可使双方都真正了解对方是否健康。同时,医生可利用这一机会向男女青年讲解生理知识,宣传优生优育知识,以及性生理、性卫生等保健知识。欲婚男女青年,应该本着科学和坦诚的态度,认真回答医生所提出的每一个问题,并积极地虚心地求教。

3.认识女性生殖系统

通俗地说,生殖系统就是和生殖有关的器官及组织。女性的生殖系统包括外生殖器和内生殖器。外生殖器主要有阴阜、大阴唇、小阴唇、阴蒂、阴道前庭。内生殖器包括阴道、子宫、输卵管及卵巢。输卵管和卵巢常被称为子宫附件。这里我们重点介绍卵巢和子宫。

(1)卵巢:位于骨盆侧壁的卵巢窝内,是一对呈扁椭圆形、胡桃大小的实质性腺性器官。浅层为皮质,深层为髓质。皮质内藏有胚胎时期已生成的原始卵泡。进入青春期后,卵巢开始每月排出一颗卵子,并分泌两种激素,即雌激素和黄体酮,刺激子宫内膜产生周期性变化并产生月经,在受精卵着床后卵巢产生的激素维持妊娠。卵巢的这些功能使女性具备正常的生理特征和生育能力。卵巢的功能不正常,将不能受孕或受孕后出现流产。

(2)子宫:是女性生殖的重要器官,直观地解释就是妈妈孕育宝宝的"宫殿"。胎儿将在这个温暖而柔软的小"宫殿"里度过大约266天和妈妈"血脉相连"的日子。子宫是个很神奇的器官,未孕时长7～8厘米,宽4～5厘米,厚2～3厘米,子宫腔容积只有4～7毫升,像一个桃子的形状。位于骨盆腔中央,呈倒置的梨形,前面扁平,后面稍突出。正常的子宫有较大的活动性,但一般呈前倾前屈位。子宫腔内覆盖有黏膜,称子宫内膜,子宫内膜的功能层每个月经周期都要经过一次脱落和再修复。子宫内膜的这种变化是为卵子受精后植入做准备,如果卵子受精,受精卵可在子宫内着床,如果卵子没有受精,子宫内膜功能层就会剥落,同血液、子宫颈分泌的黏液一起排出,这就产生了月经。

妊娠后,子宫变软并随着胎儿的生长不断增大,妊娠12周后子宫超出盆腔,升入腹腔。到妊娠末期,子宫可容纳胎儿、羊水、胎盘,容积达5 000毫升,比孕前增大1 000倍,子宫肌壁在妊娠前半期增厚,到妊娠中期肌壁厚度可达2～2.5厘米。到足月时被逐渐发育的胎儿、羊水、胎盘等撑大,肌壁变薄至1厘米,甚至更薄。

无子宫、始基子宫、幼稚子宫等子宫发育不良,常为不孕主要原因之一。发育异常的子宫于妊娠后往往引起流产、早产或胎位异常,偶可发生妊娠期自发性子宫破裂。

健康的生殖系统是健康妊娠的前提,妇女应注意生殖器官的日常卫生和保健,建议女性孕前对生殖系统做一次全面的检查,以保证妊娠和分娩的正常顺利。

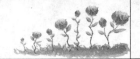

不宜生育者

根据《中华人民共和国婚姻法》第六条规定,直系血亲和三代以内的旁系血亲禁止结婚;患麻风病未经治愈或患其他医学上认为不应当结婚的疾病者禁止结婚。

1. 有不宜结婚的因素

(1)患有可能严重危害配偶身体健康的疾病:如麻风病、性传播疾病没有治愈前不能结婚。

(2)严重精神病:精神分裂症和躁狂抑郁性精神病者,须经治愈,并且2年以上不复发方能结婚。

(3)重症智力低下者:原因有遗传的和非遗传的。他们即使结了婚,也不能识别自己的配偶,无法承担婚姻、家庭的责任和义务。如果是遗传性智力低下就更不能结婚,以免影响下一代。

(4)近亲结婚:由于双方携带的相同基因较多,后代携带"致病基因"的机会就大,能使隐性遗传病的患病率增高,应禁止结婚。

(5)可导致对方感染疾病:如甲肝急性传染病、血液病及严重心、肝、肾等重要器官的疾病,在未治愈或疾病未减轻和稳定时,暂时不能结婚。

另外,对生殖器官发育异常者,要治愈后再结婚,如隐睾、小睾丸、尿道下裂、先天性无阴道、阴道隔膜、处女膜闭锁、严重的性功能障碍、两性畸形的患者等。

2. 禁止生育和限制生育的规定

男女任何一方患有严重的常染色体显性遗传病(包括:强直性肌营养不良、软骨发育不全、成骨发育不全、遗传性致盲眼病、双侧视网膜母细胞瘤、双侧先天性小眼球、双侧先天性无虹膜、先天性青光眼等),多基因遗传病(重症先天性心肌病、精神分裂症等),染色体病(同源染色体易位携带者和复杂性染色体易位患者),均禁止生育。婚配双方均患有相同的严重常染色体隐性遗传病,如先天性聋哑,也不许生育。如果某遗传病严重危害身体某种重要功能,没有或基本没有相应的治疗方法时,要进行绝育或节育。

严重的性连锁隐性遗传病(血友病、进行性肌营养不良等),在不具备判定胎儿性别的地区,不能生育。

近亲结婚的危害

近亲婚配殃及家庭,殃及民族,殃及国家,殃及人类的发展。由于"血缘婚配"子女比"无关婚配"的子女隐性遗传病的患病率高出 150 倍,因此我国《婚姻法》已经明确规定:禁止"直系血亲和三代以内旁系血亲"结婚;对智力低下者应当实行强制绝育,以期在我国减少"傻子"的数量。

近亲结婚子女易患遗传病。有些遗传病,其基因位于第 1～22 对常染色体上,基因的性质是显性的(1 对基因中只要有 1 个有病,就能在下一代中表现出来)。我们把这种遗传叫做常染色体显性遗传病。显性遗传病的特点在于患者双亲之一是发病的,患者的同胞中有 1/2 也是发病的患者,而且男女发病的机会均等,往往在连续几代中都有发病的患者。

还有些遗传病,其基因位于常染色体上,基因的性质是隐性的(只有一对基因都有病,才能在下一代中表现出来),这种遗传病就叫做常染色体隐性遗传病。隐性遗传病的特点在于,一对基因都是致病的,才能发病。如果有一个显性基因是正常的,另一个致病基因的作用就不能表现出来。这样的个体虽然不发病,却能将致病基因传给后代,因此叫做携带者。

父母本人虽没有发病,然而却是遗传病基因携带者。患者同胞中有 1/4 的人发病,其他人虽然未发病却有 2/3 的人可能是携带者。隐性遗传病患者的双亲往往是近亲结婚,因为近亲中具有很多相同的遗传致病基因,又都是携带者。就表兄妹来说,他们之间基因就有 1/8 的可能性是相同的,使致病的基因碰头的机会大大增加。因此,在近亲婚配时,其子女易患遗传病。

英国伟大的自然科学家达尔文是生物进化论创始人,他伟大的发现却不幸和家庭的悲剧交织在一起。1839 年 1 月,达尔文同他舅舅乔赛亚的小女儿埃玛在梅庄教堂举行了婚礼,新娘是个高雅、贤淑、聪明、美丽的姑娘。尽管达尔文与妻子之间互敬互爱,但由于他们是表兄妹,他们的真诚结合却拉开了达尔文意料之外的家庭悲剧的序幕。

达尔文结婚以后,埃玛一共生了 10 个孩子。其中长女安娜·伊丽莎白、次女玛丽·埃莉诺和最小的儿子查理·费林均幼年夭折。另外的 7 个孩子也都患有程度不同的各种疾病。达尔文的二儿子乔治、三儿子费朗西斯、五儿子霍勒斯和终生未嫁的四女儿伊丽莎白均患有程度不同的精神病。其他 3 个孩子,

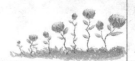

长子威廉、三女儿亨利埃塔和四儿子伦纳德虽然没有明显的精神病症状，但他们婚后却没有留下后代。

由于近亲结婚，使达尔文家庭的疾病在后代中完全显现出来。达尔文的家庭悲剧启示了其表弟高尔顿。高尔顿创立了优生学、遗传学和分子生物学，揭示了近亲不能结婚的科学道理。然而时至今日，在偏远、落后的贫困地区，近亲婚配的坏习俗还较为流行。

我国湖北某县就有两个傻子村——石磙村和马家冲村。其遗传病率高达15.5％，其中智力低下的傻子竟占34.5％。武汉市第二医院妇产科主任、遗传病学家王淑范，带领一个科研小组进入两村实地调查，他们采用问病史、体检、智力测验及染色体培养等方法，调查了1231人，查出各种遗传病患者191人，其中仅傻子就有66人之多。

据世界卫生组织估计，人群中每个人带5～6种隐性遗传的致病基因。在随机婚配时，由于夫妻两人毫无血亲关系，所以相同的基因甚少，他们所携带的隐性致病基因也不同。假设丈夫携带的隐性致病基因为A、B、C、D、E，妻子则携带H、S、F、G、M，这就不容易形成隐性致病基因的患者。而近亲结婚时，由于夫妻两人携带相同的隐性致病基因可能性很大，丈夫带有A、B、C、D、E等隐性致病基因，妻子也很可能带有这些基因，因此容易形成隐性致病基因的患者，从而使后代遗传病的患病率升高。

目前已经发现的遗传病种类达44种，经医学专家研究表明，近亲比非近亲结婚的婴儿病死率要高3倍，而近亲结婚子女先天畸形率也逐年增多。近亲结婚的子女易得遗传病和先天畸形，并且体质较弱，所以做夫妻还是不要"亲上加亲"为好。如果已经结婚，一定要听从医生的指导，以免产生恶果。

安
胎
养
胎
必
读

二、制订最佳受孕方案

受孕需要具备的条件

人类受孕如种庄稼，有种子、有土壤、有肥料，禾苗才能生长。而种子即是卵子与精子的结合体——受精卵。土壤即为子宫内膜，肥料即为母体通过胎盘给予胎儿的营养。

因此，受孕的关键必须具备下列条件：

☆女方有正常的性器官、性功能，包括正常卵泡发育、排卵，通畅的输卵管，正常的子宫内膜。

☆男方有健全的性器官、性功能，产生正常的精子并射精。

☆通过正常的性交或通过医疗技术的方式，如人工授精等，使精子卵子相遇并受精。

1. 认识精子和卵子

精子是由睾丸产生的。青春期开始后，睾丸中的精原细胞开始大量繁殖，数量增多。精子从发育到成熟整个周期大约为 3 个月。成熟的精子在附睾内贮存 5～25 天（平均 12 天），通过性生活排出。如果精子在附睾管内长时间不排出，则一部分在体内被分解吸收，一部分进入尿道随尿液排出或以遗精的方式排出。

一般来说，正常成年男子一次性交射出的精液量为 2～6 毫升，每毫升精液中的精子数在 6 000 万以上，有活动能力的精子达 60％以上，异常精子在 15％～20％以下。如精子达不到上述标准，就不容易使女方受孕。精子在女性体内通常能存活 24～48 小时，也有西方的医学文献报道，最多能存活 8 天。

2. 精子的产生及其质量的好坏受诸多因素的影响

（1）理化因素：如洗过热的热水澡、经常洗桑拿浴、长时间用电热毯等，睾丸长时间处于高温状态，精子的生成能力将大大下降。另外，经常接触锰等有害

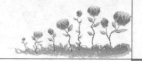

物质,经常受到各种电磁波辐射等,都会影响精子的生成及正常质量。

（2）生活习惯:如吸烟、喝酒,香烟中的尼古丁不但能降低男性体内性激素的分泌,对精子还有直接杀伤力,而酒精中的乙醇会使70%的精子发育不良或失去活力。

（3）个人的内分泌状况:特别是当工作压力较大时,紧张的情绪会通过神经内分泌系统对生殖过程产生作用,可能抑制精子的生成。与此同时,一些内分泌疾病,如性腺功能低下、甲状腺疾病、糖尿病等,也都会影响睾丸的生精功能。

（4）遗传的先天性疾病:如染色体异常,先天的基因缺陷等,从一开始就影响着睾丸的生精能力。

（5）一些全身性疾病及男性生殖器本身病变:如高热、腮腺炎,都有可能导致睾丸的炎症,其他如性病、生殖器方面肿瘤等,都会对睾丸的生精功能造成影响。

（6）部分饮食也可能影响精子活力:像大豆等食品中含有一些能转化成雌激素的成分,而一旦吃得过多,男性体内的雌激素会相应增多,雄激素则会相对减少,对睾丸的刺激自然减弱,其精子的产生能力势必会受到影响。除了大豆之外,常吃棉籽油也会对精子有影响,这种油中有种叫棉酚的物质,对精子有抑制作用。因为精液本身就是由蛋白质、维生素等52种以上物质组成,所以营养不足时,精液的成分必然会随之变化,精子会处于“饥饿”状态,质量也大打折扣。

当男子精子数目少于2 000万/毫升,活精率低于50%,畸形精子多于50%者,称为少精或弱精症。这类患者需借助助孕技术帮助生育。无精或死精症无法用自己的精子生育,必须借助他人精子。

3. 卵子的生成

卵子是人体最大的细胞,虽然是最大的,直径也只有0.2毫米左右,一般肉眼看不见。卵子是由卵巢生卵上皮的原始卵母细胞发育成熟而成,早在胎儿的卵巢内,原始卵泡就多达200万个。出生后大部分退化,到青春期剩下约3万个或更少。从青春期开始,卵巢内的卵子陆续发育成熟并排出。排卵大多发生在两次月经中间,在每一个月经周期里,可以同时有8～10个卵泡发育,但一般只有1个卵泡达到成熟程度,而其余卵泡先后退化。也就是说,每一个规则的月经周期排出成熟卵子只有1个,直到绝经期,在妇女一生中仅约400～500个卵泡发育成熟,最多也不超过500个。

一个卵子排出后约存活 48 小时,在这 48 小时内,如果卵子得以和精子结合便形成受精卵,继而下行到子宫内着床发育。若卵子排出后,由于多种原因不能与精子相遇形成受精卵,将在 48～72 小时后自然死亡。左右两个卵巢通常是轮流排卵,少数情况下能同时排出 2 个或 2 个以上的卵子。如果 2 个或以上的卵子都分别得以和精子相结合,就出现了双卵双胞胎和多卵多胞胎。

那么,精子和卵子是如何相遇的? 我们将在"妊娠第一周"的"受孕真相"中阐述。

孕前生理准备

1. 调适生理功能

人类的延续并不是单纯的生殖系统的活动,孕前生理准备功能的调适自然也不只是指生殖功能的调适。

人类要健康地生活,就该注意生理卫生,然而,对于准备生育下一代的新婚夫妇来说,尤其显得重要。建立一系列的生理功能保健措施,针对婚前检查所发现的有关疾患和不够理想的生理功能问题进行治疗、调养和功能性锻炼。特别是要保持精液的正常成分和卵子成熟的质量,以及生殖器官的健康状态。必要时,夫妇在孕前可以主动接受生育门诊的指导。

2. 最佳妊娠状况

天下做父母的,都希望生个健康、聪明、活泼的孩子。父母的健康是孩子健康的基础,这是谁都明白的道理,可是做起来并不容易。要想生个健壮的孩子,在身体健康的同时必须做到如下几点:要求在 30 岁左右结婚(女的 24～28 岁,男的 25～30 岁);结婚后同房次数要以事后不感疲乏为宜;保持男女双方健康。凡是男女有一方正在生病或未完全康复之前,不得要孩子;保持肾精的充足,采取食疗与药疗相结合。无论男方与女方出现肾阴亏(症见:腰痛、耳鸣、口干,同房时,男方精液少,女方阴道分泌物少)均可用滋阴补肾法。以下食疗方可供选用:

方 1:黑豆 30 克,黑芝麻 30 克,新鲜猪腰子 1 双,或猪尾骨 60 克。同煲食,可加少许食盐调味。每日 1 剂,或 3 日 1 剂,连服 1 个月。

方 2:杜仲 15 克,桑寄生 15 克,女贞子 10 克,山药 10 克,山黄肉 10 克,枸杞子 10 克,核桃肉 10 克,炙甘草 6 克。水煎服。每日 1 剂。或用六味地黄丸每

安胎养胎必读

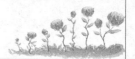

日 3 次,每次 1 丸,连服 1 个月。

如果出现肾阳不足(男方症见:腰痛、尿多、性欲减退、房事勃起无力或阳痿。女方症见:腰痛、尿多、性欲减退),可以下方疗之。

方 3:猪鞭(狗、牛鞭亦可)1 条,羊肉 30 克。煲熟后加入 30～40 毫升三花酒冲服。每日 1 剂,连服 1 个月。

方 4:鲤鱼卵 30 克煲熟后,加入少许三花酒冲服。

方 5:鸡睾丸 30 克煲熟后,加入少许三花酒冲服,每日 1 次,连服 1 个月。

方 6:淫羊藿、仙茅、巴戟天、补骨脂、韭子、续断各 10 克,炙甘草 6 克。水煎服。每日 1 剂,连服 1 个月。

方 7:附桂八味丸或龟鹿补肾丸,每日 3 次,每次 1 丸,连服 1 个月。

孕前心理准备

1. 和谐的孕前心理

对于新婚夫妇来说,心理环境的内容十分丰富,包括夫妻彼此在气质上的互补和性格上的协调等。和谐的孕前心理环境有这样几个鲜明的特征:

(1)夫妻善于主动调节相互之间的心理平衡,当一方心理失衡时,另一方善于引导对方摆脱困境。

(2)善于安排适宜的生活节律,以消除某种容易导致心理失衡的因素。

(3)彼此都善于在特定情况下,加大自身与对方关系中的"容忍度",平常尚可能要进行适当争论的非原则性问题,这时可先容忍下来,留待以后适当的时机解决,也可借其他方法使之自然消化。

2. 孕前心绪的调整

心绪是指情绪和心境方面所持的状态,它对妇女孕期母子健康有着微妙的影响。

情绪是人反映心理活动的表现。从性质上说,它可以分为积极的、消极的或不确定的 3 种状态。这 3 种状态的形成,与一个人的期望值和实现值之间所表现的关系有着密切联系。比如,有一对夫妇,希望很快地顺利妊娠,但由于某种原因未能如愿,就有可能导致消极的或不确定的情绪状态产生;相反,如果这对夫妇持坦荡、乐观的态度,即使没有及时妊娠,也仍然会保持积极的情绪状态。

心境是使人的一切体验和活动都染上情绪色彩的一种持续时间较长的状态。它有暂时的和稳定的两种表现形式,夫妇之间,彼此的心境有强烈的感染性,它的形成,同社会、家庭、生活、工作和环境等因素有关。因此,要善于协调上述各种因素,特别是善于处理上述因素导致的夫妇间的矛盾,这就成为保持良好的孕前心绪的前提。

3. 妊娠是爱情的升华

妊娠在新婚夫妇生活中,应该是巩固爱情的纽带,而不应该是弱化夫妇情感的"导火线"。

对于妊娠,无论夫妇哪一方都应给予充分重视,但它毕竟不是爱情生活的全部目的和全部意义。优生,并不意味着生育目的优于爱情生活的其他方面,常见有一些夫妇虽然未能达到适时妊娠的愿望,甚至终生未能妊娠,仍能和谐相处,生活幸福;而有一些夫妇却由于一时未能妊娠而各奔东西。对于后者,由于原因复杂,未必完全没有道理,但是,其中也确有一些本来感情基础尚好,也并非没有生育希望的夫妇,只是由于一时没能摆正妊娠在爱情生活中的位置,而造成婚姻失败,并导致对人生道路的消极态度,这是很不值得的。

从家庭伦理角度来看,生育是一种爱的传递,它是以夫妇情感的发展为基础的。从期待妊娠到实现生育目的的过程,应该是发展夫妇挚爱,从而进一步激发对生活热爱的过程。把握了这一点,同时也就获得了平衡妊娠心理的强有力的支点。因此,这是搞好孕前心理准备的关键。

4. 喜迎妊娠到来

夫妇之间,如果能够有意识地进行迎接妊娠的情感投资,无疑是一种生育智慧。

以迎接节日一样的心境迎接妊娠,可以看做是建立优生心理的开始,它将对未来一代的身心健康产生深远的影响。不要向周围的亲友掩饰符合计划生育原则的妊娠愿望,经常有幸接受与妊娠有关的良好祝愿和关切,将有助于烘托这种"节日"般的气氛,对改善妊娠心理也很有裨益。

夫妇双方不妨安排一点带有纪念意味的活动,譬如在准备妊娠的时候合影留念,也可以更浪漫一点儿,夫妇分别执笔给未来的小宝宝写一封欢迎的信函并各自珍藏,相约在适当时机展示等。这样做,不只是具有优化妊娠心理方面的作用,还将对孕妇顺利度过妊娠中的生理适应过程有明显的"支柱"作用。

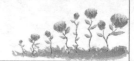
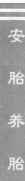

5.最佳妊娠情绪

孕妇应该保持心情愉快,情绪乐观,避免不良情绪的发生和影响。因为孕妇的情绪变化,会导致生理功能、身体质量与健康状况的改变,而这些改变又会直接或间接地影响胎儿的生长和发育。所以,孕妇对此必须有足够的认识。

孕妇发怒的时候,血液中的激素水平会很快升高,体内的有害化学物质的浓度也会在短时间内增多,这些物质通过血液循环很快遍及全身,而且能够通过胎盘屏障进入羊膜腔。这些物质会在胎儿身上直接发生作用,日后在性格、情绪上会重现母亲的性格和情绪。可见,这样的结果是很不好的。

此外,血液中的白细胞是健康的"卫士",人在生病时,白细胞,特别是白细胞中的巨噬细胞便进入"战斗",与侵入体内的细菌、病毒进行搏斗。孕妇发怒会使血液中的白细胞减少,这无疑会使体内抵抗疾病的战斗力减弱,降低了人体免疫功能。所以,有可能更容易感染疾病,这不仅对自身健康不利,也会由于经常生病而影响胎儿的生长发育,使孩子出生之后的抵抗疾病能力也比正常孩子差。

另外,一些发生腭裂、唇裂等出生缺陷的婴儿,其母亲在妊娠期间往往情绪不好。性情暴躁、急躁、情绪波动大、容易发怒、多愁善感、敏感多疑、心胸狭窄的孕妇,发生流产的几率比正常孕妇高 3～5 倍;这些孕妇生的孩子,比正常孕妇生的孩子体重明显要轻,并且分娩时出现难产也多于心理正常的产妇。

孕妇的情绪,既关系到自身的健康,也关系到下一代的生长发育,的确是一个应该认真对待的大事。在妊娠期间如何保持健康和良好的情绪,需要注意的方面很多。家庭要尽可能创造和谐、欢乐的生活气氛,夫妻之间要多交流、多理解,尤其是发生不愉快的事情时,要多从积极的方面开导孕妇,避免孕妇受到不良刺激。作为孕妇自己,同样要正确对待生活中发生的大大小小的矛盾,对一些无足轻重的事情,不要过分认真和计较,尤其不应该多疑,尽量减少对家里其他人的误解。即使遇到不顺利的事情,也要大度一些,应该学会自我安慰,这样,情绪就不容易受到影响而波动了。要知道,保持健康的情绪,让自己始终有一种良好的心境,对自己、对胎儿都有好处,自然对家庭也就有好处。

把握最佳受孕时机

1. 测体温,选择最佳妊娠时机

选择适宜的受孕时机,是生育一个身心健康的孩子不可缺少的条件之一。何时受孕比较合适呢?婚后经过一段时间,双方在生活习惯、爱好等方面都彼此适应了,感情也更深厚甜蜜,如果正值女方最佳生育年龄,那么就可以在夫妇的安排下怀孕了。为了确保受孕成功,必须注意选择合适的受孕时机。主要应从以下几个方面加以注意。

(1)观测基础体温:在有条件的情况下,每天清晨未起床前,女方应先用体温计测量一下基础体温。在坚持每天测量的基础上掌握体温下降和上升的时间,以确定排卵的日期,并及时提醒丈夫(女方一般应测3个月以上的时间)。基础体温的测量和记录方法是:

①早上醒来后,在身体不动的状态下,用温度计测出体温(口腔温度较准)。

②将测出的体温数标在基础体温图表上。

③将一段时间的体温数值用线段连接起来,形成曲线,由此曲线可以判断出是否正值排卵期。

④每日要在同一时间测量。

女性的基础体温是对应月经周期变化的,这是孕激素的作用。孕激素分泌活跃时,基础体温上升;孕激素不分泌时,则处于低温。正常情况下,从月经开始第1天起,到排卵的第1天,因孕激素分泌很少,所以一直处于低温,一般为 $36.2℃\sim36.5℃$;排卵后,空卵泡分泌孕激素,基础体温猛然上升到高温段,一般在 $36.8℃$ 左右。可以把从低温段向高温段移动的几日,视为排卵日,这期间同房,容易受孕。

(2)在排卵期前应减少同房的次数:这可使男方养精蓄锐,以产生足够数量和质量的精子。有些地区因落后的习惯势力影响,讲究在女方月经期同房,认为这样受孕会保险一点。其实这是不符合女方生理特点的,不但不会使女方妊娠,反而会使细菌乘虚而入,造成女方生殖器官炎症,结果只能是影响正常排卵,根本不能保证受孕。

(3)注意衣服穿着:在计划受孕的日期以前(指女方排卵期以前),男女双方均不要穿紧身裤,如尼龙裤、牛仔裤等,因为这类服装透气性差,容易给病菌形

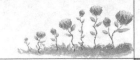

成孳生地,使女方阴道炎症增多,直接影响受孕成功;男方则易使睾丸压向腹股沟,增加睾丸的温度,使其生精功能减退。在这种情况下受孕,畸形儿或有先天性缺陷的婴儿出生率会有所增高。

(4)注意环境、心理因素:我国古代对胎教、受孕时双方的情绪和环境都很重视,指出天气阴冷、风雨交加、电闪雷鸣、龌龊湿地、荒凉野地,或者是男女心情不佳、悲伤凄惨、惊恐痛苦之时,均不利于受孕。而夜深人静、居室清洁、心境恬和、恩爱缠绵之时,则被认为是最好的受孕时机。这可能是因为良好的心情和外界条件能对夫妇产生较好的心理暗示作用,这是有一定道理的。总之,只要夫妻是在思维、语言、情感诸方面都达到高度协调一致的时候同房受孕,出生的孩子就会集中双亲身体、容貌、智慧等方面的优点。事实证明,智力活跃、身心健康的婴儿,一般不会生于酗酒、嗜烟、爱吵架、没修养的家庭。同时,智商较高的儿童父母常常是文明的,彼此情投意合、互相体贴关心。在这种情况下受孕的胎儿,质量自然会好。

2. 准确选择排卵期

判断月经周期中容易受孕的阶段,对女性而言,无论是希望受孕或者要求避孕都是非常有用的。在每个月经周期中,可能妊娠的时间仅 5 日左右。女性生殖细胞卵子在输卵管里的寿命仅 12～36 小时。即便精子处在良好的宫颈黏液环境中能存活 3～5 日,受孕通常也只能发生在性交后的 24 小时里。

排卵往往发生在妇女下次月经来潮前 14 天左右。大多数正常的育龄妇女,其月经周期都有一定的规则。月经不规则多见于青春期、中年以后及分娩之后的阶段,也见于情绪紧张、旅行、疾病和营养不良的时候。如果能记录下月经周期中出现的一些现象,经过一段时间,就能观察到自己月经周期的类型,并能在最大限度上掌握最佳的受孕时机。也就是说,选择在排卵的阶段性交。

很多症状和体征能够反映出妇女体内的排卵现象。这些症状和体征主要有:周期的长短,宫颈黏液的变化,宫颈本身的改变,基础体温的上升,以及身体其他部位物理性状的变化等。

(1)月经周期的长度:女性的月经周期并不完全相同,多数在 25～35 天,排卵则发生在下次月经周期前 14 天左右。当自己的月经期一般在 27～34 天之间时,就可以推算出排卵期,以 27－14＝13,以 34－14＝20。那么,每个月经周期的第 13～20 天便是最易受孕的阶段。

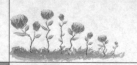

（2）宫颈黏液的变化：在排卵前，卵巢分泌的雌激素不断增加。雌激素促进宫颈分泌出潮湿、滑润、富有弹性、清亮或白色的黏液，犹如鸡蛋清状。这些黏液会经阴道流出，只要留意，就很容易学会观察和体验。这类黏液的分泌可以过滤异常精子，为健康的精子提供营养的通道，引导精子经过宫颈、子宫，进入输卵管。所以，这类黏液也称为"易受孕型黏液"。虽然不同的月经周期易受孕型黏液出现的时间不尽相同，但如果保持记录，就会发现和了解自己易受孕型黏液的基本特征和出现的规律。

易受孕型黏液的出现，标志着当时正处于易受孕期。如果要避孕，那么在这个阶段就要禁止性生活，如需同房，则一定要采取有效的避孕方法。如果希望妊娠，那么最易受孕的时机是在易受孕型黏液出现的最后两天里。在这时同房，将可获最高的妊娠率。

在排卵之后，宫颈会分泌出很稠的黏液，并形成黏液栓。这时，仅有少许，甚至没有黏液从阴道排出，阴道入口处也呈干燥状或仅有少许的黏稠感。如想妊娠，就须等待下次排卵前再出现易受孕型黏液之时。在排卵后的这个阶段，宫颈是关闭的，阴道内的环境呈酸性，不利于精子存活。若阴道口连续干燥3天后，就能确信排卵已经发生，卵子已经死亡。

（3）宫颈的改变：每当月经中期，宫颈上升约2.5厘米，并且变软，宫颈口微微张开。这与宫颈黏液的变化是一致的，也是女性身体提供的另一排卵信息。如果这时蹲着，用一手指进入阴道，很容易触摸到宫颈。每个周期触摸几次，1～2个周期后就会体会到宫颈的变化。

（4）身体其他部位的变化：在月经周期中，因血流中雌孕激素含量的波动，妇女身体其他部位也可能出现一些变化。其表现主要有如下几种：

①腹部一侧触痛、刺痛或剧痛。下腹刺痛或剧痛也称为"月经间痛"，常发生在接近排卵时。

②少量出血或宫颈黏液呈粉红色、咖啡色。

③排卵后出现一些经前综合征，如头痛、背痛、全身疼痛、烦躁、乳房不适、下腹闷胀、体重增加等。

3. 生男生女

从优生的角度讲，生男生女都一样，关键是要"优生"。重男轻女的结果势必造成男女性别比例不平衡，其后果是十分严重的。控制性别是为了阻断遗传病的发生，一般都是在妊娠后才进行检查证实的。能不能通过在妊娠前用某种

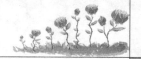

措施决定生男或者生女呢?

人们通过长期的研究和实验,发现决定性别的关键是男性 X 型精子和 Y 型精子。它们具有不同的特性:男性 X 型精子活动力弱,"行动"慢,但生存时间较长,而 Y 型精子活动力强,游动性快,寿命稍短一点;X 型精子喜酸性环境,Y 型精子则喜碱性环境……于是,人们就根据这些特点采取一些方法来达到人工控制性别的目的。

控制生男生女,下面介绍的方法可以一试:

(1)饮食控制法:通过饮食,改变人体内的酸碱度,创造一个适宜于 X 精子或 Y 精子的环境。女方吃一些酸性食物或富含钙、镁的食物,如不含盐的奶制品、牛肉、鸡蛋、牛奶、花生、核桃、杏仁、五谷杂粮、水产品等,生女孩的可能性大。女方吃偏碱性的食物或含钾、钠多的食物,如苏打饼干、不含奶油的点心、各种干果、白薯、土豆、水果、栗子等,多吃咸一点的食物,生男孩的机会较多。采取饮食控制法,要从准备妊娠的前一个月开始。

(2)掌握排卵期:女性排卵期阴道内呈偏碱性环境,在接近女方排卵期时同房,易生男孩,过了排卵期后同房,易生女孩。这是利用 Y 精子好动、喜碱性和 X 精子动作慢、喜酸性的特点,人为地制造促使精子和卵子成功结合的环境。

(3)改变阴道的酸碱度:采用配制 2%～2.5% 的苏打水冲洗阴道后同房,可以增加男孩的出生机会。用 30%～50% 的食醋或 1% 的乳酸钠冲洗阴道后同房,可以增加生女孩的机会。

(4)性高潮控制法:男方在女方性高潮时射精,易得男孩;男方射精后女方才达到性高潮,或无明显性快感,易得女孩。

(5)把握同房次数:短期内性交频繁,每次射精时的精子量少,生女孩的可能性大,反之则生男孩的可能性大。

(6)掌握射精深浅:在阴道浅处射精生女孩可能性大,反之则在临近宫颈口射精生男孩可能性大。

由于施行以上各种方法的目的均是为了防止伴有性遗传病的发生,因此,最好是在医生诊断男女方为遗传病基因携带者后,供人工选择胎儿性别时试用。

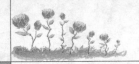

孕前生活安排

1. 孕前的衣食住行

在怀孕前，注意衣食住行也不只是女方的事。譬如，经常穿紧身裤的男性，由于使睾丸压向腹股沟而增温，以致造成生精功能减退，这需要引起喜欢穿牛仔裤的新婚男性注意。女性在衣着方面宜宽松，使乳房及腹部能够保持自然松弛状态，以利于生理功能的协调。饮食方面，男女双方均应禁忌刺激性的食物，尤其应禁酒和烟。最好不要偏食碱性或酸性食物，破坏身体酸碱的平衡；居住环境应尽量避免噪声污染；应尽量躲避有害生育的放射线源的危害。在行动方面，应避免过分剧烈的运动方式，因为过于激烈的竞技心理状态，往往会影响生理功能的平衡，如果必须参与时，应适当推迟孕期，以期获得尽可能完美的优生效果。

2. 健身锻炼

健身锻炼，应该贯穿于人的一生之中。人们通过锻炼达到健身的目的，也可以通过锻炼重塑体形。由于两性存在着生理上的差异，因此应选择适当的健身手段。如女性在速度、力量和耐力上与男性相比有很大的差距，因此应选择有利于提高女性身体功能的运动项目，使其全身及腰背部和盆底部肌肉协调均匀地发展，保持女性健美的体形，维持子宫的正常位置。女性在锻炼中应注意对运动量和时间的限制，防止出现运动过量或运动损伤。

锻炼可以提高呼吸系统功能，使呼吸强度加大，呼吸频率减慢，使人体能承受更大强度的运动和劳动负荷；也能使肌肉更加丰满有力，关节更加牢固、灵活，骨骼更加坚硬，韧性更强。通过锻炼可以加强女性骨盆部的肌肉，有助于以后的分娩。

此外，锻炼还可以增加机体的耐受力，这也有利于机体对不良环境的适应，同时也有利于女性的分娩。锻炼增加人的性欲，以及对性的敏感性，使夫妻能从性生活中得到更多的乐趣。

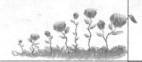

孕前的营养方案

1. 孕前营养生理特点

生孩子需要做好充分的准备,不少人认为在妻子妊娠后再加强营养就行了,这是一个错误的观点。因为在妊娠早期,是脑细胞形成数目能否达到正常的关键期,胚胎所需的营养是直接从子宫内膜储存的养料中取得的,而子宫内膜的营养状况在孕前就已形成,自然影响着胚胎发育的质量。因此,在准备妊娠前的几个月即应开始加强营养调配。特别是应多吃一些青菜、水果、肉类和豆制品类,以通过蛋白质及多种维生素的摄取,充分为子宫内膜输送胚胎发育所必需的各类氨基酸及其他营养物质。

2. 孕前饮食的注意事项

(1)加强营养:受孕前 3 个月,夫妇双方都要加强营养。以提供健康优良的精子和卵子,为优良胎儿的形成和孕育提供良好的物质基础。在饮食中要多吃一些含动物蛋白质、无机盐和维生素丰富的食物。孕前夫妇应根据自己家庭、季节等情况,科学安排好一日三餐,并注意多吃水果。经过这样一段时间的健体养神,双方体内储存了充分的营养,身体健康,精力充沛,为优生打下坚实的物质基础。

(2)要养成良好的饮食习惯:不同食物中所含的营养成分不同,含量也不等。所以,应当吃得杂一些,不偏食,不忌嘴,养成好的膳食习惯。

(3)应避免各种食物被污染:食物从其原料加工、包装、运输、贮存、销售,直至食用前的整个过程中,都可能不同程度地受到农药、金属、真菌、毒素,以及放射性元素等有害物的污染,对人类及其后代的健康产生严重危害。因此,孕前夫妇在日常生活中应当重视饮食卫生,防止食物污染。应尽量选用新鲜天然食品,避免食用含食品添加剂、色素、防腐剂物质的食品。蔬菜应吃新鲜的并要充分地清洗干净,水果应去皮后再食用,以避免农药污染;尽量饮用白开水,避免饮用各种咖啡、饮料、果汁等饮品。在家庭炊具中应尽量使用铁锅或不锈钢炊具,避免使用铝制品及彩色搪瓷制品,防止铝元素、铅元素等对人体细胞的伤害。

3. 孕前宜吃的食物

(1)水果:多吃水果对大脑的发育有很大的好处。胎儿在生长发育过程中,

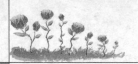

细胞不断生长和分裂,需要大量的热能和蛋白质,但合成细胞的每一个步骤,都需要大量维生素。所以,经常食用水果的人,体内不会缺乏维生素。

(2)小米、玉米:每100克小米和玉米中蛋白质、脂肪、钙、胡萝卜素、维生素B_1及维生素B_2的含量,均是大米、面粉所不及的。营养学家指出,小米和玉米是健脑、补脑的有益主食。

(3)海产品:海产品可为人体提供易被吸收利用的钙、碘、磷、铁等无机盐和微量元素,对于大脑的生长、发育及防治神经衰弱,有着极高的效用。

(4)芝麻:《本草纲目》已载芝麻具有"补气、强筋、健脑"的效果。黑芝麻含有丰富的钙、磷、铁,同时含有19.7%的优质蛋白质和近10种重要的氨基酸,这些氨基酸均为构成脑神经细胞的主要成分,必须随时进行补充。

(5)核桃:核桃的营养丰富,其脂肪占63%～65%,蛋白质占15%～20%,糖类占10%左右。据测定,每500克核桃仁相当于2 500克鸡蛋或4 750克牛奶的营养价值,特别是对大脑神经细胞有益,其他如磷、铁和维生素A、维生素B_1、维生素B_2等营养成分含量也比较高。

(6)黑木耳:每100克含糖类高达65.5%,含钙量高于紫菜,含铁量高于海带。所含胶质可以把残留在消化系统的灰尘和杂质吸附集中起来排出体外,从而起到清胃涤肠的作用。木耳具有滋补、益气、养血、健胃、止血、润燥、清肺、强智等疗效,用于滋补大脑和强身,常和其他菜肴配合烹调。黑木耳炖红枣,具有止血、养血之功效,是孕、产妇的补养品,木耳黄花菜共炒,可收到补上加补之效。

(7)花生:花生具有极易被人体吸收利用的优质蛋白。花生米产生的热能高于肉类。花生中还富含各种维生素、糖类、卵磷脂、人体必需的精氨酸、胆碱等。孕妇可经常食用花生仁(其红衣可治疗贫血,不可抛弃),或与大枣、桂圆肉、糯米煮食。

4. 普通体型人孕前的饮食原则

原则上食物没有限制,但为了使身体更健康,要注意以下几点:

(1)用餐时要注意情绪,不要边吃边想工作,应保持愉快的气氛。例如,在桌上放着喜爱的花做装饰,或吃最想吃的食物等。

(2)工作忙碌,或有过分疲劳的倾向,应避免吃辛辣等刺激性食物,可以以汤为主,使体力恢复得快。

(3)将水果连皮榨成果汁,每次服用100～200毫升,早晚饮用2次。

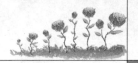

（4）早餐和午餐应尽量多吃，晚餐则少吃一点儿。睡前 3 小时不吃东西，隔天早上起床时，脑子会清醒。

（5）吃饭时应细嚼慢咽。

5. 肥胖型人孕前的饮食原则

若是期望生一个健康优良的宝宝，在妊娠前不能过胖。若已是肥胖的体形，请按照以下的饮食建议，尽快采取措施。避免过量的饮食，并减少摄入热能高的食物。要摄取凉性的食物，使新陈代谢旺盛，这是很重要的。另外，要调整排便功能，将多余的废物排出。进食时必须细嚼慢咽，不要因为饥饿而狼吞虎咽。

（1）有效的食物

①生食。生蔬菜、萝卜泥、豆腐、青菜、水果、食用蔬菜汁。

②酸味食物。醋拌菜、酸梅、柠檬、橘子类等。

③其他食物。荞麦、海藻类、白菜制的泡菜、盖菜、南瓜、牛蒡、木耳、竹笋。人造油如奶油、香油、沙拉油可食少量，不论是煮菜、汤类，都应以淡味为宜。

（2）应少吃油腻的食物：如油炸类、炒菜、肥肉、奶油等。

（3）尽量避免吃的食物

①甜食。砂糖、甜点心类。

②烤焦的食物。锅巴、烤鱼、烤肉。

③辣的食物。姜、辣椒、胡椒、咖喱。

④其他。葱、胡萝卜、火腿肉、香肠。

6. 神经质型人孕前的饮食原则

现代社会中，没有工作的未婚女性已不多见。职业妇女由于工作过度劳累，人际关系紧张，社会压力大的原因，极易产生精神状态不稳定的现象。神经质型的人精神状态不稳定，所以不要吃有刺激性、有兴奋作用的食物。

吃饭前，一定要先躺下来休息 10～30 分钟，然后对耳朵做指压，并让眼睛得到充分的休息。另外，不要过于饥饿，也不要暴饮暴食。同时要避免冷热食混合着吃（如冷饮配热茶水，或热食配凉开水）。

（1）有效的食物：贝类、海藻类、莲藕（烹调时避免调味过浓）。莲藕带皮所挤的汁，尤其是使用贝类所煮的汤特别好，以萝卜泥或冬瓜汁代替水更好。

（2）尽量避免吃的食物

①辣的食物。山芋叶、盖菜、胡椒、姜、辣椒、咖喱。

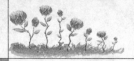

②其他。葱、胡萝卜、火腿肉、香肠。

③有兴奋作用的食物。动物肝脏、咖啡。

④烤的食物。煎饼、烤饼、烤鱼、烤焦的肉。

⑤甜卤味食物。用糖、酱油卤制的菜。

7. 消化不良型人孕前的饮食原则

日常生活无规律,极易产生胃肠消化不良的毛病。这在工作紧张,朝九晚五,方便食品,饥饱无度的工作族女性最多见。这种类型的人因为体内热能过高或体力不足,消化能力差,所以要将少量营养价值高的食物,制成易消化的食品。

饭前饭后要躺下来休息 10～20 分钟。最好采取少量多餐的方式,一天进食 4～5 次,饭后要充分休息,喝水 100 毫升左右,不要摄取过多。

(1)有效的食物

①煮菜、汤类。肉、鱼、贝类、蛋、蔬菜。

②动物内脏。肝脏、牛肚、鸡肫。

③油腻的食物。炸的食物、油炒的食物、奶油和其他动物性脂肪。

④甜食。点心类,要于饭后吃。

⑤辣的食物。辣椒、胡椒、山芥叶、咖喱、葱类等。

⑥烤的食物。烤鱼、烤肉。

(2)尽量避免吃的食物

①酸味食物。醋拌菜、酸梅、料理(做菜用)、柠檬、番茄酱、凤梨、草莓、梅酒。

②生食。生水、生蛋、生菜、鲜奶油、萝卜泥。

③凉性食物。荞麦、豆腐、竹笋、白菜做的泡菜,以及盖菜、南瓜、牛蒡。

8. 不易受孕型人的饮食原则

夫妇同居较长时间,仍不能妊娠;或受孕后 3 个月便流产,反复多次,对这类体质的准孕妇,在妊娠前注意饮食的调整是十分必要的。

(1)有效的食物:童子鸡、鹿鞭、益母草、当归、枸杞子、鸡肝、菟丝子、鹌鹑、姜、虾、韭菜、肉苁蓉、陈皮、鹿筋、灵芝、鹿肾、熟地黄、鹿茸、紫河车、白木耳、鹿角、蛤蚧、红参、茴香、黄花、茯苓、羊肉。

(2)避免吃的食物:刺激性、辛辣、冷的食物。

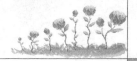

9.素食型人孕前的饮食原则

如果孕妇是一个素食主义者,甚至不喝或不吃任何奶类制品者,那么在日常饮食中,必须确保能吸收均衡而充足的营养素,以供母体及胎儿发育所需。要从植物性食物中获得平衡而足够的蛋白质、维生素及无机盐,将各类食物的特有营养搭配着吃,也是一种可行的饮食方式。以下的饮食建议对素食者孕前、孕中都极有帮助。

食物中有互补的植物蛋白质,只要膳食力求变化,相互搭配,也可以得到补充。譬如在吃米面食品时(如米、麦、玉米),应兼吃脱水豆类、豌豆或一些坚果;煮食新鲜蔬菜时,也可加入少许芝麻、果仁或蘑菇来弥补欠缺的氨基酸。

素食孕妇在补充钙质、铁质、维生素 D 及维生素 B_{12} 方面尤需注意。由于不能喝牛奶及吃鸡蛋,更要多吃海藻类食物、花生、核桃及各类新鲜蔬果,以补充钙及各种维生素;维生素 D 尚可从阳光中大量获得,但维生素 B_{12} 的吸收却难以解决,因为它只存在于动物性食物中,虽然身体需要量极小,但缺乏的话便容易导致贫血。因此,对铁质的吸收更为重要,必须大量进食如海藻、麦片、菠菜、芹菜等。

孕前慎重用药

孕前因病或其他原因服药时,也要特别注意。因为某些药物在体内停留和发生作用的时间比较长,有时会对胎儿产生影响。还有一些妇女妊娠之后身体没有明显变化,也不出现妊娠反应,自认为没有妊娠,于是完全没有考虑所服的药物是否会对胎儿产生影响,结果无意中伤害了非常脆弱的胎儿,留下了终身遗憾。为了防止上述情况的发生,在计划妊娠前 3 个月就应当慎重地服药。

如果经过慎重考虑,认为需要在某月妊娠,那在妊娠月的前 6 个月首先应当停服避孕药物,因为避孕药中含有影响精子和卵子质量的激素,为了保证由高质量的精子和卵子进行结合,必须排除各种不利的干扰因素。例如,抗组胺药、解热镇痛药的阿司匹林等,不宜长期服用。为治疗贫血而服用铁剂时,在准备妊娠前,要同医生商量,了解是否会对胎儿产生影响。

由于药物而导致的胎儿畸形,有相当一部分是在还未发现妊娠的时期而使用的,所以在准备妊娠前的一段时间内,用药时就要格外的谨慎。用药前要了

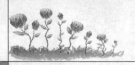

安胎养胎必读

解某些药物在体内停留的时间，以及是否会对数月后的妊娠、胎儿的形成及发育有不良影响，最好能够认真地请教医生或有关专家。

孕前须治疗的疾病

1. 贫血

平时有眩晕或站起来头发晕、头痛、呼吸困难等症状的、有贫血倾向的妇女，在决定妊娠前一定要进行血液检查。检查后，如果确认患有贫血症，应先治愈，再考虑妊娠。贫血症主要疗法为食疗，平时加强饮食营养，多进食含优质蛋白质和铁质丰富的食物，如动物肝脏、瘦肉、海藻类、蛋黄、花生、芝麻等。应提倡多吃豆制品，豆制品是植物蛋白质和铁质的最佳来源，又很经济实惠。

轻度贫血不属于病理范围，不必担心，若日常生活稍加注意，一般很快就可纠正。因妊娠而贫血的孕妇，要适当减轻工作量。如果血红蛋白在 7 克/100 毫升以下者，就应完全休息，以减少机体对氧的消耗，同时也可避免头晕、乏力导致晕倒而发生意外。

2. 高血压

年轻人得高血压被称为"青年性高血压"。年轻患者比例相当小。但是，高血压患者一旦怀孕，血压会更高，很容易演变为妊娠高血压综合征，那么对孕妇就很危险了。

准备生育的妇女，对自己的血压值不大清楚的，平时又有剧烈头痛、肩酸、失眠、眩晕、水肿等症状的，一定要在妊娠前上医院测量血压。检查后，发现血压偏高的女性要注意平时饮食、起居，加强体育锻炼，最好能在妊娠前保持正常的血压。

患高血压病的孕妇应避免过度疲劳，保证足够睡眠时间，保持情绪稳定，少吃多餐，减少盐分摄入，每天食盐量控制在 2 克以内，少食高脂肪、高热能的食物。还要根据病情，在医生允许下，服用利尿药、降压药等。

3. 慢性肾炎

妊娠前患有慢性肾炎者，一旦怀孕，会使肾脏功能进一步恶化，妊娠早期就会诱发妊娠高血压综合征。此时，孕妇的胎盘血液循环会发生变化，如果供养不足，胎儿生长发育也会受到很大影响。另外，产后母亲会留下后遗症。所以，慢性肾炎患者不能妊娠，盼子心切的，应积极治疗，如果医生允许妊娠，还必须

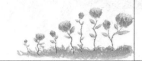

和产科、内科医生取得密切联系，才可保证顺利妊娠、分娩。

慢性肾炎主要症状是全身无力、容易疲劳、全身水肿等，有的伴有尿蛋白和血压升高症状。妊娠前对肾脏疾病一定要及早发现，及时治疗，以防转为慢性。

患有肾炎的孕妇，日常生活中应多休息，增加营养，多吃含蛋白质丰富的食物，补充足量维生素，饮食宜淡不宜咸，以加强身体抵抗力，避免各种感染。慢性肾炎患者要严格节育，生第一胎后最好做绝育手术，因为多生一胎，就多冒一次生命危险。

4. 肺结核

曾经患过肺结核的妇女，妊娠后很容易导致肺结核复发。因此，肺结核痊愈的妇女，决定妊娠前最好上医院检查原病是否有复发倾向，由医生决定是否妊娠。正常情况下，结核非活动期，已经趋于稳定或钙化，应该可以妊娠。但是，仍不能排除妊娠期和产后旧病复发的可能。肺结核患者应强调计划生育，以病愈至少 2 年后生育为宜。

结核菌一般不会经胎盘侵入胎儿体内，即母体不会把结核病传染给腹中的胎儿。但是，如果母亲患的是开放性肺结核，就很容易传染给刚出生的新生儿。因此，新生儿必须在出生后 24 小时内接种卡介苗，严禁母乳喂养。

结核病患者在接受抗结核病菌药物治疗的同时，要注意加强营养，保持居室安静、空气流通。户外散步有利于病情好转，多晒太阳有利于钙吸收。孕妇患者还要每天定时测量体温，检查血沉和做胸部透视，以掌握病情现状。严重患者还需做手术。

5. 糖尿病

糖尿病是遗传性较强的疾病，其在各种诱因下，发病基因会表现出病症，妊娠就是其中诱因之一。因此，妊娠前必须询问直系亲属中，有没有糖尿病患者。

孕妇患糖尿病，会引起流产、早产、妊娠高血压综合征、羊水过多症和胎儿巨大等。所以，有糖尿病家族史的妇女在妊娠前，应该到内科诊断，根据检查结果确定妊娠情况，对于不宜妊娠却怀孕的妇女，应尽早终止妊娠。

患糖尿病的孕妇，必须在医生指导下进行严格的饮食控制。一般热能为每天 8.12 千焦左右，主食每天 350～400 克，蛋白质每天每千克体重为 1.5～2.0 克，同时应注意摄入维生素、钙和铁等，多吃牛奶、蔬菜和豆制品，对含糖多的根

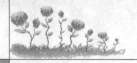

薯类和水果、糖果等则要限食。

糖尿病产妇要提前 3～4 周住院待产,产褥期要注意防止感染,每天测体温 4 次。重症糖尿病患者不宜哺乳,轻症者可以哺乳,但要加强乳房护理,保持清洁,防止感染。

为了及早发现糖尿病,有家族病史的妇女和孕妇要在不同时期做尿糖测定。值得注意的是,化验呈阳性者,不一定就是糖尿病患者。因为妊娠期间可引起肾性糖尿,妊娠后期乳腺功能活跃,就会出现乳糖尿,而这些均属生理性糖尿。因此,糖尿病要进行多次认真检查才能确定。

6. 心脏病

妊娠后心脏必须向子宫输送大量血液,而机体耗氧量增多和体内水、钠潴留等会导致心脏负担过重。到临产分娩时及产后 1～3 天内,心脏负担更重,这时很容易发生心力衰竭。因此,心脏病患者在妊娠中病情会进一步恶化,由于心脏承受不了供血负担,会引起流产、早产,而且心脏病还是妊娠中毒症的起因。

如果有心悸、呼吸困难、易疲倦等症状的妇女,妊娠前要接受心脏检查。心脏病Ⅲ级和Ⅳ级者严禁妊娠,最好做绝育手术。如果避孕失败,要及早采取人工流产。冒着生命危险要孩子是不值得的。

Ⅰ级和Ⅱ级心脏病患者可以妊娠,妊娠后应尽可能请心脏病专科医生、产科医生进行定期会诊,随时观察、留意心脏功能情况,以防发生心力衰竭,危及母婴生命。

患心脏病的产妇要提前数周住院待产,并且选择条件较好的医院分娩。临产时,要尽可能休息好,每天不要少于 10 小时睡眠,选择富含维生素和蛋白质的食物,饮食以清淡为主。心理不要紧张,要树立信心,相信在医务人员的精心护理下,一定会顺利生出可爱的宝宝。产后不要过早出院,多住几天,便于观察静养,同时要预防感染,防止细菌性心内膜炎发生。产后不宜哺乳,最好采取绝育手术,这对心脏病患者很有必要。

7. 病毒性肝炎

肝炎患者妊娠后,不仅影响母体健康,而且危及胎儿。因为肝炎病毒可以通过胎盘感染胎儿,诱发流产、早产、死产和畸胎,即使侥幸出生的新生儿也是肝炎患者,死亡的可能性仍然很大。因此,病毒性肝炎患者应积极治疗,待肝功能恢复后才可妊娠。曾经患过肝脏疾病的妇女,在妊娠前或妊娠早期要及时告

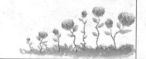

诉保健医生,并做血液和尿液检验。患病毒性肝炎的孕妇,必须在内科和产科会诊的基础上,采取相应的处理措施:

(1)妊娠早期可以考虑治疗性流产的方法。如果病情严重,应先控制病情,在病情缓解的情况下终止妊娠。

(2)到了妊娠中、晚期就不宜流产了,必须严格预防妊娠高血压综合征,加强围产期保健。

(3)分娩时要先验好产妇血型,大多数患者分娩后需输血。

(4)产褥期要特别注意预防感染,定期复查肝功能。新生儿要和母亲隔离,并注射抗病毒肝炎的血清。母亲不能哺乳。

8. 子宫肌瘤

患子宫肌瘤的孕妇本身没有什么特别感觉,大多数也能自然分娩。但是,由于黏膜下肌瘤妨碍受精卵着床,反复引起流产,就必须先施手术将肌瘤摘除后,再考虑妊娠。

妊娠后发现患有子宫肌瘤,若不影响继续妊娠的,则不必处理。但要严格观察子宫肌瘤的变化情况。若子宫肌瘤生长的部位严重妨碍分娩进行,阻碍胎儿头部娩出,就应采取剖宫产,并且可同时摘除肌瘤。

9. 梅毒

梅毒可经胎盘侵入胎儿体内而造成流产、早产、死产、畸胎和导致新生儿脑膜炎等。新生儿先天性梅毒的主要症状是:塌鼻梁、血性鼻涕、皮肤出现梅毒疱疹、骨骼异常等。认为自己可能患有梅毒的妇女,妊娠前一定要进行血液检查,千万不要存侥幸心理,否则危害很大。被确诊为梅毒的患者要接受治疗,痊愈后才可考虑妊娠。

初期感染梅毒时,只是生殖器溃疡,数日后会自行愈合。但实际上病根未除,约12周后又重新发作,并伴有头痛、高热、皮肤上出现红斑等症状。因此,自己有过或丈夫有过生殖器官溃疡的,一定要上医院做全面体格检查。

患梅毒的孕妇若能早期发现,早期治疗,赶在胎盘尚未形成之前痊愈,就不会传染给胎儿,否则只能终止妊娠。

10. 膀胱炎、肾盂肾炎

女性尿道短,并且尿道口离阴道和肛门又很近,因此细菌较容易侵犯到膀胱,引起膀胱炎。若病情没有得到控制,感染会延伸到肾盂,导致肾盂肾炎。

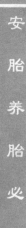

膀胱炎的主要症状是尿频、尿急、尿痛、尿道口有烧灼感等，常可通过大量饮水而使症状有所缓解。如有上述症状，应及早接受检查治疗，不要耽误。

膀胱炎容易复发，尤其是在妊娠期，阴道分泌物增多，稍不注意清洁，极易导致复发。因此，患过膀胱炎的妇女要彻底医治，即使一般症状消失，尿化验也正常，也必须持续服药 1 周左右，以防复发。

孕妇要预防膀胱炎，就必须勤洗澡、勤换内裤、保持外阴部的清洁；平时多饮水，避免过度劳累，勿受凉。如果发现得了膀胱炎要及时治疗，如果症状在妊娠 36 周前或分娩 1 周后出现，可用热水坐浴，以减轻症状。

11. 阴道炎

大多数阴道炎是由白色念珠菌感染引起的，念珠菌是一种真菌。如果阴道炎未治愈，分娩时可感染胎儿，引起新生儿鹅口疮。

阴道炎患者最好是先治愈，后生育，否则会影响疾病的治疗，并影响妊娠。念珠菌阴道炎的主要症状是阴部发痒，严重时，痒得令人坐卧不安，阴道分泌物为豆腐渣样，阴道口周围发红，似湿疹。如果发现有上述症状，应及时上医院诊治。

念珠菌阴道炎的预防关键在于外阴的清洁和消毒隔离。患糖尿病的妇女，要特别注意预防。

适合不同准妈妈的食谱

1. 普通女性孕前食谱

奶油牛舌

【原　料】主料：牛舌 400 克，马铃薯 400 克，胡萝卜 200 克；辅料：海带 1 片，大蒜 1 个，豌豆荚 100 克，味精适量，香油 1 大匙，水 4 杯(约 1 000 毫升)，食盐、奶油各少量。

【制　作】牛舌(或猪舌)洗净，放入热水中煮，外皮呈白色后取出，用菜刀把白色外皮削切干净，切成 2 厘米见方的丁；马铃薯、胡萝卜切成较大的丁；大蒜切薄片。平底锅下香油加热，按顺序放牛舌、马铃薯和胡萝卜丁炒，炒完取出置于容器。锅内放少量的水和味精、奶油煮化后，加海带、牛舌、马铃薯、胡萝卜，用小火煮 2 小时，有时要搅拌一下。出锅前加豌豆或豆荚，下食盐

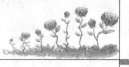

调味。

【用　法】佐餐食用。

【营养功效】强腰补肾,含有丰富的优质蛋白质、脂肪。

榨菜鸡丝汤

【原　料】主料:榨菜40克,鸡翅肉80克;辅料:竹笋50克,木耳少量,水或高汤4杯,食盐1小匙,料酒1大匙,香油少量。

【制　作】把榨菜外的红辣椒粉洗去,切丝;生的鸡翅从骨头上剥开肉,切丝后洒少许料酒;竹笋纵切两半,切丝;木耳泡软,洗过后切丝;锅内放高汤烧开,把鸡翅肉放入锅加水煮沸,除去浮沫,改成中火,加竹笋、木耳,再放榨菜,煮1～2分钟,用食盐、料酒、香油调味,关火。

【用　法】佐餐食用。

【营养功效】味道鲜美,汤清爽口。含有丰富的优质蛋白质,多种无机盐及维生素。

蛋炒饭

【原　料】主料:米饭,鸡蛋3个;辅料:葱半根,大蒜少量,植物油6匙,食盐、酱油各1小匙。

【制　作】鸡蛋打碎加少量食盐,锅内放3匙油加热,下入鸡蛋炒熟,置于容器内;葱斜切,大蒜切末。锅内放3匙油加热,将大蒜和葱放入煸炒;再把饭放入,用中火慢慢地炒透,待饭粒充分地分散后,加入炒熟的鸡蛋,用食盐调味;从锅边淋1小匙酱油,充分地混合。可以加一点番茄酱。若想要颜色漂亮,则可放入绿豌豆、甜玉米或胡萝卜丁。

【用　法】做主食食用。

【营养功效】鲜香柔软,含有蛋白质、脂肪、糖类、多种无机盐和维生素。

2. 肥胖女性孕前食谱

酸梅茶

【原　料】主料:盐渍酸梅40克(中型8～10个);辅料:砂糖4大匙,柠檬薄片4片,水4杯。

【制　作】酸梅去核,撕成大块的酸梅肉。若是小粒的,就用原来的肉即可。锅内放 4 杯水煮开,加入酸梅肉煮 5 分钟,后再加砂糖煮化。容器内汤加少量酸梅肉和柠檬薄片。

【用　法】趁热饮用。

【营养功效】清热解暑,消食利尿。

金针汤

【原　料】主料:干金针菜 30 克,干木耳 2 克(泡软约 20 克);辅料:金针菜泡汤 5 杯,料酒 1 大匙,食盐 1 小匙,鸭儿菜少量。

【制　作】将金针菜的硬根部去掉,用水洗净,泡在能没过的水中,泡软;取出沥干水分轻轻打结(泡汤要留作高汤用);木耳泡软洗净。锅内放水和金针菜泡汤烧开,加入金针菜和木耳煮 5 分钟,用食盐、料酒调味,撒上鸭儿菜。〔注:如金针菜买不到,用大盖菜(120 克左右)和竹笋(20 克左右)也可。〕

【用　法】佐餐食用。

【营养功效】味道鲜美,热能低,含多种维生素。

牛奶煮大白菜卷

【原　料】主料:大白菜 4 片,食盐少量,鸡胸肉 200 克;辅料:生面包粉(面包作成粉状)1/4 杯,牛奶 1/4 杯,料酒 1 大匙,食盐 1 小匙(以上为 A)。高汤 3 杯,食盐少量,牛奶 1 瓶,淀粉少量,水少量(以上为 B)。

【制　作】用加了少许食盐的热水将大白菜烫软,削去柄部厚的地方。将 A 的材料充分混合后,分成 4 等份。把大白菜的叶,尖面对自己的前方,柄则靠近身边,打开,轻轻地把 A 的材料放入;然后从身边的叶柄处卷上去(不要全卷),将右侧部分对内折进去,再继续卷至叶尖,将左侧向内侧摺入;将大白菜卷排在锅内加入汤、食盐煮 20 分钟左右,煮烂后加牛奶煮开,用淀粉勾芡(即 B 料);连汤一起放入稍深的容器内。随口味撒上适量辣椒粉也可。

【用　法】佐餐食用。

【营养功效】汤白如奶,口味香美。含有蛋白质、多种维生素和无机盐。

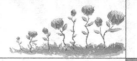

3. 神经衰弱女性孕前食谱

右纳茶

【原　料】主料:右纳茶 20 克;辅料:热水 4 杯,干菊花 12 个。

【制　作】容器内放右纳茶、菊花,用热开水冲泡,1 小时搅拌 1 次,8 小时后即可饮用。

【用　法】代茶频饮。

【营养功效】清热、解毒、安神。

干贝汤

【原　料】主料:干贝 70 克,甜玉米(粒)3/4 杯;辅料:胡萝卜、豌豆荚各 15 克,水和干贝汤 4 杯,食盐 1 小匙。

【制　作】胡萝卜连皮切成 2～3 厘米厚片,豌豆荚去茎放入加食盐的热水中,烫一会儿。锅内加水和干贝汤烧开,再加入干贝、玉米、胡萝卜煮 2～3 分钟后,用食盐调味,最后撒上豌豆或生菜即可。

【用　法】佐餐食用。

【营养功效】银白色,鲜、香、可口。含有丰富的高质量蛋白质和钙、磷、铁、碘、锌等无机盐。维生素 B_2、烟酸的含量也极为丰富。

什锦菜包

【原　料】主料:面包(三明治用)8 片,五花肉(薄片)40 克,猪心 80 克,大白菜 150 克;辅料:胡萝卜 15 克,木耳(泡软后)20 克,豆芽菜 100 克,食盐半小匙,料酒、姜适量。

【制　作】猪肉切成 5 毫米粗的肉丝,猪心则切成薄片,两种材料都淋上少量料酒;大白菜、胡萝卜切成丝,木耳用水泡软,切成稍粗的丝。锅内下油加热,按顺序将猪肉、猪心、大白菜、胡萝卜、木耳放下去炒,用料酒、姜、食盐调味,充分冷却后,夹在面包中食用,亦可配合豆芽菜等蔬菜吃。

【用　法】佐餐食用。

【营养功效】味香、鲜嫩。有促进胃肠蠕动、增进食欲、帮助消化的功效。

4.消化不良女性孕前食谱

红 枣 茶

【原　料】主料:大枣4个;辅料:砂糖4大匙,姜8克,水4杯,白兰地、食盐适量。

【制　作】大枣洗净,在两处切裂口,放入锅内。锅内下适量的水和姜,加食盐用大火煮开,改小火煮30分钟,去姜,加砂糖煮化。吃时加少量白兰地。

【用　法】趁热慢饮用。

【营养功效】大枣含有丰富的钙、磷、铁,还含有蛋白质、脂肪、糖类及多种维生素,具有健脾胃、补气血的功效,对缺铁性贫血也有较好的防治作用。

酒姜煎饼

【原　料】主料:面包4片,料酒4大匙,砂糖4大匙,鸡蛋2个,姜汁4小匙;辅料:奶油80克,季节性水果适量。

【制　作】把面包边缘的皮切掉,一片切成6小片;鸡蛋内加料酒、姜汁、砂糖,充分搅拌,放入面包。平底锅加热放入奶油溶化,用中火将面包的两面煎成浅褐色。煎好的面包放入容器配上季节性水果。

【用　法】佐餐食用。

【营养功效】酒香浓郁,暖胃健脾。含有丰富的蛋白质、脂肪、糖类。

糯米香菇饭

【原　料】主料:糯米400克,猪里脊肉100克,干香菇10克(泡软后成50克);辅料:姜25克,料酒2大匙,食盐1小匙,海米20克,香油2大匙半,酱油大半匙,水半杯。

【制　作】糯米洗净泡一晚,蒸前先沥干水分,用蒸笼蒸40分钟;猪肉切成丝,香菇去柄切丝,海米洗净泡软;生姜去皮,用菜刀敲扁后切末。锅内下香油加热,先炒姜,再把猪肉加入,充分炒至变色为止,再把海米、香菇放入,继续炒香,加料酒、酱油、食盐、水煮开后,把蒸熟的糯米饭放入,充分地混合,放入容器内即成。

【用　法】作主食食用。

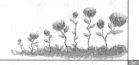

【营养功效】益气健脾、补中养元。此菜有改善血液循环、促进消化、增进食欲、促进蛋白质合成的功效。

5. 不易受孕的女性食谱

清蒸童子鸡

【原　料】主料:童子鸡1只,重量250～300克;辅料:料酒、生姜、食盐、白糖各适量。

【制　作】将鸡宰杀,剖洗干净,切成块,沥干水分,待用;生姜去皮,洗净,切成片,待用。将鸡放入大碗内,酌加料酒、生姜片、食盐、白糖,不放水,在蒸锅内清蒸4小时即可。

【用　法】每晚睡前食用。

【营养功效】益肾填精,大补元气。适用于面色萎黄,形体消瘦,心悸失眠,饮食减少,疲惫劳乏,自汗盗汗,月经不调、久不孕育。

鹿鞭炖嫩鸡

【原　料】主料:鹿鞭100克,当归25克,枸杞子、黄芪各15克,生姜6片,嫩母鸡1只(重约350克);辅料:阿胶20克,水、料酒、食盐各适量。

【制　作】将鸡宰杀,剖腹,去内脏,清洗干净,待用;鹿鞭、当归、枸杞子、黄芪、阿胶放入清水中浸泡5分钟,洗净;将生姜去皮,洗净,切成片,待用。把煮锅洗净,置于火上,将全部主料放入锅内,加清水适量,加料酒,盖好锅盖,用大火烧沸,转为小火炖3小时,再把阿胶放入,待溶化后,加入食盐调味即可。

【用　法】分次食肉饮汤。

【营养功效】温肾养血,调补任冲。主治肾虚证,症见婚久不孕,月经后期量少色淡,面色晦暗,腰酸腿软,性欲淡漠,小便清长,舌质淡苔白,脉沉细等。

益母草当归煲鸡蛋

【原　料】鲜益母草60克,当归15克,鸡蛋2个,水3碗。

【制　作】将益母草去杂,与当归一起放入水中洗净,用清水3碗煎制成1碗,用纱布滤渣,待用。把鸡蛋洗净,入锅煮熟,去外壳,用牙签扎小孔数个,加入药汁煮半小时即可。

【用　法】吃蛋、饮汤,每周2~3次,1个月为1个疗程。

【营养功效】调经养血。适用于婚久不孕症,饮用此汤,可提高受孕的机会。

6. 素食女性孕前食谱

酥炸甜核桃

【原　料】主料:去衣核桃肉400克;辅料:食盐1/4匙,砂糖、白芝麻各2汤匙,柠檬汁数滴。糖胶料:麦芽糖、砂糖各2汤匙,清水半杯。

【制　作】核桃肉放入开水中煮3分钟盛起,冲净沥干;白芝麻洗净,沥干水分,用锅炒香;烧开水4杯,加入砂糖及食盐,放入核桃煮3分钟盛起,吸干水分;煮溶糖胶料,加入柠檬汁,放入核桃煮5分钟,盛起沥干。净油烧至微滚,加入核桃炸至微黄色盛起,撒上芝麻即成。

【用　法】作零食食用。

【营养功效】核桃含有蛋白质、脂肪油、无机盐及多种维生素,对胎儿的中枢神经发育、血液形成及骨骼成长很有帮助。酥炸甜核桃入口香甜松脆,加上有滋养强身的芝麻,最适宜作为素食者零食。

素炒三鲜

【原　料】主料:竹笋250克,盖菜100克,水发香菇50克;辅料:香油、猪油、食盐、味精、淀粉各适量。

【制　作】将竹笋肉切成丝,放入沸水锅里烫一下,入凉水洗净,沥干水分;把水发香菇用刀切去老蒂,清水洗净,切成丝;将盖菜择去杂质,清水洗净,切成末,待用。炒锅置于旺火上,油热后下入笋、香菇丝,煸炒数十下,加少许清水,大火煮开后,转用小火焖煮3~5分钟,下入盖菜末,炒15分钟,调味勾芡,淋上香油即可。

【用　法】佐餐食用。

【营养功效】开胃纳食,增强食欲。素炒三鲜是食素者的上佳食谱。内含蛋白质、脂肪、糖类、钙、磷、铁、维生素 B_2、烟酸等成分。

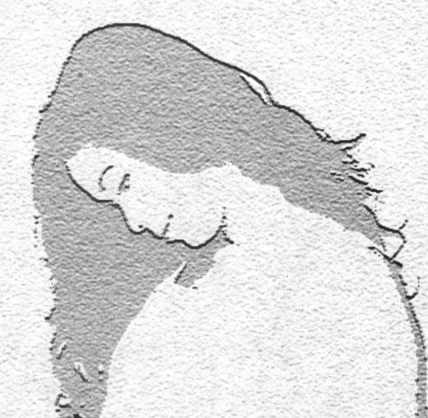

第二章
新生命的开始

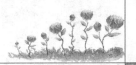

过去妊娠通常被划分为 3 个时期,但这种划分有些不便,因为不论怎样计算妊娠的时间,其周数的总和都不能被 3 整除。习惯上还认为,妊娠的时间应该从末次月经的第一天开始计算,所以"典型"的妊娠应该持续 40 周(而实际的孕胎期通常被认为要减去 2 周)。假如孕妇的月经周期不规律,那么实际胎龄的计算就不太准确。目前,多数专家的观点是,将妊娠的时间划分为 1 个比较长(16 周)和 2 个较短(各 12 周)的阶段,因为这 3 个时期分别代表了胎儿的不同发育阶段。

第一阶段(1～12 周),胎儿的组织器官开始形成,一些重要器官逐渐发育并完善。

第二阶段(13～24 周),胎儿发育速度加快,并逐步具有复杂的协调动作能力。一般认为,胎儿在这一阶段的末期可以在子宫外存活,不过这需要非常专业的儿科护理。

第三阶段(25～40 周),胎儿体重迅速增加,形成基本的动作模式,为适应母体外的新生活进行准备。

第 1 周　精卵结合　孕育新生

受孕真相

男性到了青春期,双侧睾丸逐渐发育成熟。睾丸中有许多精曲小管,管壁上有数不清的初级精母细胞。这种细胞大体呈圆形,其中含 46 个(23 对)染色体。在这 23 对染色体中,有 22 对是常染色体,负责传递各种遗传信息,如决定下一代的身高、外貌、血型、肤色、虹膜(眼珠颜色)、发色等;另有 2 条(1 对)染色体叫性染色体,男性的 2 条性染色体不一样,代号为 X、Y。用显微镜观察,X 体形较大,Y 体形则较小。

初级精母细胞发育到一定程度,一分为二成为次级精母细胞,每个细胞的染色体仍为原来的 23 对。再下一步,次级精母细胞又一分为二,这次分裂,将

23 对染色体各分一半,每个细胞各含 23 个染色体,其中 22 个是常染色体,另 1 个是为性染色体。所以,1 个初级精母细胞最后可变成 4 个精子,其中 2 个含 X,2 个含 Y。这一过程需要 50 天左右。

健康男性一般每次排出的精液为 2～6 毫升,每毫升内含精子约 6 000 万个。男人一生中可以产生精子 1 万亿以上,含 X、Y 染色体的精子各一半,可以持续到八九十岁。

精子头部呈扁圆流线型,这可以减少它向前游动时的阻力。头部包含着上述的 23 个染色体。中段或称颈部是其能源部分,像火箭的燃料部分。精子的尾部细长,由它摆动而游走。精子从头至尾的长度为 0.06 毫米(图 1)。

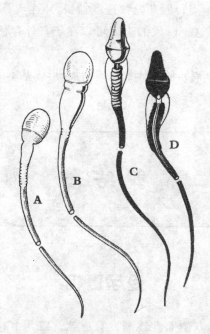

图 1　人精子示意图

A、B,这是尾部缩短而其他部分完整的精子。这些精子在光学显微镜下或电子显微镜扫描图谱中,都很清楚。在 B 图中,精子头的基部和颈段胞质较多。C 是去掉质膜的精子结构,从上至下的结构成分是:顶体帽、顶体后区、节柱、线粒体鞘和纤维鞘。图的上面可看到精子头,其形状窄而尖细。D,精子矢状切面图,可看出致密的核、核泡、节柱内的近端中粒、线粒体鞘,外周纤维和轴索。

男性在性交射精时,成亿的精子随精液射入女性阴道深处(阴道穹隆),这时精子万头攒动,争先恐后地往子宫颈管、子宫腔里游去。

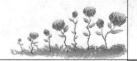

　　女性在排卵时,宫颈黏液受雌激素作用,宫口松弛开大,黏液稀薄,酸碱度适宜,有利于精子进入。性交时,女方性高潮的出现,会使子宫腔收缩形成负压,也可帮助精子"进宫"。

　　精子在适宜的条件下,每分钟可移动 2～3 毫米。子宫外口到输卵管壶腹部(受精多在此处)共长 20 厘米左右,上亿个精子中最后到达壶腹部的健壮精子只有 50～200 个。性交后 5 天仍可在女性子宫颈内找到有活动力的精子,但精子排出后超过 48 小时即趋老化,难以与卵子结合。

　　女性子宫两侧的后方,各有一个卵巢,到青春期后,卵巢逐渐成熟,它可以培育出成熟的卵子(图 2)。卵子是人体 100 多种细胞中体积最大的细胞,其直径为 0.2 毫米,比小米粒还小得多。卵子内含 22 个常染色体和 1 个 X 性染色体。

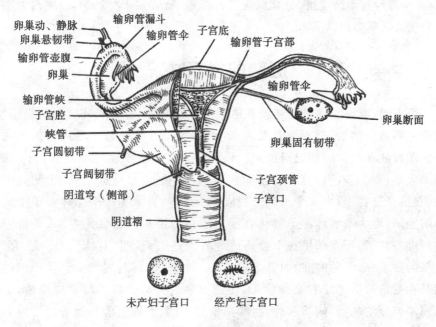

卵巢动、静脉　输卵管漏斗　子宫底

卵巢悬韧带　输卵管伞　输卵管子宫部

输卵管壶腹

卵巢

输卵管峡　　　　　　　　输卵管伞

子宫腔

峡管　　　　　　　　　　卵巢断面

子宫圆韧带　　　　　卵巢固有韧带

子宫阔韧带　　　　　子宫颈管

阴道穹(侧部)　　　子宫口

阴道褶

未产妇子宫口　　经产妇子宫口

图 2　子宫卵巢结构图

　　女性从青春期到绝经期,大约每 4 周排卵 1 次,1 次排 1 个卵子(通常是两侧卵巢轮流排卵,特殊情况下可多于 1 个,如果受精可成为多卵多胎)。粗略估算,女性一生排卵 400～500 个。绝经后不再排卵,所以 50 岁以上的女性极少再能孕育。

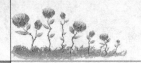

安
胎
养
胎
必
读

　　排卵时,卵子随卵泡液流出,这时输卵管受雌激素作用,其外口(伞端)发生较为活跃的蠕动现象,到卵巢表面去"抓取"卵子。因为伞端和卵巢表面有一定距离,而且是"盲抓",所以并不是十抓九准。有时可以将卵子抓进输卵管(从排卵到被抓进,大约要 10 分钟),有时也许发生失误,卵子坠落腹腔中而退化并被腹膜迅速吸收。如果伞端将卵子抓进输卵管并传送到壶腹部,诸多精子中的 1 个撞进卵子的外膜,卵子立即在这一瞬间使外膜变得坚韧起来,使得其他精子无法进入。此一过程就叫"受精"。一般情况下,卵子排出 24 小时以后,就再难以与精子结合了。

　　精子头部所含的染色体和卵子的染色体在受精卵中重新排列组合。"你中有我,我中有你",然后迅速分裂,1 分为 2,2 分为 4……成为细胞团,输卵管把该细胞团传递到子宫腔,埋入子宫内膜,称为"着床"。从受精到着床,约经 7 天,受精卵经过不断增殖、分化成为各种组织、器官,"十月怀胎,一朝分娩",一个新生儿就呱呱出世了。

胚胎的发育状况

　　第 1 周,准妈妈体内的胚胎只是一些小群细胞,但它们分裂增殖得很快,如果能看到它的话,只有像针头那般大小,医学上将妊娠 8 周之前的胎儿称为胚胎或胚芽。这时准妈妈的宝宝还是一个肉眼看不见的细胞群,只有 0.2 毫米大小,重 1.505 微克。受精卵在输卵管中结合后行进 3～4 天到达子宫腔,在这个过程中,由 1 个细胞分裂成多个细胞,并成为一个总体积不变的实心细胞团,称为桑胚体。桑胚体在子宫腔内自由地停留 3 天左右,等待子宫内膜准备好了,便在那里找个合适的地方埋进去,这叫"着床"。完成"着床"大概需要 4～5 天的时间,而且必须具备 3 个条件,即包裹在桑胚体周围的透明带在受精后 7 天左右必须消失,使胚泡解脱并与子宫内膜直接接触;子宫内膜增殖分泌旺盛,间质水肿,血管扩张充血;囊泡周围的细胞分化为滋养细胞和合体细胞 2 层,其中合体细胞能分泌溶解子宫内膜的蛋白分解酶,使胚泡着床。

　　本周是小生命形成的第 1 周,即胎龄第 1 周。

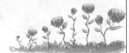

准妈妈的生理变化

这一周里,准妈妈自己还不能感受到身体的变化,很少有人能意识到自己已经妊娠了。如果一直坚持测量基础体温的话,会发现此时基础体温持续升高。也有少部分人在受精卵着床时,可见白带中带血丝或点状出血。

1. 月经过期

如果月经过期 10 天以上,应当考虑怀孕了。但因月经周期是由复杂的神经内分泌调节的,其中包括中枢神经系统、垂体、卵巢及子宫,任何一个环节受到影响或出现病变,都可能影响到月经周期。当月经过期后,判断是否妊娠的最好办法是去医院检查,以便确认。

2. 呕吐、恶心、食欲异常

要是月经过期,并且在清晨或空腹时经常出现恶心、泛吐清水等症状,那是早孕最重要的判断依据。除此之外,还可能伴有胃口不好,甚至食欲异常。

3. 乳房变化

乳房发胀、乳头触痛,这是妊娠后乳房在卵巢雌激素和孕激素的作用下所发生的最早表现,但不是非常可靠的。

4. 尿频

如果月经过期,排尿不痛却经常有尿意,而解出来的尿液清澈透明,妊娠的可能性也很大。

5. 皮肤色素沉着

除了乳头和乳晕颜色较深之外,如果在鼻子两侧的面颊上出现对称的棕色斑纹,在下腹部肚脐与阴蒂之间显现一条细细的、棕色的直线纹,那无疑是妊娠的征象。面颊上的叫做妊娠斑,下腹部的叫做妊娠线。

6. 妊娠的判断方法

有时确定妊娠并不那么简单,尤其是早孕,在妊娠 6 周以前,因为有些征象还不明显,所以即使经验丰富的妇产科大夫也经常需要借助于一些客观指标才能下结论。

(1)基础体温:排卵后的基础体温要比排卵前高些,上升 0.5℃左右,并且持续 12～14 天,直至月经前 1～2 天或月经第 1 天才下降。如果连续测试 3～4

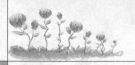

天,即可判断是否已经妊娠。

(2)宫颈黏液:妇女在妊娠后,卵巢的"月经黄体"不但不会萎缩,反而进一步发育为"妊娠黄体",分泌大量孕激素。因此,宫颈黏液涂片有许多排列成行的椭圆体,医生见到这么多的椭圆体就可断定是妊娠。

(3)妇科检查:妊娠期间,生殖系统,尤其是子宫的变化非常明显。月经刚过几天时进行妇科检查,可发现阴道壁和子宫颈充血、变软,呈紫蓝色;子宫颈和子宫体交界处软化明显,以致两者好像脱离开来一样,子宫变软、增大、前后径增宽而变为球形,并且触摸子宫引起收缩,则可断定已经妊娠。

(4)黄体酮试验:给受试者每日肌内注射黄体酮(即孕激素10～20毫克),连用3～5天,如果停药后7天内不见阴道流血,尿妊娠试验阳性,基本上可以确定妊娠。

(5)妊娠试验:妊娠试验就是检测母体血或尿中有无绒毛膜促性腺激素,如果有,说明体内存在胚胎绒毛滋养层细胞,即可确定妊娠。

准妈妈的健康饮食

由于胎儿吸收的所有营养均来自母体的血液供给,因此务必在妊娠期间保持健康的饮食(表1)。

如果在妊娠前饮食就很均衡,也许现在只需做少许调整。妊娠后,每日摄取的热能应增加大约2 000千焦,也就是说,每日摄取大约10 000千焦;但更重要的是要吃得好,而不是吃得多。

妊娠期间对蛋白质的需求量增大1倍以上,因为蛋白质是组成新组织的必需物质;对钙的需求量也增加,钙是形成胎儿骨骼和牙齿必不可少的物质,如果胎儿不能获取充足的钙,他就会从母体中吸取,这样会使得母体自身的钙大量消耗,从而造成骨质疏松。

铁是形成血红蛋白必要的物质,血红蛋白是红细胞中的携氧物质,因此胎儿血容量的增加,依赖孕妇在饮食中铁的补充。缺少铁质,缺少有助于红细胞健康发育的维生素 B_{12} 和叶酸,都会引起贫血。叶酸是预防胎儿发生脊柱裂不可缺少的物质,孕期饮食应富含叶酸,甚至在妊娠前就应该如此。请教一下医生关于妊娠期间维生素的摄取,以确保孕期能够摄取到这些重要的营养物质。

表1　各种营养物质来源表

营养成分	食物来源
维生素 A	乳制品、禽蛋、富含油脂的鱼、黄色、橘色或绿色蔬菜
维生素 B_1	全麦谷物/糙米、酵母、坚果、豆类、绿色叶菜
维生素 B_2	全麦谷物/糙米、绿色蔬菜、蛋
维生素 B_3	全麦谷物、酵母、富含油脂的鱼、蛋、牛奶
维生素 B_5	蛋、豆类、坚果、全麦食品/糙米
维生素 B_6	全麦谷物、酵母、麦芽、蘑菇、马铃薯
维生素 B_{12}	蛋、肉、牡蛎、牛奶
叶酸	绿色叶菜、橘子、豆类
维生素 C	柑橘类水果、草莓、甜椒、番茄、马铃薯
维生素 D	强化乳品、富含油脂的鱼(沙丁鱼罐头)、蛋黄(此外还需日照)
维生素 E	菜油、麦芽、坚果、葵花子、花椰菜
钙	奶制品、沙丁鱼罐头和带骨的鲑鱼罐头、绿色叶菜、豆类
铁	瘦肉、豆类、蛋、绿色叶菜
锌	麦芽、麦麸、全麦谷物/糙米、坚果、洋葱、牡蛎

每天至少要喝 6 杯水,以供给循环和消化的需要,并保持皮肤健康。在妊娠期间,孕妇体内的血流量增加了 1 倍,所以要摄取大量水分。

少吃油腻和含糖食品(如甜甜圈);多吃新鲜水果和蔬菜,苹果能提神还能提供纤维素,有利于改善便秘,而便秘是妊娠期由于腹部增大的一种常见症状。

孕期提示

1. 警惕妊娠期环境的污染

环境污染已被证实对妊娠期的胎儿非常有害。所以,在妊娠期,孕妇应避免接触污染的环境,以保证胎儿的健康成长。

(1)铅:在几个世纪前人们就已明确了铅的毒性。在过去,铅主要来自于大气。而今铅的来源众多,其中包括汽油、蓄电池、建筑材料、染料及防腐剂等。铅可以直接从胎盘进入胎儿体内,引起胎儿的毒性损害。这一损害早在妊娠几

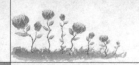

周时就可发生。孕妇应注意自己的工作、生活环境,避免与铅接触。

(2)汞:汞对妊娠的潜在毒性也由来已久。据报道,食用污染的鱼类会引起胎儿的脑瘫或小脑症。有证据表明大脑受汞的影响也会导致脑瘫。

(3)多氯化联二苯:大气中已明显污染了多氯化联二苯(PCBS),PCBS 是几个化合物的复合物,在许多鱼类、鸟类及人类的组织中已检测到相当含量的 PCBS。一些专家们建议,孕妇应限制鱼类的食用。避免接触汞和多氯化联二苯,尤其当妇女的工作环境与之接触时。

(4)杀虫剂:杀虫剂常用于控制杂草及有害动物的生长,由于杀虫剂的滥用,人们与之接触频繁。最常见的有滴滴涕、氯丹、庚氯、林丹等。

预防措施:我们的环境没有明确的安全限值,确保安全的最好办法是尽可能不与有毒物质接触,不论口入还是吸入,完全不接触是做不到的。如果知道自己接触了某些化学物质,在饮食时必须洗手。戒烟也有帮助。

对大量化学物质的研究表明,它们不但对孕妇有害,而且对胎儿有害。所以清洁的环境对孕妇和体内的胎儿同样重要。

2. 禁止使用可卡因

可卡因是一种毒品,如滥用,它可以通过 3 种主要途径进入人体,吸入、经鼻闻嗅或直接静脉注射。孕妇使用可卡因可严重损害体内胎儿。可卡因是一种兴奋药,可加快心率、升高血压,使用可卡因的孕妇胎盘剥离发病率增高。如果在妊娠初始 12 周内使用可卡因,其流产率明显增加,并可使胎儿发生严重畸形。胎儿最终出现什么样的缺陷取决于孕妇使用可卡因的具体情况。

妊娠期使用可卡因,其胎儿都有智力障碍,猝死也常发生,许多吸食可卡因的孕妇可出现死胎。

停止避孕就应戒毒,毒品对胚胎(以后的胎儿)所造成的损害在受孕后第三天即可发生。

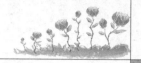

第2周 胚胎着床 蜕膜供养

胚胎的发育状况

胚胎现在还非常小，只有 0.36～1 毫米长。妊娠第 4 周为实际胎龄第 2 周。这时胚胎已经在子宫内"着床"，真正成为准妈妈身体的一部分。

着床后的小生命生长得非常迅速，受精卵不断分裂，羊膜囊、羊膜腔和卵黄囊形成，并于本周末发育完毕。在受精卵植入的位置上，羊膜绒毛形成（它将构成未来胎盘的一部分），胚胎通过羊膜绒毛从母体内吸取营养。来自母体的血液在羊膜绒毛内循环，胚胎的心脏尚未形成，但在心脏生成的部位有极轻微的搏动。

准妈妈的生理变化

有些准妈妈可以说出自己什么时候排卵，她们能感到轻微不适及疼痛，或阴道分泌物增多，受精卵种植到子宫壁上时，有些人会注意到少量的出血。

受精卵着床后，准妈妈的子宫内膜会因为人体绒毛膜激素（HCG）的作用而迅速增厚，并且有大量的血管增生。此时的子宫内膜称为蜕膜，它像一宽厚而柔软的床，为胚胎的生长发育提供营养做好充分的准备。子宫蜕膜直到分娩后脱落。

因为孕卵刚着床，准妈妈在这一周里还不会有特别的感觉。体形和体重都没有变化，从外表上看不出妊娠的迹象。由于体内激素的升高，有些敏感的准妈妈，可能会感到比平时疲倦些，或者下腹部有些胀闷的感觉。此时子宫底高度和孕前还没什么差别，羊水量约 10 毫升。

在妊娠的最初几周，胚胎发育速度极快，每天都有很大的进展。仅在 7 天的时间内，一个单细胞就变为一个含有几百个细胞的细胞团。尽管不能辨认其组织结构，甚至用显微镜也不能，但这些细胞已经依照预定的模式分类成组，一部分会成为胎儿本身的组织,另一部分会形成供给胎儿营养的组织。这一过程究竟是如何发生的,对科学家来说至今仍是一个未解之谜。囊胚是一个中空的、充满液体的细胞团,肉眼刚好能看到。它通常植入子宫顶部,靠近排卵的卵巢一侧,着床发生在第4～7天之间,但是要到第10天才会牢牢植入子宫内膜。囊胚外层细胞有树根状突起,称为绒毛,绒毛伸入子宫内膜。这样的结构,使得母体的血液循环和发育中的胚胎之间,能够进行营养物质和代谢废物的交换。这一连接处最终发育为成熟胎盘,胎盘在未来的几个月里,对发育中的胚胎供给营养,并起保护作用。

准妈妈的健康饮食

准妈妈要知道所吃食物的品质和营养含量,有些营养物质是健康妊娠必不可少的。只要确保每天摄取本书所推荐的各种营养物质,孕妇的身体就能适应妊娠的要求。饮食多样化,每天少量多餐,这样才能帮助孕妇充分消化食物,满足妊娠的需要。

1. 推荐的食谱

以下推荐的是每日食谱,但这只是基本指南,孕妇可以稍加变化,以适合自己的口味。另一种有趣又实用的方法就是与其他妊娠的朋友和邻居一起组织"烹饪聚会"。

(1)早餐:蛋、全麦面包提供B族维生素、维生素E、纤维素和铁。水果含钙、维生素C和纤维素。一杯橘子汁含丰富的维生素C和必要的水分。

(2)晨间点心:全麦面包含纤维素;酸酵母和花生酱分别提供B族维生素和蛋白质;香蕉含有钾,钾有助于铁的吸收;牛奶含有蛋白质和钙。

(3)午餐:花椰菜和干酪汤含有叶酸、钙和蛋白质;马铃薯有丰富的糖类和纤维素;沙丁鱼供给钙和维生素D。

(4)午间点心:随时可吃些生菜茎秆,富含维生素和无机盐。

(5)晚餐:鸡肉富含蛋白质,糙米富含糖类和纤维素,再加点蔬菜就是营养均衡的饮食。多食新鲜水果,提供带有自然甜味的纤维素。

(6)夜宵:牛奶、干酪和饼干提供钙、钾和纤维素。

2. 不宜吃的食物

高脂、高糖食物只有热能缺少营养。软干酪、未经消毒的牛奶、现成的卷心

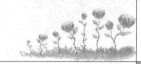

菜沙拉和馅饼都曾被发现含有李斯特菌,该菌会引起李斯特菌病,此病会导致流产或死产。

生的或未煮熟的肉会引起弓形体病——一种会导致胎儿脑部损害和失明的疾病。

准妈妈的运动保健

运动对于任何妇女来说都很重要,人们对健康了解得越多,运动的益处也越明显。规律的运动可减少许多疾病的发生,如心血管病、骨质疏松、抑郁症、月经前期综合征及肥胖症。

现在,有多项运动可供选择。每项都有其益处,孕妇可依自己的生活方式选择多种不同的活动。

作为孕妇,一定会关心运动是否有危险,那么妊娠时或在妊娠后是否能参加运动呢?

首先,孕妇的心血管功能应正常,这对于最终的分娩是很重要的。当然运动会有一定的风险,如母体体温升高、子宫血液循环减少、运动时腹部受伤等。

妊娠时适当运动是可行的,如不要让体温升得过高(超过 38.9℃),脱水更易加剧体温升高,因此在热天应避免长时间的有氧运动。

在有氧运动中,血液重新分布,肌肉及皮肤中血液较多,而子宫、肝、肾器官中较少。因此,专家建议妊娠期间运动量应为妊娠前的 70%~80%,保持脉搏在每分钟 140 次以下。

孕前参加运动,受孕后维持一定量的运动比受孕后再开始运动好得多,如果在妊娠前就参加有氧运动,那么受孕后可保持较低量的运动(如小跑、游泳、跳舞等);若出现出血或早产情况,应改选其他的运动方式。

在妊娠期间才开始有氧运动项目或加大运动量显然是不明智的,如果在妊娠前未曾有过规律的运动项目,那么妊娠后游泳及步行应对孕妇较为适合。

孕期提示

1. 注意妊娠期间的出血现象

妊娠期间的出血应引起注意,在早期妊娠(1～13周)期间出血,孕妇会担心胎儿的生长情况及是否会流产,本书后面对流产有详细讲述。

妊娠期间的出血并非少见。一些专家认为,早期妊娠期间,5名妇女中就有1人有出血现象,不过并非所有的出血都意味着流产。

随着妊娠时间增加,子宫增大,胎盘及血管系统形成,也会出现出血,过度劳累及性交都会导致出血,这时应停止活动,征求医生的建议。多数医生建议孕妇休息,减少活动,出血时避免性交。通常药物及外科治疗并无效果。

2. 禁止服用阿司匹林

几乎任何药物对胎儿都有影响,这也包括阿司匹林,作为一种常用药物,它可单独或协同其他药物影响胎儿。在凝血机制中血小板起重要作用,而阿司匹林可降低血小板功能,加重出血症状,当孕妇有妊娠期出血或临近分娩时应了解这一点。没有医生的指导,不要服用任何含阿司匹林的药物。

若不能及时与医生联系,而又需用药物进行止痛或退热时,可以从商店购买对乙酰氨基酚,该药对孕妇及胎儿的影响较小。

3. 补充叶酸预防神经管缺陷

神经管缺陷是由于妊娠早期神经管闭合不全引起的一种新生儿缺陷,其病因还不清楚。这种缺陷包括脊柱裂(即脊柱下段未闭合,暴露出脊髓和神经),无脑儿(即先天性缺乏脑组织和脊髓),脑膨出(即脑组织从颅骨裂隙膨出)。

近年来的研究表明,服用叶酸可预防或减少神经管缺陷的发生,有关研究还在进一步深入。妇产科专家建议,已有神经管缺陷孩子的妇女应在受孕前1个月开始每日服用4毫克叶酸,直至妊娠第13周。由于受孕后第4周神经管已经闭合,所以在早期妊娠后继续服用叶酸是没有意义的。

如果孕妇仅有神经管缺陷的家族史,则没有必要补充叶酸,因为产前服用的维生素中就已含有足够量的叶酸了。

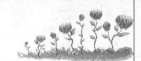

第3周 心脏形成 骨骼发育

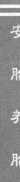

胚胎的发育状况

这时的胎儿尚未长得很大,只有约 1.25 毫米长。本周胎儿的心脏就已经形成。中枢神经系统(脑)和肌肉、骨骼也开始发育。也就是说,这时胎儿已形成了基本的骨架。

借助医疗检测仪器,现在已能看到一个明显的组织结构,也能区别出头尾,胚胎已出现左右和前后;一道条纹沿背部曲卷成一条沟,此沟密合后形成一条管道,叫神经管,此管道将依次发育为脊髓和大脑。神经管的顶部已经展开,并展平形成大脑的前部;在胚胎的中央长出一个膨起物,这是心脏所在,基本的血管正在定位生长发育。

准妈妈的生理变化

这一时期的变化有些准妈妈自己能感觉到,有些须通过检查才能知道。

1. 妊娠测试

如今这种检查越来越灵敏,早孕的诊断更为简便。一般是通过检测尿中人绒毛膜促性腺激素(简称 HCG)确定是否妊娠。该指标在妇女还没有意识到在不来月经之前就可显示阳性,许多 HCG 在妊娠后 10 天即可查到。但一般来说,最好还是等发现停经后再去测试,这样既省事又省钱。

除了妊娠测试以外,在妊娠 3～6 周时,可以通过超声波检查观察到胎儿心跳。

2. 妊娠的症状和体征

妊娠时最初观察到的症状和体征是什么呢?这要因人而异,而且不同症状和体征出现的时间也不同。

（1）停经：月经通常很规律，突然停经，就预示着妊娠了。

（2）恶心与呕吐：有的孕妇早期症状是恶心，伴或不伴有呕吐。不管这种症状出现在清晨还是以后，都称之为"晨起恶心"。这种症状通常从早晨开始，随着一天中活动的增加而逐渐好转。清晨恶心通常在 6 周时开始，到第 13 周以后逐渐好转。有时妊娠引起的恶心会导致大量呕吐，最终孕妇营养不良，此时孕妇必须到医院进行补液及相关治疗。

对于妊娠期正常的恶心与呕吐并没有完全成功的治疗方案，但某些措施可以给孕妇带来安慰，如少食多餐，不要吃自己不喜欢的食物，目前对妊娠期的恶心还没有更好的治疗药物。

（3）尿频：在妊娠早期，可能会出现尿频，而且在妊娠大部分时间持续存在，尤其在临产时更加明显，这是子宫增大，压迫膀胱引起的。

（4）乳房酸胀：孕妇可能注意到自己乳房的变化。最常见的症状是乳房或乳头刺痛或酸胀。也可能会看到乳晕加深或乳头周围的腺体突出。

（5）喜好某种食物：对于食物的喜好很长时间以来被认为是妊娠期一种特殊的症状。喜爱某种特定的食物并非意味着妊娠了。但是如果和其他体征结合起来看，就意味着妊娠了。

（6）极易疲劳：这种常见症状可能在妊娠期一直存在。

孕期日常保健

1. 什么时候看医生

在打算妊娠之前，保持身体健康并使存在的疾病得到控制是很有益的。但许多妇女并没有为妊娠做任何准备工作。由于各种各样的原因，一些妇女延误了看医生或根本不去看。为了胎儿的健康和自身健康，请及早就医。

如果一个健康的母亲要生育一个健康的婴儿，那么良好的产前保健是必须的。当确信自己妊娠时，就应看医生。

2. 避孕了又妊娠怎么办

如果个别女性正在使用某种类型避孕手段，一定要告诉医生，各种避孕方法都有失败的可能，包括口服避孕药在内。如果确信自己妊娠了，就应尽早看医生，停止服避孕药。

使用宫内节育器（HVD）也可能妊娠。此时应及时咨询医生，以便决定是应

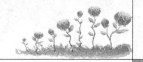

该去除宫内节育器还是留下，如果留在原位，就会使流产的几率增加。去除宫内节育器后流产的几率是20％，略高于正常流产的几率。

单独使用杀精药或与避孕套、海绵橡胶或隔膜同时使用时也可能会妊娠，这些物质对腹中的胎儿并没有明显危害。

孕期提示

1. 警惕宫外孕

正如前面所描述的，受精发生在输卵管内，受精卵未能游过输卵管到子宫腔种植，而是在子宫腔外种植，就称之为宫外孕，一般是在输卵管内。95％的宫外孕是发生在输卵管，还可能发生于卵巢、宫颈或腹腔其他部位，当孕卵通过输卵管末端进入腹腔时称输卵管流产。

每100个孕妇中就有1个人发生宫外孕。由于盆腔炎性疾病或其他感染，如附件破裂或剖宫产手术引起输卵管损害致使宫外孕发生几率增加；如果是以前有宫外孕史的，那么就有12％的复发几率；使用宫内节育器也会增加宫外孕几率。宫外孕的检查与诊断如下：

（1）腹腔镜诊断：随着腹腔镜的使用，对宫外孕的诊断比以前有较大进步。腹腔镜是经肚脐和下腹部区域之间的一个小切口插入的，借助它，可以看清腹腔内部及盆腔器官，当然也可以看清是否为宫外孕。

一些医生处理宫外孕时无需做腹部大切口，而是借助腹腔镜做手术，使用的术式及切口的选择主要取决于宫外孕是否破裂。人们试图在输卵管破裂并造成损害之前就诊断宫外孕，以选择无需摘除整个输卵管。早期诊断也可以避免输卵管破裂造成的内出血。

（2）妊娠测试：尽管宫外孕是妊娠在宫腔外异常发展，但妊娠试验仍是阳性的。因为妊娠试验检测的是妊娠早期出现的人绒毛膜促性腺激素，这种物质出现在孕妇的血中或尿中。

宫外孕时，妊娠测试可以是阳性，也可以是阴性。少量测定人绒毛膜促性腺激素在诊断宫外孕或流产时极其有用。正常情况下，人绒毛膜促性腺激素（HCG）每2天增加1倍，如果HCG水平不按此速度增加，就该怀疑是异常妊娠。

（3）超声测试：通过超声检测可以看见输卵管内的妊娠，也有助于诊断宫外孕。医生通常在宫腔内搜寻妊娠,而且妊娠大小应与 HCG 水平一致。而在宫外孕的情况下,孕妇的 HCG 水平可能很高,宫腔内却没有妊娠迹象。宫外孕时,能看到血从破裂口流到腹腔或在输卵管或卵巢区域看见一肿块。

对于宫外孕,医生的原则就是终止妊娠,保存生育能力。由于宫外孕的诊断很困难,因此做到这一点并不容易。像阴道流血、腹痛或乳房塌软、恶心等症状在正常妊娠时也可能发生。

多数宫外孕可在孕 6～8 周检测出,但也可能再早点或再晚点。早期诊断的关键就在于孕妇与医生之间对症状及其严重程度的交流。宫外孕可能造成内出血和生育能力丧失,后果是很严重的。

2. 准父亲的健康对受孕的影响

近些年来,人们越来越重视父亲在妊娠中所起的作用。我们认为如果父亲的年龄超过 50 岁,很可能增加胎儿患唐氏综合征的几率,尽管还没有大量证据证明这一理论。父亲的用药也会影响妊娠的结果,尽管证据很少,但确实有影响。

3. 妊娠期体重增加的正常范围

妊娠期间孕妇体重增加的数量差异很大,有的人体重减轻了,有的人足足增加了 23 千克,甚至更多。

对体重增加正常与否的判断可参考表2。

表 2　妊娠期体重增长

体　形	可增重量(千克)
低于标准体重	13～18
正常	11～16
超重	7～11

我们很清楚体重的变化是错综复杂的,因此很难设计妊娠期理想的增重模型。孕妇所应增加的体重取决于妊娠之前的体重。许多人认为在 20 周以前,每周应增加 284 克,20～40 周时每周增加 450 克。

如果对妊娠期体重的增加还有什么问题,医生会建议和指导孕妇在妊娠期如何增加体重。

妊娠期节食是极不明智的,但并不意味着可以不在意热能的摄入情况。胎儿从孕妇所食用的食物中获得充足的营养是很重要的,准妈妈必须为自己选择适当的食物,为孕育的胎儿提供充足的营养。

第4周　重要器官　具有雏形

胚胎的发育状况

日渐长大的胎儿顶臀长为2～4毫米。所谓的顶臀长是指胎儿的坐高或胎儿的头顶到臀部间的距离。这种测法要比头足长更常用,因为胎儿的腿经常弯曲着,很难测头足长。

从本周起,胎儿的生长速度开始加快。尽管此时胎儿的心脏很小,看上去像一颗深红色的种子,并且此时还只有一个心室,但是它已经能够进行有规律的自主跳动了,血液开始在细小的血管里循环。

连接大脑和脊髓的神经管已经闭合,消化管道开始形成,已经出现了前肠、中肠和后肠,肝、肺、胰腺及甲状腺等重要器官也具有雏形。

本周胎儿开始出现面部特征,两个鼻孔在脸上清晰可见;脖子和小下巴也正在成形。胎儿身体蜷缩,类似英文字母的C字,比较容易分辨出头部和尾巴。而胳膊和腿的幼芽就像是身上长出的小蓓蕾。

准妈妈的生理变化

许多女性将妊娠和不舒服的感觉联想在一起,特别是恶心的症状。但是最初几周,可能只是稍稍有些不适,起初的感觉可能与经期前相似,譬如,孕妇可能会出现月经到来之前的那种乳房胀痛感,这也是一种由乳腺刺激引起的妊娠早期症状;也可能变得易怒,并且在不耗费体力的情况下,总感到有些疲倦,这是孕激素含量升高所致。即使在妊娠早期,准妈妈也需要抽时间放松一下。

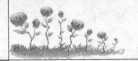

1.正常体重增加

一次正常的妊娠,妇女的体重大约要增加 10～15 千克。如果体重不足,医生会建议增加体重。体重不足或超重都会威胁胎儿的健康,让妊娠和分娩更加困难。

胎儿体重在出生时通常不足 4 千克,妊娠期间所增加的额外体重来自胎盘、羊水、增加的血容量、扩大的子宫和增大的乳房。

每个孕妇体重增加的速度不尽相同,如果自身体重增加得比别的孕妇稍快,也不必惊慌。在妊娠前 3 个月内,孕妇的体重一般只增加 1～2 千克;在妊娠中间的 3 个月内,体重增加大约 6 千克;在妊娠的最后 3 个月内,约增长 5 千克。当然,这只是平均数,每个人体重增加的情形都是有所不同的。

妊娠第 4 周,孕妇的体重一般不会有显著的变化,大约从第 12 周开始,才会注意到体重在增加,体重增长得最快的时间是第 20～30 周。第 36 周之后,体重会维持在一定的水平,如果在妊娠末期有水潴留的倾向,体重可能还会增加。

2.体重增加的异常现象

有时孕妇会有水潴留的现象,这种情况也会引起体重增加。水潴留是因肾脏、心脏和肝脏功能失调或血液循环不良所致,经常运动并穿宽松的衣服有助于血液循环。

体重突然增加,表示可能会出现先兆子痫,症状是高血压、蛋白尿和体重过重,脸部、双手、双踝、双足肿胀,还会出现头痛、头晕。如果真的罹患先兆子痫,胎儿会缺氧,血流量也不足,妨碍胎儿的生长发育。

如果准妈妈发现体重增加过多,并有先兆子痫的症状,要立即告诉医生。严重的先兆子痫会发展成为子痫,这两种病都会危及母子的生命。不过幸运的是,在妇产科保健医生的仔细监护下,子痫症状可及早发现,并做适当的治疗。

缓解早孕反应的方法

准妈妈们往往在得知自己"有喜"的幸福感还没来得及细细品味时,种种早孕反应,如恶心,呕吐,食欲减退,倦怠,头晕……诸多不适已经开始表现出来了。

"害喜"医学上称妊娠反应,是妊娠正常的生理现象,一般在妊娠 4 周左右

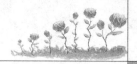

出现,多在 12 周前后会自然缓解消失。早孕反应虽说不是病,但也很难受。而且,此时正值胚胎发育的黄金时期,无法以一般内科疗法给予药物治疗这种种不适。所以,我们只能用其他的办法缓解这种不适。以下几点建议与方法,可供准妈妈们参考。

1. 心理战胜

心情要保持轻松愉快,避免紧张、激动、焦虑、忧愁等不良心理状态,这样可以减轻妊娠呕吐的程度。准妈妈应学习一些保健知识,充分认识早孕反应,解除心理负担。越是害怕呕吐,症状会越发明显,多进行适当的文体活动,阅读书报,夫妻愉快交谈,尽可能增加欢乐气氛,转移和分散集中在呕吐上的注意力。丈夫的体贴,亲属、医务人员的关心能解除孕妇的思想顾虑,增强孕妇战胜妊娠反应的信心;另外,舒适、宽松的环境,可使症状减轻。

2. 调整饮食

注意食物的形、色、味,多变换食物的大小,使其引起食欲。选择食物要容易消化和吸收,这有利于防止呕吐。在能吃的时候,尽可能吃想吃的东西。多喝水,多吃些富含纤维素和维生素 B_1 的食物可以防止便秘,以免便秘后加重早孕反应的症状。改善就餐环境可以转换情绪,激起孕妇的食欲。吃饭后半小时尽量避免平躺,以避免胃酸逆流造成恶心感。

(1)少吃多餐:为减少呕吐反应,三餐切勿多食,以免引起胃部不适或恶心呕吐;加餐,即准备少量、多品种的食品,如苏打饼干、咸味面包、口味清淡的点心、奶制品、瓜子等,感觉胃部不适时,立即吃下可缓解。

(2)注意调味,促进食欲:孕妇可随意选用山楂、糖葫芦、酸梅、杏、柑橘、咸菜、牛肉干、陈皮梅、冰淇淋、冰棍、酸奶、凉拌粉皮、凉拌番茄、黄瓜等,以增进食欲。多吃蔬菜等还有通便作用。

(3)不要因吐废食:不要怕引起早孕反应而拒食。即便是吐了,仍要再吃,只要有一部分食物留在胃里,就可供消化、吸收。

(4)增加体液,以免脱水:频繁呕吐者应选择稀粥、藕粉、酸梅汤、西瓜汁、山枣汁、椰子汁及多汁的水果,这样既增加水分、营养,又调剂了口味。

(5)避免不良刺激:如油腻、炒菜味及其他刺激。

3. 适量活动

不能因为恶心呕吐就整日卧床,否则只能加重早孕反应,如果活动太少,恶心、食欲不佳、倦怠等症状则更为严重,易形成恶性循环。适当参加一些轻缓的

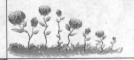

活动,如室外散步、做孕妇保健操等,都可改善心情,强健身体,减轻早孕反应。

4. 避免油烟刺激

尽量远离厨房的油烟味,因为孕妇的味觉比较敏感。

5. 穴位按摩

这是一种简便的疗法。孕妇每天呕吐剧烈时,自己用手指交替按摩左右两侧的内关穴(在两前臂内侧,距腕三横指的正中线上)和足三里穴(在膝关节髌骨下四横指,于胫骨前缘旁一横指处)。方法是用食指的掌面在穴位,稍用力地按压与揉动20～30次,可助止吐。

6. 止吐的食疗或药膳方

姜汁甘蔗露

【原　料】甘蔗榨汁1杯,姜1块。

【制　作】姜去皮洗净,用刨磨成姜蓉,榨出姜汁1茶匙;再加入甘蔗汁混匀,隔水炖约20分钟即成,或只是煲热也可以。

【用　法】饮用。

【营养功效】姜汁能驱寒、健胃、止呕;甘蔗汁则能清热生津、下气润燥,可治反胃呕吐。

粟米丸子

【原　料】粟米粉200克,食盐少许。

【制　作】将粟米磨粉和匀,掺水淋湿,揉成滋润的粉团,再用手搓成长条,分成梧桐子大小的丸子,放入一个洗净的盘中,待用。煮锅置于火上,加入清水适量,锅加盖用旺火煮沸,再将丸子下入锅内,小火煮至丸子逐个浮在水面后3～4分钟,即成。

【用　法】每日1剂,分2～3次,酌加少量食盐调味食之。

【营养功效】滋阴养胃,清热止呕。适用于胃阴亏虚所致的呕吐或时作干呕,口燥咽干,胃中嘈杂不舒等。

砂仁姜丝葱段蒸鲫鱼

【原　料】新鲜鲫鱼1条(重量约250克),砂仁、味精各3克,生姜1克,葱

1 根,生抽 2 汤匙,食盐 15 克,料酒 1/2 汤匙,淀粉少许。

【制　作】将鲫鱼去鳞、鳃内脏,用清水洗净,沥干水;将葱去须及老黄叶,清洗净,切成段;生姜去外皮,洗净,切成丝;砂仁洗后沥干,研成末,待用。把生抽、食盐与砂仁末拌匀纳入鱼腹,用淀粉封刀口,将葱段、姜丝铺在鱼身上,洒酒和味精后,用碗盖严,隔水蒸熟。

【用　法】佐餐食用。

【营养功效】醒脾温胃,降浊止呕。适用于缓解妊娠中胃虚气逆、呕吐不食的症状。

姜汁炖砂仁

【原　料】砂仁 5 克,生姜汁 1 汤匙。

【制　作】先将砂仁洗净,沥干,捣成粉末,待用;将砂仁末、生姜汁放入碗内,加清水半碗,隔水炖半小时即可。

【用　法】去渣饮汁。

【营养功效】温胃散寒,调中止呕。适用于治疗胃寒呕吐,妊娠呕吐等。

韭菜生姜饮

【原　料】韭菜 250 克,生姜 50 克,冰糖适量。

【制　作】将韭菜去老黄叶,洗净,沥干,切成段;生姜去皮,洗净,切成片,待用。将韭菜、生姜放入碗内,加少许水一并搅汁,再加半碗凉开水搅匀,去渣,将汁加冰糖溶化。

【用　法】慢慢饮用。每日 1 剂,连服数日。

【营养功效】开胃、止呕去痰。适用于妊娠期间呕吐,不能摄食,且不思饮食者。

椒 面 羹

【原　料】川椒 10 克,白面 150 克,食盐、豆豉少许。

【制　作】将川椒洗净,沥干,研成末;将白面加少许水,揉和,擀平,做成面条,待用。在锅里加清水适量,置于火上,旺火煮沸,下入面条,煮一会儿,放入食盐、豆豉少许做羹,再加入川椒末与面条调匀即成。

【用　法】食用。

【营养功效】温胃散寒,镇痛止呕。主治妊娠腹痛或因寒伤脾胃引起的脘腹冷痛、呕吐、食不能下等。

佛手姜汤

【原　料】佛手10克,生姜6克,白糖适量。

【制　作】生姜去皮,与佛手一齐放入清水中洗净,取生姜切成片,待用。把生姜片、佛手放入沙锅内,加清水适量,置于火上煮1小时,去渣留汁,加入白糖即成。

【用　法】饮服。

【营养功效】理气宽胸,和胃止呕。适用于妊娠恶阻、肝胃不和而引起的胸脘堵闷、疼痛作胀、呕恶时作、善长叹息、纳食不香等。

总之,为了宝宝的健康,切勿自行服用止吐成药,呕吐严重的准妈妈应到医院进行治疗。

准妈妈的日常保健

1. 注意日常活动

洗衣服不要使用冷水,避免受凉感冒。一次不要洗得过多,以免过累而引起流产或早产。不要登高,不要搬抬重物,不要弯腰擦拭东西。外出路途较短时,以步行为宜,尽量不乘公共汽车,公共汽车一般非常拥挤,而且因道路凹凸不平,行驶不稳,易造成流产。不要到人群拥挤的地方去,以免腹部被人撞击。还应避免流行性感冒及其他疾病的传染。远路需要乘车时,要安排在不是上下班的非高峰时间,避免拥挤。远程最好不去,如去最好乘飞机;避免站立过久引起下肢水肿。

2. 注意睡眠姿势

孕妇仰卧时,增大的子宫会压迫其后面的腹主动脉,影响子宫动脉的血量,造成胎盘供血不足,直接影响胎儿的生长发育;仰卧位还会造成下肢及阴部的静脉曲张、水肿,甚至溃破出血。所以孕妇以左侧卧为好,左侧卧位可减轻向右侧旋转的子宫对右侧输尿管的压迫,降低右侧肾盂肾炎的患病率,对孕妇及胎儿均极为有利。如果孕妇较长时间地用枕头、毛毯等物垫塞左侧髋部,使骨盆向左倾,同样会起到左侧卧位相同的效果。

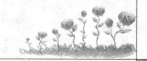

3. 注意睡眠时间

正常成人一般需要 8 小时,而孕妇因身体各方面变化,容易感到疲劳,睡眠时间应比平时多 1～2 小时,最低不能少于 8 小时;妊娠 7～8 个月后,每天中午最好保证有 1 小时的午睡时间,最多不能超过 2 小时;有工作的孕妇睡不了午觉,在晚上就更需要多一些时间睡觉,或在工作岗位上注意休息。不要为了工作就减少睡眠,这样会严重影响胎儿的生长发育。

4. 避免胃灼热的煎熬

胃灼热是妊娠期最常见的主诉之一,可很早就出现,到了后期越来越严重。通常是由于胃和十二指肠内容物反流入食管引起的。之所以妊娠期中如此常见是由两个因素造成的——胃肠动力降低及由于增大的子宫凸入腹腔压迫胃部所致。

对于多数妇女,这些症状并不严重。少食多餐及避免某些体位,如屈曲位、平卧位等可改善这些症状。如果吃得过饱就躺下肯定会引起胃灼热。

遵医嘱或药物说明书服用抗酸药会起到缓解作用。但不要过多食用!像氢氧化铝、氢氧化镁等抗酸药疗效很好。但是,如果过量食用任何一种含镁的抗酸药都会引起镁中毒。不要用碳酸氢钠,因为钠的过量摄入会引起水潴留。

尽量食用不引起胃灼热的食物,而且要适量。如果觉得巧克力酒、麦芽酒不会引起胃灼热,则可适量饮用,但千万不要每餐都喝!妊娠期喜爱某种特定的食物有利有弊。总之,多吃些对孕妇和孕育的胎儿有益的食品是很重要的。

5. 保持大便通畅

妊娠时排便的习惯有所改变是很常见的。多数孕妇发现便秘次数增加,还常伴有不规则的蠕动,甚至流血几率也增加。

为了避免便秘发生,孕妇可做如下努力:增加液体食物的摄入;做一些体育运动;许多医生会推荐温和的泻药,如镁奶或梅干汁。某些食品如麸皮和梅干,会增加孕妇的饮食量,还或许有助于缓解便秘。

除了上述提到的几种食物外,如果没有医生的允许,千万不要用泻药。如果便秘是长期存在的问题,那就应与医生商讨该如何治疗。

6. 孕期性病的防治

性传播疾病要认真治疗。妊娠期间,性传播疾病会危害胎儿的成长,一定要小心任何一种性传播疾病。

（1）生殖器单纯疱疹感染：如果妊娠期发生疱疹感染，通常这不是初次感染而是再次感染。发生感染会使自然流产几率增大，但很少导致畸形。母亲发生感染可能会早产，而且产出的是低体重婴儿。我们认为婴儿从生殖道产出时也会被感染，因为当胎膜破裂时，感染会上行蔓延到子宫。对于妊娠期发生的生殖道疱疹病毒感染尚无安全有效的治疗措施。当孕妇在妊娠后期发生活动性疱疹病毒感染时，可行剖宫产术以阻止婴儿从感染的生殖道产出。受感染的新生儿死亡率为50％。

（2）念珠菌性阴道炎：孕妇比非孕妇更易患念珠菌感染。但感染对妊娠没有太大的不良反应，只是引起不适和焦虑。念珠菌感染在妊娠期间有时很难控制，需要经常反复长期的治疗（10～14天）。涂抹一些药膏是比较安全的，孕妇的爱人最好也一起治疗。新生儿从念珠菌感染的生殖道产出后，应用制霉菌素治疗。

（3）滴虫性阴道炎：这种感染对妊娠也没太大影响，但治疗中存在药物选择问题，甲硝唑不能在妊娠头3个月内服用。至于说妊娠后期是否可以使用也是很有争议的。

（4）尖锐湿疣：通常被称为性疣，如果孕妇的病变范围广，那就应选择剖宫产，否则会引起大出血。疣皮赘在妊娠期间会增大，阻滞阴道，不利于婴儿产出。而且婴儿产出后会得喉乳头状瘤。

（5）淋病：妇女任何时候都可能患淋病，这种病对自身、爱人及经生殖道产出的婴儿都有威胁，婴儿会患淋球菌性眼病。因此，给新生儿用眼药水滴眼可防止这种情况发生。淋球菌性感染用青霉素或其他敏感药物是很容易治愈的。

（6）梅毒：检测孕妇是否有梅毒感染，对孕妇自身、孕妇的爱人及婴儿都是极其重要的。幸运的是，这种感染很少见而且易于治疗。如果孕妇发现妊娠期生殖道有溃疡性缺损，应该请医生检查，妊娠期的梅毒也可以用青霉素或其他安全药物进行有效治疗。

孕妇早期检查的重要性

1. 孕早期检查的重要性

妊娠早期检查，一般在停经40天后进行第一次检查。通过检查可以明确：

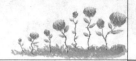

（1）妊娠后对母体有无危险，能否继续妊娠。

（2）胎儿有无先天畸形，是否需要终止妊娠。

（3）孕妇生殖器官是否正常，对今后分娩有无影响。

（4）胎儿发育情况是否良好，是否需要采取措施。

（5）孕妇有无妇科疾病，以便及时治疗，避免给胎儿带来危害。

（6）化验血液、尿液，看有无贫血和其他问题。

（7）肝功检查，如有肝炎应终止妊娠。

孕早期检查是孕妇产前检查的一部分，从确诊妊娠起，孕妇应每月到医院做一次定期检查，以便医生随时掌握情况，及时地对孕妇进行必要的卫生指导，使孕妇顺利度过妊娠和分娩期。

2. 第一次看医生内容

第一次看医生可能用的时间最长，因为有许多事需要做。

第一次看医生时，首先，医生可能会问到孕妇过去的健康状况，包括一般性的医疗问题，以及和妇产科有关的一些问题。会问到孕妇的月经史和最近采取的避孕手段。如果曾流产过或由于做手术或其他原因住过院，要告诉医生。如果有以前的医疗记录，应随身携带上。医生还要了解孕妇的服药史和药物过敏史，家族史也很重要，如是否有糖尿病或其他慢性疾病发生。在身体检查方面可能会做盆腔检查和巴氏涂片，目前主要看孕妇的子宫大小是否与妊娠日期相符。

一般说来，医生要求孕妇头 7 个月里每 4 周就诊 1 次，以后每 2 周 1 次，直至最后 1 个月，每周 1 次。有什么问题，尽管咨询医生，如果认为自己可能是"高危"妊娠，应和医生探讨。如果有问题出现时，那就要经常看医生，以便及时妥善解决。

孕期提示

1. 少看电视

电视有放射线可影响胎儿，因此，孕妇最好少看电视。即使看也应距电视屏幕 2 米以外，不要看得太久，避免看刺激性的电视节目。当然，适当地看一些音乐、风光、喜剧、歌舞娱乐性电视节目，对孕妇还是比较有益的。

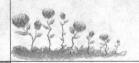

2. 远离小动物

动物身上有一种弓形虫寄生,可通过动物的身体和排泄物传染给孕妇。若在妊娠期感染弓形虫,会通过胎盘感染胎儿。如果感染发生在妊娠早期,可能导致流产、胎儿发育异常;若感染发生在妊娠晚期,对胎儿大脑损害会很严重,阻碍胎儿大脑的发育,造成脑积水或畸形。尤其是妊娠后才开始饲养小动物,孕妇身体抵抗力低,最易受到感染。为了优生,孕妇不要和小动物接触,也不要到饲养动物的人家或动物园去,以免受到感染。

第5周 身似蚕豆五官现
早孕反应尿频繁

胚胎的发育状况

这一周,胎宝宝有了突飞猛进的增长。本周之初,胎儿的顶臀长4~5毫米,到周末就长到了11~13毫米。

胎宝宝这时看上去像一颗小小的蚕豆,与身体不成比例的头部向前弯曲着;胎宝宝的后背蜷曲,尾部正逐渐消失;头部两侧各有一个黑点,那是正在形成的眼睛;面中央微微张开的两个小洞是他的鼻孔;颈项两侧的耳朵正在形成。

胎宝宝四肢的幼芽更加突出,肘部正在形成,手和脚的形状有点像船桨。小脚丫的长度仅相当于几分之一厘米。

此时,胎宝宝的大脑已经划分出不同的几个部分,脑半球与肌肉纤维开始进入迅速发育的阶段。几天之内,胎宝宝会做出自己的第一次动作。

胎儿的心脏仍向外突出,不过已经划分成左右房室,并开始有规律的跳动。每分钟大约跳150次,是母亲的2倍。

肺内的支气管正在发育。胎儿的消化道开始形成,阑尾和胰腺已经出现。有一部分肠道伸到了脐带里面。

内部性器官几乎发育完毕。

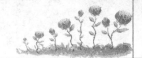

准妈妈的生理变化

妊娠5周以后，子宫壁会变得柔软，以利于胚胎牢固地着床。孕妇可能不会在妊娠早期去做体内孕检。如果做的话，医生就能发现孕妇的子宫颈变软。

另一种体内变化是子宫颈黏液变得黏稠，这些黏液在子宫颈内凝结形成黏液栓，使子宫封闭，在整个妊娠期间切断子宫与外界的通道。一直要到分娩之前，孕妇的子宫开始扩张，黏液栓才会排出体外，称为"现血"。

这周尽管子宫里的胎宝宝变化很大，但准妈妈在体形上还不会有太大的变化。妊娠反应不大的准妈妈，体重会有所上升；呕吐现象严重，影响进食的准妈妈体重则有可能下降，不过，不要着急，这时胎宝宝还小，需要的营养不会太多，到了3个月后，早孕反应过去了，立即补充营养还来得及。有早孕反应，如头痛、头晕、恶心、呕吐、倦怠、嗜睡及饮食习惯改变的准妈妈到了这一周症状更明显了。尿频现象也愈加厉害，有些准妈妈还会出现便秘。阴道的分泌物增多，这个时期特别容易感染因念珠菌引起的念珠菌性阴道炎，准妈妈要特别注意外阴的清洁。

月经过期十几天了，如果在上周人绒毛膜促性腺激素（HCG）检验结果呈阴性的，这周该重新到医院复查，绝大部分的准妈妈会在这周高高兴兴地拿到一张"阳性"的检验单。

准妈妈的健康饮食

有许多因素会影响胎儿的发育，准妈妈所吃的食物就是一个重要的因素。如果准妈妈的饮食缺乏营养，就会危害胎儿的发育。

妊娠期间，准妈妈应增加摄入的热能，每天增加2 000千焦，这些热能用来为胎儿组织成长提供额外的能量，包括维持妊娠期间，以及生育后哺乳期间的需求量。

胎儿依靠母体供给的能量产生和储存蛋白质、脂肪和糖类，为其自身发育提供能源。如果热能不足，蛋白质就会分解代谢供能，而不是用于生长和发育。

下面是关于妊娠期间如何利用蛋白质、脂肪和糖类的一个讨论。良好的营养及健康的营养计划对准妈妈和发育中的胎儿是很重要的。

1. 蛋白质

对于非孕妇而言，蛋白质是用于修复组织的。而妊娠中的母体将利用蛋白质供胚胎、胎盘、子宫和乳房的生长和修复。多数蛋白质来源于动物源性食物，如肉、奶、蛋、奶酪、鸡和鱼。这些蛋白质以最佳组合方式提供了各种氨基酸。妊娠期每天摄入的蛋白质一般为 168～196 克。

2. 糖类

妊娠期间有关糖类的摄入量没有明确规定。来自糖类的热能应占准妈妈饮食中总热能的 60％，摄入充足的糖类会防止酮体形成。当糖类摄入不足时就会有酮体蓄积，高浓度的酮体对胎儿有害。

3. 脂肪

妊娠期每日摄入的脂肪量也无明确数量。没有必要担心脂肪会摄入不足，一般都会过量。

如今，人们越来越重视胆固醇含量。高胆固醇是心脏病的危险因素。但是，在妊娠和哺乳期评价准妈妈血中的胆固醇量实在不是时候。胆固醇含量增加是因为此时期所分泌的激素增多，有时胆固醇增加可高达 25％。

4. 无机盐

研究比较明确的是铁，证明其对孕妇有益。几乎所有能提供充足热能的饮食都含有足够的无机盐（铁除外），故不会引起无机盐缺乏。

妊娠期准妈妈对铁的需求量会增加，几乎没有孕妇能储备充足的铁供妊娠期使用，一般孕妇的饮食中铁的含量都不足以满足妊娠时越来越多的需求。正常妊娠时，孕妇的血容量要增加 50％，这就要求有大量的铁来制备额外的血细胞。

铁的需求在妊娠后期最重要。通常头 3 个月没有必要补铁。如果补了，可能会使恶心、呕吐更加厉害，一些医生会让孕妇吃些钙剂，但一般情况下可以不吃。

是否应该给孕妇补氟化物尚不明确。一些研究者认为，孕妇补充氟化物有利于孩子牙齿的发育。但并非人人同意这种观点，给孕妇补氟化物对胚胎通常没有害处。

5. 产前维生素

产前维生素一般都由医生给孕妇开处方，告诉孕妇在妊娠期间每天应食用

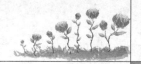

的维生素和无机盐的量。为了孕妇自身和胎儿的健康,千万别以为它们可以替代食物。

产前维生素与通常所说的多种维生素不同,因为它含有铁和氟化物。产前维生素可以说是妊娠中的最重要的补充物。其中的氟酸可以防止神经管道缺陷,锌可以帮助偏瘦的妇女生育出健康的婴儿。

如果孕妇在睡前或同饭一起食用这些特殊的维生素,一般不会引起不良反应。其中铁可能刺激胃,也可能引起便秘。

孕期提示

1.估算预产期

大家都知道怀胎十月,这所谓“十月”,其实是阴历的 10 个月,共有 280 天,换算成阳历月,只有 9 个月零 7 天,而这 280 天又是从最后一次月经的第一天算起,若是由受孕日(排卵日)算起,真正怀胎的日子只有 266 天。一般来说,女性的月经周期是 28 天为 1 周期,所以妊娠的月份计算也是以 4 周(28 天)为 1 个月。

推算预产期比较简单的方法是:最后一次月经头一天的月份加上 9(或减 3),日期加上 7。比如 4 月 12 日是最后一次月经的头一天,则预产期是明年的 1 月 19 日。这种算法,会因月份的不同而有 1~2 天之误差,如当年 3 月 29 日最后一次月经,若依公式算法,则为明年的 1 月 5 日;但若根据 280 天一天一天地算,则为明年的 1 月 3 日,原因在于每个月份的天数不一。所以,若依据公式算法,如果最后一次月经日在 3、5、12 这 3 个月份的,所推算之预产期必须再减 2 天;如果在 4、7、10、11 月者必须减 1 天,其他月份则不必更改。

由于各人月经周期不同,受精卵着床的时间也有差异,所以预产期的估算也略有不同。假设此孕妇原本的周期是 35 天来 1 次月经,妊娠 280 天就会变成 287 天了,所以依其排卵日之推算,则预产期会因受孕日期之延后而延迟 1 星期;相反,若是此孕妇原本的周期是少于 28 天,则预产期会提早,提早的天数,就是少于 28 天之天数。妊娠天数的计算方法如下:

每 3 周来 1 次月经的妇女,其妊娠期限应为 280 天－1 周＝39 周;

每 4 周来 1 次月经的妇女,其妊娠期限应为 280 天＝40 周;

每 5 周来 1 次月经的妇女,其妊娠期限应为 280 天＋1 周＝41 周。

并非所有的妇女都有相当规律的月经,对于某些孕妇并不清楚或忘记了最后一次月经的日期,或者因月经不顺,造成月经期之误判,可用"超声波检查"测量胎儿的大小判断受孕日期,作为预产期评估的根据。

预产期的推算,只是提供预产期来临时间的判断,是一个相对参考值,事实上真正于预产期当天分娩的例子,则少之又少。在临床上,凡是预产期前后2周内分娩均属正常。

2. 避免流产

对于准妈妈来说,"流产"是个让人胆战心惊的字眼。先兆流产是流产发生的前奏,一般最先出现的症状是少量阴道出血,常比月经量少,血呈鲜红色,有时伴有轻微下腹痛、腰痛及下坠感。先兆流产有两个结果,一是引起流产的原因被消除,出血停止,无子宫收缩,胎儿保住了,妊娠继续;二是病情往不利的方向发展为难免流产、不全流产或完全流产,最终失去胎儿,妊娠终止。先兆流产在孕早期(妊娠4个月之前)比较容易发生。

引起流产的原因很多,主要来自两大方面。

(1)胚胎方面

①遗传基因缺陷。大多数早期流产是由于胎儿染色体异常引起的,在这种情况下,胚胎多数都发生不可避免的流产,极少数能发育成胎儿,即使出生后可存活,这些胎儿常伴有多发异常。

②外界不良因素。如放射线、有毒化学物等外界不良因素,可使生殖细胞的基因受损害,胚胎不能正常发育或发生胎盘绒毛异常,不能正常供应胚胎营养,从而可能发生流产。

③血型不合。母儿血型不合,如出现ABO血型不合或Rh血型不合,可能会引发流产。

(2)母体方面

①内分泌失调。如准妈妈体内黄体功能失调及甲状腺功能低下,则孕卵发育受限,导致胚胎死亡。

②感染。孕妇在孕期发生急性传染病,病原体或毒素可通过胎盘使胎儿患病导致死亡。孕妇在孕期感染生殖道炎症,也会诱发流产。

③生殖器官畸形。孕妇患有子宫肌瘤、子宫颈口松弛等病症,胎儿会因子宫内压力异常而发生流产。

④其他。母体全身性疾病,如贫血、慢性肾炎等,或有生殖道畸形,或受到

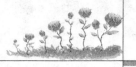

病毒感染;过度精神刺激、外伤或性交刺激子宫收缩等,均可导致先兆流产。

如果是胎儿的因素引起的先兆流产,不建议刻意保胎,以免保住的是个畸形儿;如果是母体因素引起,如外伤、子宫肌瘤、子宫畸形及内分泌失调等,可积极进行保胎,除了药物治疗外,民间有些食疗法有保胎作用,不妨一试。

总之,发生先兆流产后,准妈妈应听从医生的意见,在医生的指导下采取治疗措施,不宜一味盲目保胎。

(3)流产的预防方法:由于母体原因造成的先兆流产,很大程度上是可以预防的,因此建议准妈妈应注意以下几点:

①注意避免剧烈运动及过重的体力劳动。尤其是增加腹压的负重劳动,如提水、搬重物等。

②防止外伤。出门最好穿防滑的平底鞋;孕期尽量不要外出旅游、登山;避免长时间处于振动的环境中;避免危险性动作,如攀高取物。

③节制性生活。性生活时腹部受到的挤压和宫颈受到的刺激均会诱发宫缩,在孕早期,胎盘的附着尚不牢靠,宫缩非常容易导致流产,所以妊娠早期应禁止性生活。妊娠中期虽然可以有适当的性生活,但要注意频率和方式。

④保持外阴清洁。阴道炎是诱发流产的原因之一。妊娠期间,阴道分泌物增多,孕妇应每晚清洗外阴,必要时每日清洗 2 次。一旦发生阴道炎症,应在医生的指导下治疗,切勿擅自使用阴道栓等外用药。

⑤避免接触有害化学物品,如苯、砷、汞、放射线等。在孕早期少去公共场所,预防病毒感染。一旦患病,应及时诊治。

⑥加强营养。维生素 E 有保胎作用,因此孕期应多摄入富含维生素 E 的食物,如坚果类(松子、核桃、花生等)、豆制品等。

⑦有自然流产史,并被明确诊断为黄体功能不足的孕妇,再次妊娠后,应在医生的指导下连续少量地使用孕激素安胎,直到过了既往流产的孕周。

⑧患有慢性病的妇女,在孕前积极治疗疾病,如医生认为不宜妊娠,应采取避孕措施。即使妊娠后,仍要在医生的监护下,观察胎儿发育情况。

由于流产对女性的身体会造成一定的损害,包括子宫内膜的损伤,内分泌的紊乱和情绪创伤。所以,最好在流产后 6 个月,等到子宫内膜完全修复、且全身内分泌恢复正常后,考虑再次妊娠,否则容易造成再次流产。

3. 孕期性生活

从前面关于先兆流产的知识里,我们已经知道,孕早期的性生活是导致先兆流产的常见原因之一。其实，不仅在孕早期，在整个妊娠期，夫妻的性生活都应有所节制。

妊娠后很多准妈妈出于爱护腹中宝宝的本能，对性生活往往表现得比较消极。这个时候，夫妻之间的相互理解非常重要。

妊娠前3个月间，因为孕妇的内分泌功能发生改变，胚胎正处于发育阶段，特别是胎盘和母体子宫壁的连接此时还不够紧密，如果进行性生活，很可能因为动作不当或过度兴奋，使子宫受到刺激，致使胎盘出血、脱落，造成流产。即使性生活时十分小心，但是由于盆腔充血，子宫收缩，也容易造成流产。所以，孕早期应尽量避免性生活，最好采取边缘性接触，通过拥抱、抚摸、亲吻的方式达到性的满足。

妊娠4个月以后，胎盘已经形成，妊娠较稳定，早孕的反应也已经过去了。此时，孕妇的心情开始变得较为舒畅。性器官分泌物也增多，是整个孕期中性欲较强的时期，因此夫妻可以适当地享受性生活。但是还是必须要有所节制，次数不宜过多，用力不宜过大，应选择避免让准妈妈腹部负重的体位，并注意性生活的卫生，避免引起准妈妈的阴道炎。总的来说，妊娠4～7个月是可以适当过性生活的。

针对准妈妈因妊娠心理和生理造成的对性生活的热情减退，准爸爸应在以下几方面多加注意：

（1）理解和体贴妻子因妊娠所产生的心理忧虑及身体不适，应比以前更温柔、有耐心及体谅。如果准妈妈实在调动不起性欲时，请勿强迫。

（2）采用不同的触摸方式，如抚摸太太的腹部，一起体验胎动的喜悦。享受性生活时，可多花些时间尝试找出最舒服的方法。但对准妈妈的性高潮不要抱太大的希望。

（3）享受性生活时，尽可能不要将身体的重量压在孕妇的腹部和乳房上，利用枕头让太太舒适，同时尽可能与太太的身体曲线保持垂直。

妊娠8个月后，子宫增大很明显，大部分准妈妈性欲减退。此阶段胎儿生长迅速，对任何外来刺激都非常敏感，性生活引起的子宫收缩可导致早产、胎膜早破，还可能造成产前、产时和产后的宫腔感染。夫妻间应尽可能停止性生活，以免发生意外。尤其是临产前2个月必须禁止性交。因为这个时期胎儿已经成熟，为了迎接胎儿的出世，孕妇的子宫已经下降，子宫口逐渐张开。如果这时性交，羊水感染的可能性更大，对母亲和胎儿都不利。

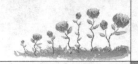

对于有习惯性流产史的准妈妈,在整个妊娠期间都应避免性生活。

第6周 心脑肝肺肾脏全
宫似鹅蛋腹围变

胚胎的发育状况

此时,胎儿的头顶至臀部长度为14~20毫米。

胎儿的头部仍然比身体的其余部分大,屈曲的头向前靠在胸前。不过,与头部相比,躯干的比例已经有所增长,使身体的形状已不再像字母C那样首尾相接了。

胎儿的面部特征继续发育。鼻子虽然尚未长成,但是已经形成了鼻孔;腭开始融合形成完整的口腔,并拥有了舌头。这时,胎儿的双眼已睁开,并且离得很远,大约呈160°角,看上去似乎长在头部的两侧,而不是前面。胎儿的眼睑已经依稀可辨,内耳也已经进入发育的关键时期。

胎儿的大部分内脏器官,如心、脑、肝、肺和肾脏的发育已经初具规模。此时,胎儿的肠道很长,因为没有足够的空间容纳而不得不在腹腔外继续生长,被一个囊所包裹,并与脐带毗连。

胎儿的四肢更长了一些,伸向前方,手腕处已经可以弯曲。

准妈妈的生理变化

这时准妈妈的子宫有鹅蛋大小了,腹围渐渐变粗,体重有所上升,衣裤开始变紧,当然,不知情的人从体形上还看不出有什么变化。

早孕反应仍在继续,因为增大的子宫对邻近的膀胱和直肠的压迫,造成准妈妈觉得有排便感,尿频、便秘、腰酸和偶尔的下腹痛也会出现。由于内分泌的变化,准妈妈变得容易出汗,头发、指甲长得较原来快,还容易折断和龟裂。牙龈也变得特别容易水肿和出血,准妈妈要勤漱口,保持口腔清洁。

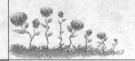

神奇的胎盘

妊娠到了第 6 周前后,胎盘开始形成了。到 3 个月时完全长好,足月时重 500～600 克,相当于胎儿体重的 1/6。胎盘呈扁圆或椭圆形,直径达 16～20 厘米,厚约 2.5 厘米,像一个吸盘紧紧地吸附在子宫壁上,宝宝的发育就全靠它从母体的血液中吸取营养物质,就像一棵小树苗通过根须吸收大地的养分一样。当然,胎盘的功能远比小树的根须要强大和神奇多了!胎盘在胎儿的发育中承担了 4 大功能:

1. 物质交换的功能

胎儿与母体间进行物质交换不是简单的流通式的交换,胎盘在交换中发挥了神奇的作用:母体血氧压和脐血是不一样的,通过胎盘,两者的血氧却可以实现顺利交换,这是胎盘的第一个神奇之处;胎儿生长发育所需的葡萄糖、氨基酸、维生素、电解质等可经胎盘输送到胎儿血中,同时胎盘产生各种酶,能把结构复杂的物质分解为简单的物质,或把结构简单的物质合成糖原、蛋白质、胆固醇等,供应给胎儿,这是胎盘的又一神奇之处;胎儿代谢废物,如尿素、尿酸、肌酐、肌酸等是经胎盘输入母血排出。因为胎盘的神奇作用,母亲和胎儿在实现彼此的物质交换的同时,可以拥有各自完全独立的、不同血型的循环系统。

2. 防御作用

也就是胎盘屏障的作用。胎盘像一道屏障一样,挡住了母体血液里的细菌、病原体和药物成分进入到胎儿体内,保护胎儿不受侵害。当然,这种阻挡不是绝对的,例如病毒、母血中的抗体还是可以通过母血侵害胎儿,所以,孕期尤其应防范病毒感染。某些药物如巴比妥类、吗啡、氯丙嗪、乙醚、抗生素、奎宁、砷剂等,可通过胎盘进入胎儿体内,故孕妇用药时应考虑对胎儿的影响。

3. 内分泌作用

胎盘可产生绒毛膜促性腺激素(HCG)、雌激素、孕激素、胎盘生乳素(HPL)等几种维持妊娠所需并为分娩及哺乳做准备的激素。

4. 免疫功能

胎儿对母体来说是个异体,它之所以不产生排斥现象,能够继续发展维持

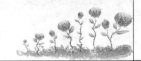

到足月分娩，与胎盘产生大量激素和特异性蛋白有关。

胎盘的这些功能保证了胎儿的发育需要，所以一旦胎盘功能不全（胎盘的作用低下、减退）就会造成胎儿缺氧、营养不良、发育迟缓，以及胎儿窘迫，甚至死胎、死产、新生儿窒息等，其远期后果是造成胎儿脑细胞坏死、发育不良，最终酿成弱智儿。

过期妊娠致胎盘老化、妊娠高血压综合征、母亲心脏病致心功能不全、重度慢性呼吸系统疾病、重度贫血等。孕妇长时间仰卧、孕妇吸烟或长时间被动吸烟等均可损害胎盘功能，从而损害胎儿。因此，准妈妈应预防可能引起胎盘功能不全的疾病，到了预产期未分娩，应到医院做有关胎盘功能的实验室检查，及时了解胎盘的功能。此外，孕妇也可进行自我监护，胎动过频、过少均是危险信号，应及时采取左侧卧位，增加胎盘血流，并到医院做进一步检查和治疗。

准妈妈的健康饮食

从妊娠开始，准妈妈就应该为自己制定一套合理而可行的营养计划。因为妊娠是特殊的生理时期，母体摄入的营养不但要维持自身机体代谢和消耗所需，还要额外地提供给体内的小生命正常生长发育所需要的全部营养素和热能，所以充足而均衡的营养对准妈妈来说是非常重要的。如果准妈妈营养不良，不但对准妈妈健康不利，还会直接影响胎儿的发育。但也不等于一味多吃就是好的，准妈妈营养过剩，会出现过度肥胖，增加发生糖尿病和高血压等妊娠合并症的机会，而且还容易出现巨大婴儿，增加难产的机会。所以，准妈妈要注意在不同时期，根据自己的情况合理均衡地摄入营养物。

孕早期，胎宝宝还小，对营养的要求相对于孕中期和孕晚期要少。但孕早期是胚胎细胞分化和主要器官系统的形成期，因此均衡的营养是重要的。再忙的准妈妈也要坚持吃早餐，早餐尽量做到可口而营养丰富。

因为早孕反应的关系，准妈妈的口味会变得比平常挑剔。所以，饮食方面，应以清淡、稀软、容易消化的食物为主，避免腥膻、腐败类食品，少食或不食油腻厚味的食品。进食情况特别差的准妈妈，恐怕难以强求她按营养要求进食，可以暂时不考虑食物的品种，想吃什么、吃得下什么就吃什么，只要该食物不属妊娠禁忌的就可以。

维生素 E 有保胎作用，因此孕早期应多摄入富含维生素 E 的食物，如坚果类(松子、核桃、花生等)、豆制品等。

孕期提示

1. 警惕各种自然流产的早期表现

(1)流产的类型:以下是关于流产的不同型别及发生的原因。

①先兆流产。先兆流产一般发生于妊娠的前期,有血性分泌物从阴道流出。流血可持续几天,甚至几周。可有疼痛,这种疼痛可能像月经痛,也有的不痛,或轻微的背痛。虽说活动并不会引起流产,但最好卧床休息。

在妊娠早期,5个孕妇中就有1个出现阴道流血,因此诊断中常见,但并非所有的先兆流产最终都会引起流产,孕妇中约有15%以流产告终。

②难免流产。难免流产通常是指胎膜破裂、子宫收缩、宫颈扩张、血块、组织,甚至胎儿被排出体外。这类情况下流产是必然的。常会出现子宫收缩,将胎儿排出。

③不完全流产。是指非所有妊娠物均排出体外,而是部分被排出,另一部分留在子宫内,这种情况下流血很严重,一直持续到子宫内妊娠物排完为止。

④过期流产。这种流产的发生是由于已死的胚胎长期潜留在子宫腔内引起的,没有阴道流血及其他症状。从妊娠失败到出现流产,通常要好几周。

⑤习惯性流产。通常指连续3次或3次以上的自然流产。

(2)对策:一旦发现流产的预兆,应立即通知医生!通常是先有阴道流血,后有腹痛,有宫外孕的可能。人绒毛膜促性腺激素(HCG)检测有助于鉴别正常妊娠与宫外孕,但单独一项指标不能做出诊断,医生需要了解近一段时期内的HCG增加情况。

如果妊娠超过5周,超声波扫描仪可以帮助诊断。尽管有阴道持续流血,但超声可看到胎儿的心跳,结合其他正常妊娠的征象,一般不会流产。有必要等上1周或10天,重复超声检查,追踪胎儿的生长状况。

流血和疼痛时间越长,流产的可能性就越大,当排出了所有妊娠产物后流血停止,疼痛消失,说明已经流产完毕。但是,胚胎都排净恐怕不可能,大多需要再行刮宫术,以免长期流血引起贫血和感染。

有些孕妇使用黄体酮以保护妊娠,其能否阻止流产是有争议的,况且黄体酮对胎儿有害。

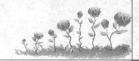

2. 常规检查

当孕妇第一次或第二次看医生时，就会让孕妇做常规检查，如盆腔检查、巴氏涂片、全血计数、尿样分析、尿液培养、梅毒检测等。有些医生还要查血糖，看孕妇是否有糖尿病，查风疹病毒抗体滴度，血型和 Rh 因子。必要时还需做其他检测。并非每次都做这些测试，只在妊娠初或必要时才做。目前检测肝炎已成常规。

还有一种血液测试是查甲胎蛋白（AFP），主要是在婴儿出生前看其是否有脊柱裂或脑脊膜水肿，有些研究者认为此检查与唐氏综合征相关。有些夫妇由于此项检查的异常而考虑流产。在婴儿出生前考虑到有关的各种问题是很有益的。

做这项检测是为了看胎儿是否有异常。一般是在妊娠 16～20 周时做，而且必须与孕妇的年龄、体重和妊娠时间相符。如果医生没有涉及这项检查，可以进行咨询。

如果孕妇在妊娠期得了风疹，可引起流产或胎儿畸形。因此，妊娠前检查抗风疹病毒的抗体是必要的，因为对风疹没有有效治疗方法，最好就是预防发生。如果本身没有免疫力或很差，那么就在采取有效避孕手段的情况下打一针疫苗，不要在妊娠期或孕前短时间内进行免疫，因为那很可能会使胎儿感染风疹病毒。

3. 警惕弓形虫病

弓形虫是一种原虫，可以感染孕妇和胎儿，传播途径是吃了感染弓形虫的生肉或接触到了感染弓形虫的猫类。弓形虫病可以通过胎盘传播给胎儿。一般母亲感染后没有任何症状。

妊娠期感染此病会引起自然流产或生出受感染的婴儿。可以用抗生素磺胺嘧啶、乙胺嘧啶、红霉素治疗此病，但以预防为上策。良好的卫生习惯可以阻止原虫传播。

另外，不要接触猫类；接触生肉、泥土后要洗手；要吃烧熟的肉。

安
胎
养
胎
必
读

第7周 脐带与母紧相连
宫乳腰围增一圈

胚胎的发育状况

胚芽进一步发育,至7周末,胚芽重量约为4克,长20～30毫米。长尾巴逐渐变短,头和躯体的区别渐清晰,大体上有人的轮廓了。

这个时期的胎儿,嘴巴、眼睛、耳朵也出现了,眼睛还长在两侧,但人脸的模样已经基本成形。已有两个月胎龄的胎儿骨骼还处于软体状态,富有弹性;神经管膨胀,大脑发育迅速;胃、肠、肝、心等器官发育成形;内外生殖器已初步形成,但性别还无法分辨;手、脚已长出,5个手指和脚趾也形成了;羊膜腔里有羊水,胎儿好像漂浮在那里;子宫内底蜕膜内绒毛大量增殖,逐渐形成胎盘;脐带也开始形成,母体与胎儿的联系进一步加强。

准妈妈的生理变化

准妈妈的早孕反应似乎更厉害了。如果是进食情况还不错的准妈妈,这周体重会有所增加。不管体重增加或没增加,腰围是肯定增粗了一大圈。下腹部有闷胀感或绷紧感,上周尿频、白带增加、乳房增大等现象有的仍在继续着。准妈妈体内的血容量开始增多,增加的速度因人而异,一般来说,孕早期慢些,孕中期增加最快,到了孕晚期放缓。这里所说的血容量指的是孕妇体内的血液总量,主要是红细胞,不包括胎儿的血液。胎儿的血液和母体不相通。红细胞的增多导致了孕妇对铁的需求增加。

尽管现在子宫又比上周略长大了些,但准妈妈从体形上还看不出妊娠的特征。

1.体重增加

多数妇女对妊娠期的自身体重很感兴趣,对体重的增长观察极其细致。实际上,孕妇自身体重的增长是监测腹中胎儿健康与否的重要方式,尽管体重增

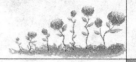

长得很少,但身体时时在变,与妊娠相关的各个部位都在长。

子宫、乳腺的增大,血流量与体液的增加是体重增长的主要原因。之所以这样就是为了储备足够的营养以维持妊娠的进行。储备额外脂肪的一个原因就是为了让准妈妈们在哺乳期有足够的乳汁(表3)。

表3　妊娠时增长的体重的分布

增重量	分　布
3千克	母亲营养储备(脂肪、蛋白质和其他营养)
1.8千克	血容量增加
0.9千克	乳腺增大
0.9千克	子宫
3.2千克	胚胎
0.7千克	胎盘(连接母体与胎儿的组织,输入营养,输出废物)

2. 血容量增大

妊娠时血容量大大增加,一般比未妊娠前增加45%～50%,然而这个数值也是因人而异的。

增加的血容量对满足日渐增大的子宫的需求极为重要。这里所指的增加的血并不包括胚胎中的血,因为胚胎血是单独循环的,胎血并不与孕妇的血液混合。增加的血容量可以在孕妇躺下或站立时保护自身和胎儿免受损害,可以在失血时起到护卫作用。

头3个月血容量就开始增加,第2个3个月时达到高峰,第3个3个月时以缓慢速度持续增加。

血液是由液体和血细胞组成的,血浆和血细胞在生理功能上起重要作用。液体和细胞增加程度不等。一般来说,先是血浆容积增大,而后是红细胞增多。红细胞的增多会引起机体对铁的需求增多。

血球压积或血红蛋白浓度是测量贫血与否的重要指标。血球压积就是红细胞总数与血浆容积的比值。妇女正常血球压积为37～44,尽管妊娠期红细胞与血浆都增加,但血浆增加更多一些。这往往造成血球压积下降,致使孕妇贫血,我们称之为妊娠性贫血,血球压积低于37就表示贫血。如果孕妇在妊娠期贫血,则极易感到疲劳,像患了病似的。

安
胎
养
胎
必
读

准妈妈的保健与护理

1. 预防贫血

孕妇贫血与妊娠期孕妇病死率增加有关,如果贫血的孕妇分娩时又大量失血那就很严重了。如果准妈妈贫血也会殃及胎儿,会增加早产、产前死亡和胎儿发育迟缓的几率。分娩时平均失血量为 450 毫升,行剖宫产术则出血量加倍。如果孕妇不贫血对分娩就很有利,而孕妇分娩时正处于严重贫血状态中,那她的情况就很危急了,可能需要输血。

2. 注意铁的补充

饮食补铁或通过产前维生素及含铁药物补铁,对妊娠期的孕妇来说是最重要的一种补充途径。

如果是服药补铁,每天为 60 毫克,这也就是相当于产前维生素中铁的含量,而贫血的孕妇需要 2 倍或更多的铁剂。铁可能不好吸收,还会引起胃部不适或便秘。但如果准妈妈贫血,需要补铁,那就让医生帮助解决这些问题。

孕期提示

这段时间也许准妈妈的情绪波动很大,有时会很烦躁,但要提醒孕妇的是,早孕 6～10 周是胚胎腭部发育的关键时期,如果准妈妈的情绪过分不安,焦虑的情绪会影响胚胎的发育、导致胎宝宝腭裂或唇裂。情绪不佳时,建议孕妇用听舒缓的音乐或是与爱人一起散步的方法排遣。

这段时间,丈夫要对孕妇充分体谅,胎盘在这时还未完全形成,孕激素的分泌量还不够多,是最易发生流产的时候。因此,要尽量减少性生活次数,偶尔为之也要注意动作轻柔,有习惯性流产或流产史的孕妇最好不要同房;月圆之夜要避免性生活,这时非常容易引起流产;如果阴道出现流血或腹痛,应禁止性生活;呕吐反应剧烈以致不能进食时,应迅速到医院治疗。同房前特别要注意保持身体的清洁,否则容易引起细菌感染。另外,要避免做剧烈运动,避免让身体受强烈震动和颠簸;不要长途出行,避免引发流产。

妊娠期间,几乎每位孕妇都会担心自己的胎儿是否是完美的,多数妇女的担忧是不必要的。仅有 3% 的新生儿出生时有缺陷。

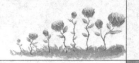

1. 早发现胎儿的异常发育

畸胎学就是研究胎儿的异常发育。在这些异常病例中仅有不足50％的缺陷找到了确切诱因。

人们经常向产科医生及其他为孕妇提供保健的医生询问可能引起致畸的物质。我们认为某些物质可能有害，但研究者还没有能力证明这一点，当然有些物质已被证实是有害的。如果胎儿在其发育的某个特定的、关键时期接触某些物质就会引起一些严重的缺陷；但如果在其他时间暴露于这些物质可能不会引起任何危害。一旦到了第13周，胎儿的主要发育已完成时，有害物质造成的影响可能仅仅是发育迟缓或长出较小的器官。以风疹为例，如果胎儿在妊娠头3个月受感染，就可引起诸如心脏畸形等多种结构性缺陷；但如果在妊娠后期感染，就不会引起那么多问题，感染也就微不足道了。

2. 注意药物的个体反应性

不同的个体对药物的不同剂量和某些特定药物的反应性差异很大（表4）。酒精就是个很好的例子。

表4 致畸剂对胎儿的影响

药物和化学品	对胎儿的影响
酒精	生长延迟，精神迟钝，小头，各种严重畸形
雄激素	生殖器发育影响尚不清楚（取决于给药的剂量和时间）
抗凝剂（华法林）	骨、手畸形，宫内发育迟缓，中枢神经系统和眼异常
抗甲状腺药	甲状腺功能低下，胎儿甲状腺肿
化疗药	自然流产率增加
己烯雌酚	女性生殖器异常，男、女不育，流产率增加，神经系统缺陷，面部缺陷，腭裂
铅	自然流产增加，死胎增多
锂	冠心病
有机汞	脑萎缩，精神迟钝，痉挛，脑出血
苯妥英钠	生长迟缓，精神迟钝，小头畸形
四环素	牙釉质发育不良，永久性牙脱色
反应停	严重肢体缺陷
三甲双酮	腭裂，唇裂，生长迟缓，自然流产
X射线治疗	小头畸形，大脑迟钝，白血病

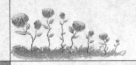

　　动物实验为我们提供了可能致畸剂方面的信息,还有一些信息来源于那些不知道自己已妊娠或不知道某种药物有害而服用的妇女,但这些信息和例子很有限。所以,孕妇应遵从的应用药物原则是妊娠期最好不用药,否则要和医生商讨,确信药物是安全的方可服用。

　　我们所知的致畸剂及它们对胚胎或胎儿可能造成的影响如上表所示。如果不慎服用了其中的任何一种,不用惊慌,尽早与医生商讨,以便做必要的测试和追踪观察。

3. 感染对胎儿的影响

　　某些感染和疾病会影响胎儿正常发育,下面列出的感染和疾病,可能会给发育中的胎儿带来不利的影响(表5)。

表 5　感染性疾病对胎儿的影响

病　毒	对胎儿的影响
巨细胞病毒	小头畸形,脑损伤,听力丧失
风疹病毒	白内障,耳聋,心脏受损,危及各个器官
梅毒	胎儿死亡,皮肤损害
弓形虫病	各个器官受损
水痘	各个器官受损

第8周　初具人形迅速长
　　　腹部疼痛宫扩张

胚胎的发育状况

　　到第8周末,"胎宝宝"顶臀长将达30毫米左右,体重约有4克;胎盘和脐带形成;皮肤像纸一样薄,血管清晰可见;用肉眼就能分辨出头、身体和手足;

已经会做踢腿、伸腿、抬手、移动双臂的小动作了——尽管准妈妈丝毫也察觉不到。

进入第8周后，胚胎已经初具人形，但是小尾巴还没有完全消失，大小和外形看起来像一颗葡萄，有时会像跳动的豆子一样运动。现在胚胎各种复杂的器官都开始成长。心脏和大脑已经发育得非常复杂，眼睑开始出现褶痕，鼻子部位也渐渐挺起，牙和腭开始发育，耳朵也在继续成形，小胳膊在肘部变得弯曲。手指和脚趾之间隐约有少量蹼状物。由于骨髓还没有形成，暂由肝脏产生大量的红细胞，直到骨髓成熟后来接管它的工作。从现在开始，"胎宝宝"将迅速生长，并在几周内显现出明显的轮廓。

准妈妈的生理变化

准妈妈的腹部现在看上去与孕前没有两样，但准妈妈的子宫已有明显的变化。孕前准妈妈的子宫长5厘米左右，形态像个握紧的拳头；现在它不但增大了，而且变得很软，尤其是子宫峡部特别软。阴道壁及子宫颈因为充血而变软，呈紫蓝色。当子宫成长时，准妈妈的腹部会感到有些痉挛，有时会感到瞬间的疼痛。

从怀孕到现在，准妈妈也许有腹部疼痛的感觉，这种情况在许多孕妇身上都曾发生过，这是因为准妈妈的子宫在迅速地成长扩大。这时，准妈妈可能因为恶心和呕吐的原因不愿吃东西，但是现在不是控制饮食的时候，准妈妈还是应该尽量吃些有营养的食物，以保证有足够的养分为胎儿的成长作后盾。准妈妈小便的次数和频率可能会大大超过平时，这是由于准妈妈的子宫成长增大后压迫膀胱的缘故。

准妈妈的健康饮食禁忌

25％的流产在怀孕第8周前发生，因此孕妇在饮食上要特别注意。

☆忌食有堕胎作用的水产品，如螃蟹、甲鱼、海带等。螃蟹其性偏寒凉，有活血祛瘀之功，尤其是蟹爪，有明显的堕胎作用。

☆忌食滑利食品，如黑木耳、山楂、荸荠、薏苡仁等。薏苡仁对子宫肌有兴奋作用，能促使子宫收缩，因而有诱发流产的可能。

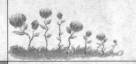

☆忌食热性食物,如羊肉、狗肉、鹿肉、公鸡肉、麻雀、海马、香菜、荔枝、桂圆、杏子、杏仁等。

☆忌食冷饮。

☆忌食辛辣。

☆孕妇不能摄取太多的维生素 A,否则会导致胎儿发育不健全,其中动物肝脏内含有极丰富的维生素 A,切忌过量食用。

☆要限制咖啡的饮用量。

☆饮酒以 2 杯啤酒或 1 杯葡萄酒为极限,最好避免喝酒。

孕期提示

现在的准妈妈应该进行第一次产前检查了,为了保护自己和胎儿的健康,产前初查十分必要,一般在怀孕后 72～84 天之间开始。检查后未发现异常的孕妇,到妊娠 4 个月时要做第一次复查,在妊娠中期每月检查 1 次,到孕晚期时每周检查 1 次。在日常生活中要注意的是,洗浴时间要适度。每天洗浴时,除了注意水温不要过高外,时间不要太长。因为,这样易使人疲倦、头晕、身体受冷,尤其坐浴时间过久会使子宫充血,有可能引起流产。身体不要长时间处于一种姿势,避免反复做腰部用力动作,也不要长时间骑车、乘车、开车,避免引起流产。

还有一点需要注意的是"先兆流产",它是胎儿发育不良的预警。保胎要先寻找流产原因,如果不是母体因素引起,而是胎儿因素引起,就不应积极进行保胎,以免保住的是个畸形儿。另外,阴道少量流血并伴下腹痛则有宫外孕的可能,要尽早去医院确诊,以防危及生命。

1. 孕期感冒的防治

感冒对于平常人来说,是无关紧要的小毛病,很少有人记得清自己一生中得过几次感冒。但是,对于孕妇患感冒,则不可掉以轻心。感冒是由病毒引起的以上呼吸道症状为主的疾病,而病毒却是胎儿致畸的罪魁祸首之一。

(1)孕期为何易患感冒:准妈妈在妊娠以后由于身体免疫能力有所降低,抵抗力减弱,相对容易感冒。普通的感冒对胎儿影响不大,但如果较长时间体温持续在 39℃ 左右,也有出现畸胎的可能。假如准妈妈感染的是流行性感冒(简称流感),又恰好在妊娠的前 3 个月,由于胎儿的各个器官尚未发育完全,流感

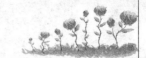

病毒就有可能造成胎儿畸形。高热和病毒的毒性作用还能刺激子宫收缩,引起流产、早产。在妊娠晚期,如果得了感冒,虽然这时胎儿基本上已发育完全,对胎儿造成畸形或先天性缺陷的机会减少,但容易引起早产,也会增加新生儿的病死率。

由于感冒对胎儿有以上不利的影响,因此准妈妈要特别注意预防感冒的发生。例如,要当心受凉,注意营养和休息,妊娠期间尽量少到公共场所活动,以免传染上感冒,尤其是在孕早期。

(2)准妈妈感冒的治疗:准妈妈一旦患感冒,切勿随意自行用药,尤其不能像以前感冒发烧时那样服用阿司匹林类药物,一定要去医院诊治,在医生指导下,合理用药。因为妊娠后孕妇体内酶有所改变,对某些药物的代谢过程有一定的影响,药物不易解毒和排泄,可发生蓄积性中毒,而且在孕早期胎儿器官形成时,某些药物对胎儿有致畸的可能。

①西药治疗应谨慎。抗感冒药大多是复合制剂,含有多种成分,常见的有速效伤风胶囊、感冒通、康泰克、白加黑、康必得、克感康、快克等,这些药大都含抗组胺药的成分,孕期不宜服用,特别是孕早期。

轻度感冒的准妈妈可多喝开水,注意休息,保暖,口服感冒清热冲剂或板蓝根冲剂等。感冒较重有高热者,除一般处理外,应尽快控制体温。可用物理降温法,如额、颈部放置冰块等,亦可在医生指导下选择用药物降温。在选用解热镇痛药时,要避免采用对孕妇、胎儿和新生儿有明显不良影响的药物,如阿司匹林类药物。

②中药治疗较安全。中医药能很好地控制感冒症状,同时毒性较小,所以用中医辨证施治治疗孕妇感冒是比较安全的方法。

另外,有些日常食物也有助于治疗感冒,安全实用,准妈妈轻度感冒时,不妨一试:

☆姜蒜茶:大蒜、生姜各15克,切片,加水1碗,煎至半碗,加红糖10～20克,饮用。

☆荸荠水:荸荠数个,去皮,冰糖适量,加水同煮,吃荸荠喝汤。

☆葱白粥:粳米50克,葱白2～3根,切段,加白糖适量煮粥,热食。

2.预防病毒感染

病毒是孕妇的大敌,尤其是妊娠早期,胚胎的器官在形成中,而胎盘发育尚未完全,还不能起到屏障作用,准妈妈感染病毒后,病毒就很容易通过发育还不

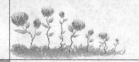

完善的胎盘进入胎儿循环系统。在分化快而未成熟的胎儿细胞内繁殖，诱发细胞染色体畸变，并抑制细胞的分裂，从而影响胎儿器官的正常分化与发育，造成流产、死胎、死产、早产，以及胎儿畸形。

病毒主要通过3种方式使胎儿受到损害：一是直接感染精子和卵子，可导致早期流产；二是通过胎盘或脐带血侵入胎儿体内；三是分娩时通过产道感染胎儿。在已知与人类有关的300多种病毒中，至少有10余种病毒能通过胎盘危害胎儿。可导致胎儿畸形的病毒有风疹、流感、水痘、麻疹、天花、脊髓灰质炎、腮腺炎、单纯疱疹、病毒性肝炎、巨细胞病毒等。

(1)风疹病毒：该病毒是传染性最强的致畸因子，亦是致畸作用最明显的一种病毒。孕妇被风疹病毒感染后可有风疹症状或症状比较轻微，因此往往易被忽略。感染越早，胎儿发生畸形率越高、越严重。风疹病毒诱发先天性畸形除白内障外，还有心脏畸形(动脉导管未闭、心房和心室间隔缺损)、耳聋、青光眼、小眼、小头、智能发育不全和牙釉质缺损等。最近发现风疹病毒还可以引起胎儿生长迟缓、心肌损害。如怀疑有风疹症状或有风疹接触史，可测定风疹抗体，如免疫球蛋白 M 阳性，说明近期有过风疹病毒感染，应考虑终止妊娠。

(2)巨细胞病毒症：此病毒普遍存在于人体中，从妊娠早期到后期，孕妇都可以被此病毒感染。受感染后，临床症状不明显，或有轻微类似上呼吸道感染症状，如发热不适、皮疹、淋巴结肿大等。孕妇羊膜囊上的绒毛膜特别容易感染巨细胞病毒，孕妇感染了巨细胞病毒，很容易传染给胎儿，且可持续潜伏为患，直至婴儿期。这种感染可致小头畸形、视网膜炎、智力发育迟缓、脑积水、色盲、肝脾肿大、耳聋等，因此妊娠前和妊娠后均应测定病毒抗体，并应测定胎儿出生后脐血病毒抗体。

(3)水痘病毒：该病以儿童感染发病为主，但孕妇免疫力低下者也可感染，并可引起胎儿肌肉萎缩、四肢发育不全、白内障、小眼、视网膜炎、视神经萎缩等。如果临产前数日感染，则胎儿在宫内感染或出生时即患先天性水痘。

(4)流感病毒：流行性感冒是由病毒感染引起，和普通感冒不同，症状明显，可有高热或胃肠道症状，可以大流行或小流行。至于普通感冒，往往是受凉后使呼吸道抵抗力减弱，出现鼻塞、流涕、咳嗽等症状，这种感冒对胎儿没有影响。在流感流行时，孕妇如不幸感染，一般影响不大，但在妊娠早期，如感染较重，可引起胎儿无脑畸形、唇裂、腭裂、脊柱裂及神经系统异常，若孕妇高热，可致死胎。

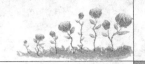

（5）单纯疱疹病毒：孕妇早期感染可使胎儿发育迟缓，或引起先天性畸形，如小头、小眼、脑积水及智力障碍。孕妇的单纯疱疹常在外阴部，分娩时胎儿通过产道可直接感染，如感染口腔、皮肤和眼睛，重者可累及中枢神经系统并扩散到多个内脏器官，表现为全身发热、皮肤疱疹、黄疸，甚至出现脑炎、循环衰竭而死亡。

此外，孕妇感染腮腺炎病毒可导致胎儿发育畸形或死亡；麻疹病毒能造成流产、早产或死产；感染柯萨奇 B 病毒可导致胎儿先天性心脏病的发生率显著增高。因此，妊娠早期要尽可能不到人多的公共场所，要注意环境卫生和个人卫生，不接触传染病人，减少患病机会。当然，整个妊娠期都应防止受病毒感染。假如已怀疑病毒感染，则应到有条件的医院去做病毒抗体测定，并定期做B 型超声波检查，如发现胎儿畸形，则应及时引产，终止妊娠。

第9周　尾巴消失胎儿期血液增加为胎需

胚胎的发育状况

从这一周开始，曾经的"胚芽"已经开始是一个五脏俱全、初具人形的小人儿了，也就是"胎儿"，妊娠 9 周以后的时期称为"胎儿期"。这段时期是整个孕期的一个关键时期，整个胎儿的变化很大，首先是小尾巴的消失，且开始发育形成器官系统。胎儿的胳膊已经长出来了，在腕部两手呈弯曲状，并在心脏区域呈交叉样；腿在变长，脚已经长到能在身体前部交叉的程度；小家伙会不断地动来动去，不停地变换着腿和手臂的姿势，但准妈妈现在仍然感觉不到。现在还不能确定是男孩还是女孩。"小人儿"不仅是有了人样，内在精神也开始产生。要知道，这种内在精神对于胎儿是否能正常地生长发育非常关键，这与准妈妈的情绪息息相关。因此，准妈妈一定要保持平稳、乐观、温和的心境，这是良好的启蒙胎教。要记住，所有的直接和间接刺激都会对胎儿的生理、心理发育产生影响，只有身心愉悦，胎儿才能健康发育。

准妈妈的生理变化

到了这周,准妈妈是否已经适应了怀孕的各种症状呢? 早晨醒来后的晨吐很快就要结束了。准妈妈可能有时会觉得头晕,那是因为这个时期由于激素的关系,血压会有些下降。怀孕第 8～9 周,是妊娠反应最难过的阶段,之后开始减轻,不久自然消失。从外观上看,准妈妈的下腹部还未明显隆起,体重没有增加太多,乳房更加膨胀、乳头和乳晕色素沉着更为明显。现在准妈妈需要使用比孕前稍宽松的文胸——要选纯棉质的文胸,才能让胸部感到更舒适,它除了舒适以外,也不会产生细小的纤维阻塞乳头、妨碍以后乳汁的分泌。为了满足胎儿的需要,准妈妈的血容量也在增加。到孕晚期,会比孕前多出 45％～50％ 的血液在准妈妈血管中流动。

孕期日常保健

从这段时期开始,准妈妈的饮食最好以低盐为主。孕期的肾脏功能减退,排钠量相对减少,易产生水肿;而盐中含有大量钠,过量食盐会加重水肿且使血压升高,甚至引起心力衰竭。孕妇每日的摄盐量以 7～10 克为宜。

在日常保健中,孕期口腔卫生很重要。怀孕后,由于内分泌的作用往往使口腔中的唾液变为酸性,加之早孕时偏好酸性食物,胃部常反酸水至口腔中,会引起并加重龋齿;口腔细菌分泌的毒素作用可引起牙龈炎,有时还形成触之易出血的硬肿块。因此,准妈妈要比以往更注重口腔卫生,不能刷牙时可选用漱口水代替。如果有必须拔掉的牙齿,宜在妊娠 3～7 周之间进行,避免引发流产和早产。

孕期应为母乳喂养做好准备

如果下决心要用自己的乳汁喂养宝宝,那么从怀孕开始时就应该为将来的母乳喂养做好各方面的准备。

☆注意孕期营养。在整个孕期和哺乳期都需要足够的营养,多吃富含蛋白

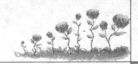

质、维生素和无机盐类的食物,为产后泌乳做准备。

☆孕妇怀孕后应注意乳头、乳房的护理。乳房、乳头的正常与否会直接影响产后哺乳。在孕晚期要做好乳头的准备,如清洁乳房后用羊脂油按摩乳头,增加乳头柔韧性;由外向内轻轻按摩乳房,以便疏通乳腺管;使用宽带、棉制乳罩支撑乳房,可防止乳房下垂。扁平乳头、凹陷乳头的孕妇,应在医生指导下,使用乳头纠正工具进行矫治。

☆定期进行产前检查,发现问题及时纠正,保证妊娠期身体健康及顺利分娩,是妈妈产后能够分泌充足乳汁的重要前提。

☆了解有关母乳喂养的知识,取得家人,特别是丈夫的共识和支持,树立信心,下定决心,这样母乳喂养才容易成功。

孕期提示

通常这段时期的孕妇情绪波动会十分剧烈,甚至可以说是喜怒无常,这都是孕期雌激素作用的结果,是本阶段正常的反应;这种情绪也与周围人的过分关注,甚至是猜测等有关,这种氛围可能会无形之中给孕妇造成一种心理压力。但为了自己和宝宝的健康,准妈妈要注意调整心绪,保持平稳快乐的情绪尤为重要。不但中医有"孕借母气以生,呼吸相通,喜怒相应,一有偏奇,即致子疾"的理论,且现代医学研究证实,孕期女性和胎儿之间可以通过血液中的化学成分沟通信息,因为她们的情绪直接影响内分泌的变化,而内分泌物又经过血液流到胎儿体内。所以说,当准妈妈快乐时,胎宝宝会与准妈妈一同分享;当准妈妈情绪不安时,体内分泌的肾上腺皮质激素会通过血液影响胎宝宝的正常发育。

在日常生活中,因为子宫的不断发育,准妈妈会有越来越明显的下腹压迫感,要注意多喝水,不要空腹。也许准妈妈很想吃冷饮,如冰淇淋,但是为了自己和胎宝宝,还是少吃为妙。准妈妈如果发现白带增多,可为自己准备专用的盆、浴巾,每天用温开水清洗外阴 2～3 次,清洗时不要用普通肥皂,具体问题建议准妈妈咨询医生。如果有宫颈糜烂、滴虫病或霉菌阴道炎,要及早进行治疗。没有医生的指示,不可擅自清洗阴道。

如果准妈妈怀孕时年龄超过 35 岁或有家族基因缺陷史,这一周最好到医院进行一次羊膜腔穿刺检查,以避免畸形儿的产生,也可对胎儿的先天性、遗传

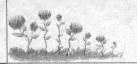

安胎养胎必读

性疾病做出判断。在孕 10～12 周做这样的产前检查会发现一些胎儿的先天缺陷。

怀孕期间，孕妇身体出现的一些异常现象都是胎儿向妈妈发出的信号，如果孕妇及时注意到这些情况，就可以及早处理，确保生育质量。因此，如果想优生，就要学会识别胎儿安危的早期信号。

☆乳房胀感消失。绒毛膜分泌雌激素、孕激素并刺激乳腺组织，使整个孕期乳房总是增大发胀。若乳房胀感消失，胸罩变宽松，揭示绒毛膜坏死，胚胎将死或已死。

☆腰酸腹痛。孕早、中期小腹阵痛伴腰酸，可能为先兆流产。如果还有"见红"，流产可能性更大，胎儿有夭折可能。

☆胎动消失。胎动出现于 4.5～5 个月，若怀孕 5 个月仍未感到胎动，或曾有过胎动后又消失，提示胎儿夭折。

☆体重不增。体重增加主要在妊娠中、晚期，平均每周增加 0.5 千克。若连续 3 周不增，提示胎儿发育障碍。

☆阴道流水。孕 37 周后胎膜早破、阴道流水，数天不临产，可造成胎儿肺炎。即使娩出，也会因感染而危及生命。

☆皮肤瘙痒。发生在孕 7 个月，为妊娠胆汁郁积症，母体不能将胆汁排出体外，对胎儿血供减少，胎儿缺氧而亡。

☆头痛、呕吐。这是妊娠高血压综合征现象，胎儿会缺氧死亡。

☆视物模糊、头晕眼花。揭示为妊娠高血压综合征的严重阶段，说明母婴身处危境。

☆过期妊娠。胎盘老化，缺氧加重，胎儿易窒息而亡。

☆顽固咳嗽伴体重骤增。提示妊娠高血压综合征，心力衰竭，胎儿生命垂危。

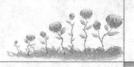

第10周 神经系统有反应 孕妇情绪波动大

胎宝宝的发育状况

到了妊娠第10周,胎儿的顶臀长为31~42毫米。

从本周起,胎宝宝从胚胎变成了真正的胎儿——可爱的小家伙。在这之前的胎宝宝轻如鸿毛,而现在,可以逐周测量到不同的体重。此时的胎宝宝大约有5克重,如枣子那么大。

因为脑的发育非常迅速,所以头部与身体其余部分相比仍显得过大。胎宝宝的眼睛和鼻子清晰可辨,但是眼睛是闭合的,要到第24周后才会睁开。20个微小的牙蕾正在牙龈中形成。胎宝宝的大部分关节,包括手腕和脚踝都已形成,能分辨出分开的手指和脚趾。脚的长度大约有2.5毫米。胎宝宝的神经系统开始有反应了,许多内脏器官开始发挥作用。心脏发育完全,每分钟搏动140次。肺部、胃和肠道继续发育。肾脏已经迁移到了上腹部。

10周末是胚胎期结束的时候。在胚胎期,胚胎极易受各种因素影响而使发育受到干扰。多数先天畸形发生在妊娠8周末以前。

准妈妈的生理变化

本周准妈妈在体形上开始出现轻微的变化,但还不十分明显。子宫随着胎儿长大继续增大至孕妇自己的拳头大小。体重增加,腰围增大,腹部绷紧,尿频、便秘的现象继续存在,白带增多,恶心呕吐等妊娠反应仍在发生。

本周,准妈妈还会出现情绪波动很大的情况,刚刚脸上还是晴空万里,可能一会儿就变成乌云密布了,甚至为一点微不足道的事情掉眼泪。有些孕妇可能会对这种变化莫测的情绪感到不安,但这都很正常,是孕期雌激素作用的结果。

妊娠前3个月,是流产的高发期,如果出现阴道出血的情况,应立即去医院检查。

准妈妈的心理变化

一些妇女将妊娠看做是女性的标志,另外一些则把它当作需要解决的问题。在做了妊娠试验证实自己妊娠以后,准妈妈的心理会发生许多变化,自身也会经历许多改变。譬如,可能怀疑自己是否依旧具有吸引力?爱人是否还认为自己很有趣(实际生活中,许多男子认为孕妇非常美丽)?还能看上去很迷人吗?自己能学会适应这些变化吗?丈夫会给予帮助吗?而且还会发现以前的衣服都穿不进去了等。以后还有更多的变化。许多孕妇都是如此,对妊娠并不感到特别惊喜,并对自身的境况产生疑虑,因为她不知道以后要面对什么。

学会处理妊娠带来的各种问题可能很难,为此孕妇必须改变自己的生活方式和行为方式。

该从什么时候开始把胎儿看作人呢?不同的人有不同的标准。有的孕妇从妊娠试验阳性算起;有的人听到胎儿心跳,也就是大约12周时算起;还有的人从第一次感到胎动,即16～20周时算起。当然这些都是令人焦虑的时期。许多事会使准妈妈为自己和胎儿的发育担心,如出血、医学问题、必须服用的药物等,这些无疑会带来不少的压力。准妈妈开始变得多愁善感了,常常很忧郁,为一些小事伤心落泪,幻想一些事情打发时间。这些情感变化是很正常的,从某种程度上讲将会持续整个妊娠期。准妈妈不必为这些变化担心,它们并不如想象的那么糟。

那么,准妈妈该做些什么呢?其中准妈妈所能做的最重要的一件事就是搞好产前保健。听从医生的建议,定期体检。与妇产科医生及其他医护人员建立良好的交流方式。学会提问,把有困扰的问题说出来,与所信赖的人一同讨论。

准妈妈的保健与护理

1. 接种与免疫

现在已研制出多种疫苗预防疾病。疫苗是一种保护孕妇免受感染的物质,可以注射也可以口服。疫苗有4种类型:类毒素、死疫苗、活疫苗和免疫球蛋白。如果孕妇想获得对破伤风和白喉的免疫力,必须接受至少3次类毒素的注射,而且最后一次接种应在上一次接种后1年进行。此后要每10年加强1次,其他疫苗只在特殊环境下才向孕妇推荐。

活麻疹疫苗孕妇千万不能用。如果接触麻疹后的几天内给孕妇用多种免疫球蛋白就能起到一定的保护和预防作用。妊娠期能接种的免疫疫苗只有破伤风和白喉。麻疹、风疹、流行性腮腺炎的疫苗应当在妊娠以前或产后注射，孕妇只有在接触了脊髓灰质炎病毒危险性极高的情况下才可接受初次免疫，而且只能使用灭活的脊髓灰质炎病毒疫苗。防止感染风疹是很重要的，因为这种感染会给胎儿造成毁灭性影响，麻疹会增加流产率和早产。破伤风能在宫腔内传染给胎儿，导致新生儿破伤风。

2. 避免接触传染病

孕妇接触各种疾病后会受到严重损害，必须认真对待。尽量减少接触疾病的机会，不要进入流行病发生的地区，包括黄热病流行区。当然，如果在妊娠前进行过免疫则可以去。避免和已有上述疾病的人接触（通常是儿童）。

但是，不与任何疾病接触也是不可能的，有时流感就无法避免。一旦医生认为已经受到影响，就要权衡一下得病的危险与免疫可能引起的危害。如果风险增加，那就要免疫，还要根据妊娠期的复杂状况评价疫苗的效果。人们对疫苗对胎儿的危害知之甚少。一般来说，死疫苗是安全的。没有事实证明死疫苗会危害胎儿或增加流产率。

3. 绒毛膜活检

有些地区在胎儿出生前取绒毛膜标本诊断其有无生殖器官的异常，样本一般在妊娠早期采取，即 9～11 周。采集绒毛膜标本有许多方法。有的借助仪器，通过宫颈或腹部进入，在胎盘区取胎儿组织，这当然要冒流产的危险，因此只能让有经验的医生做。

绒毛膜活检的原因很多。其中之一就是有助于发现诸如唐氏综合征这种与遗传缺陷相关的问题。此试验比羊膜腔穿刺优越得多，因为它可以在妊娠早期做。1 周以后就可以知道结果。如果决定做流产的话，就要及早进行，这样给孕妇带来的风险较小。

如果医生建议孕妇取绒毛膜，一定要询问危险性有多大。一般致流产的危险性为 1％～2％。

4. 胎镜检查

胎镜检查主要用于观察子宫内的胎儿和胎盘。通过胎镜可以看得清清楚楚，有什么问题或异常自然就发现了。

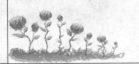

胎镜的使用和腹腔镜、关节镜差不多，经腹部刺入，操作程序与羊膜腔穿刺相似，只是胎镜稍大。

如果医生建议做胎镜，要询问可能的危险及其优、缺点。一定让有经验的医生来做，本操作导致流产的危险为 3‰~4‰，而且不是所有的医院都能做这种检查。

5. X 线检查对胎儿的影响

X 射线是一种波长很短的电磁波，它能透过人体组织，使体液和组织细胞产生物理与生物化学改变，引起不同程度的损伤，尤其容易损伤人体内的生殖细胞和染色体。一般来说，用于医学诊断的 X 射线的照射量对人体来说是安全的。但过量 X 射线的照射对于生殖细胞及胎儿发育初期则可能存在一定的影响。孕早期是胚胎器官形成的时期，如受到 X 射线辐射，胎儿的畸形率增高，还可能导致流产及胎死宫内等。受孕后 6~8 周是胚胎器官的形成期，孕妇只要接受 42~60 拉德的 X 射线辐射，就会使胚胎基因的结构发生变化，或者使染色体发生断裂，从而造成胎儿畸形，甚至胎儿死亡。妊娠 3 个月以后，胎儿的大多数器官已经基本形成，X 射线检查对胎儿的危害虽然小了一些，但也会影响胎儿的性腺、牙齿和中枢神经系统的继续发育，使胎儿在子宫内发育缓慢，出生后智力低下。

因此，准妈妈受孕之前最好避免与放射线接触，特别是腹部照射 X 射线，如果接受过照射，应过 4 周后再受孕较为安全。当准妈妈有妊娠的可能时，尤应避免做 X 射线检查，在早孕期间，如病情确实需要做 X 射线检查的，尽可能延至妊娠中期以后进行。一般情况下，胸部或四肢照射 X 射线对胎儿的影响相对较小，但在孕早期也应尽量避免。产检的常规胸透也安排在孕中期后。孕中期以后偶尔的胸透，一般来说是安全的。

6. 电脑视屏的电离辐射对胎儿的影响

电脑视屏的电离辐射对胎儿发育是否有影响呢？从事电脑操作岗位工作的准妈妈在孕前及孕后是否需要调离电脑岗位？这是近年来备受人们关注的话题，从目前的研究资料来看，孕期电脑操作是否增加自然流产及出生缺陷的危险，尚未能最后肯定，但也不能完全排除，这有待做进一步研究。值得注意的是，电脑操作对妊娠的影响可能与作业时间的长短有关。我国目前没有关于这方面的任何规定。

日本在《VDT 作业劳动规则指标》中规定："在异常妊娠的原因是否可由于

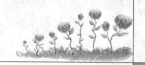

VDT(视频)作业的影响这一问题未得到证明以前,孕产妇不得参加 VDT 作业。"

对于从事电脑操作的准妈妈,给予建议如下:

(1)有条件时,可以在微机的荧光屏上附加一个安全防护网或防护屏,以进一步吸收可能泄漏的 X 射线。据介绍,这样可以增加画面的清晰度,保持眼睛的舒适度,并且能消除 100% 的静电和绝大部分的辐射。

(2)工作环境要保持良好的通风,以保证空气的新鲜,这一点,对于和复印机共用的机房更为重要,因为在这种工作条件下会产生一些臭氧等有害气体和粉尘,操作人员长年累月在此环境中工作,也可能会影响健康。

(3)尽量缩短每天电脑操作的时间,减少受到的电离辐射量。对于长时间坐姿工作的准妈妈,应每隔一段时间(40 分钟左右)起来活动一下,以利于血液循环。

7. B 超检查在产科的应用及对胎儿的影响

B 超作为产科十分常用而又重要的检查手段,它对胎儿是否存在不良影响呢? 这是准妈妈们所关心的问题。超声检查是利用雷达技术与声学原理相结合,应用于临床医学的一种辅助诊断方法。超声波检查的方法有多种,目前产科临床应用最多的是 B 型成像法,通过观察图形作出诊断,就是人们常说的"B 超"。B 超在产科中主要有以下作用:

(1)早孕诊断并测定胎儿的孕周:对月经周期不规则或者忘记了末次月经时间的准妈妈来说,可以根据 B 超所显示的胎囊的大小、胎儿的坐高、胎头的双顶径等算出正确胎龄及预产期。

(2)监测胎儿生长发育:测定胎头的双顶径、头围、腹围及胎儿股骨的长度,了解胎位及胎儿在宫内的活动状况。例如,通过 B 超我们可以看到胎儿在宫内的呼吸,即膈肌及腹腔的内容物的上下运动,也可以看到胎儿肋骨的起伏运动。看到胎儿有良好的呼吸运动,表明胎儿在宫内是良好的;通过 B 超我们也可看到胎儿的运动,包括他(她)的整个身体运动、四肢的运动及胎儿的吞咽动作等,胎儿若有大的胎动时,常常表明他(她)是处于健康的状况;B 超还可以看到胎儿的张力是否良好,如果胎儿有肢体的伸直及屈曲,或手的握紧及张开的运动,也说明胎儿是很好的。当胎儿在宫内缺氧受到损害时,他(她)的这些活动就会明显地减少或消失,尤其是有胎儿的张力已经消失的情况,表明胎儿的状况已很危急。目前,这些胎儿生理活动的观察已广泛地用于临床,以预报胎儿的安危。若是双胞胎,B超显像屏上可清楚见到两个胎头及胎体,并可见两个胎心在跳动。

(3)测量羊水量及了解胎盘:B超可以较准确地测量羊水量,产检的B超报告单中,医生都会记录羊水量的数值,正常范围2～8厘米;B超可以清楚地了解胎盘的位置、结构是否正常,有无血管瘤的存在,胎盘是否成熟与孕龄是否一致,胎盘与宫壁之间有无出血的存在等情况;还可以明确地诊断出前置胎盘、胎盘早期剥离等危险情况的存在。B超所显示的情况对于临床医生做出正确的诊断是十分重要的。

(4)及早发现胎儿畸形:B超检查是发现胎儿畸形的一个重要的手段,每一位准妈妈在孕18～20周期间都应该做一次B超检查,以筛查胎儿有无畸形。

那么,B超检查对宝宝来说,是不是安全的呢?B超应用于临床已有40多年,其检查的安全性已得到肯定,直至目前也从未有过B超检查引起胎儿畸形的报道。但这并不意味妊娠期可以随意地做,做多少次也没关系。从检查的必要性角度及经济的观点来说,正常妊娠检查不超过2次为宜,第一次检查在妊娠18～20周,重点在于除外畸形;如无特殊情况,第二次B超检查在妊娠后期,以了解胎位、胎儿生长发育情况、羊水状况及胎盘有无异常等。如果妊娠中有异常情况或可疑异常的情况发生,就需要根据病情决定B超检查的次数了。例如,妊娠早期有阴道出血时一定要做B超检查,以判断是否为正常的宫内妊娠;至妊娠后期,怀疑有胎儿生长异常时(胎儿过小或过大)或怀疑羊水过多过少时,需要通过B超检查。又如妊娠超过40周未分娩,需重复B超检查,了解羊水量及胎儿活动情况,从而决定何时终止妊娠。在孕早期,如无特殊需要,一般不做B超检查。

孕期提示

警惕葡萄胎。如果孕妇孕育的是葡萄胎,腹部增大极快。一般来说,100位孕妇中就有1名孕有葡萄胎。

葡萄胎有15％的几率发生癌变,我们将这种类型称为绒癌。葡萄胎分为3种:①良性葡萄胎。②非转移性急性葡萄胎(低危)。③转移性急性葡萄胎(高度危险)。若孕育的是葡萄胎,通过孕妇的人绒毛膜促性腺激素(HCG)检测就可以明确诊断。药物和手术可治愈葡萄胎。当葡萄胎发生时,胚胎便停止发

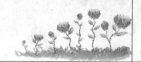

育,异常的胎盘组织继续生长,最常见的症状是头 3 个月出现阴道流血。另一个症状是该孕妇的形体与同期正常孕妇的形体差异较大,另外还有剧烈恶心、呕吐。

诊断葡萄胎最有效的手段是超声诊断。屏幕上看不到胚胎或胎儿,代之的是一种"雪花"样的东西。在孕早期,为了搞清为什么出血,或为什么身体增长过于迅速时,做一次超声检查就一目了然了。一旦确诊为葡萄胎,就应尽早做清宫术,因葡萄胎可能导致贫血、感染、甲状腺功能亢进和毒血症。

葡萄胎发生后,必须采取有效的避孕措施,确保葡萄胎已被完完全全清除掉。多数医生会向患者推荐口服避孕药避孕。要想知道宫腔内是否不再残留异常组织,可检查人绒毛膜促性腺激素(HCG)水平。如果已清除干净,HCG 应该降至正常;如果 HCG 水平未变或有所上升,那么还需继续治疗。

患葡萄胎的孕妇经清宫术治疗后,96％能取得良好的疗效,多数医生认为此后的 1 年内不能妊娠。恶性葡萄胎,包括侵入性葡萄胎和绒癌,其中一半是在正常妊娠、宫外孕、自然流产或引产后发生的,但癌组织几乎可蔓延到全身各个器官。

如果有的妇女患了葡萄胎,以后也不要孩子了,那么除了清宫术外,还可考虑做子宫切除。卵巢一般要保留,还有一些化疗药,如放线菌素 D、氨甲喋呤是很有效的。如果癌组织已蔓延至身体的其他部位,那么化疗是很有必要的。

葡萄胎的治愈率近 100％。

第11周　重要器官全形成
孕妇生理有变化

胎宝宝的发育状况

到了这周,胎儿的顶臀长为 44～60 毫米,胎儿重约 8 克。

此时,胎宝宝所有的重要器官——脑、肺、肝、肾及肠道,已经完全形成并开始迅速生长。在本周的最后,胎宝宝的身长将比上周增加 1 倍,不过头部占了

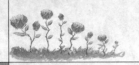

大约一半。在闭合的眼皮内部,虹膜正在开始发育,耳朵的内部结构将在本周发育完全。

通过超声波扫描,可以清楚看到胎宝宝的几根指头,并且能够观察到他吞咽、吸吮和打哈欠的情景。

准妈妈的生理变化

当胎宝宝在准妈妈体内发生巨大的变化时,准妈妈自身变化也正悄然进行。现在妊娠差不多到了头3个月末,子宫随着体内胎儿的增长而增大,足以填满准妈妈的盆腔,并可在耻骨中线上的下腹部触及。但准妈妈还无法感受胎动。如果此时感觉到了胎动,要么是气体在窜动,要么就是准妈妈过于想象了。

此时,有些孕妇可能注意到头发、指甲(趾甲)出现了某种改变,一些妇女发现妊娠时自己的头发增多了,指甲长快了,另外一些则发现头发少了。这些变化并非人人都有,这并不是说有什么不好,所以不必担心。

有的医生认为,妊娠期的变化是由于孕妇周身血液循环加快引起的,另外有人将之归于激素变化,还有人认为是发甲生长周期的时间改变了。

无论在什么情况下,都要保持镇静,这些变化不会持续太长时间。

准妈妈的产前检查

首次产前检查通常在妊娠第12周左右进行。从那时起,每个月做1次产前检查,直到大约妊娠第28周。之后检查为每月2次,直到妊娠第36周,然后改为每周1次直至分娩。根据准妈妈以往的病史,有的可能需要多做几次产前检查。

1. 孕期检查的重要性
妊娠是一个漫长而复杂的生理过程。由于胎儿的生长发育,孕妇身体会出现一系列相应的变化。这些变化一旦超越生理范畴或孕妇患病不能适应妊娠的变化,则孕妇和胎儿均可能出现病理情况。

有些孕妇不重视产前孕期检查,认为自己没有异常感觉,也没有发现异常情况,定期到医院检查是多余的。但很多异常情况单凭主观感觉是发现不了的,如胎位不正、骨盆狭窄等。通过对孕妇及胎儿的孕期监护和保健,能够及早

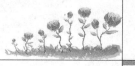

发现并治疗妊娠并发症及妊娠合并症（如妊娠高血压综合征、妊娠合并心脏病等），及时纠正异常胎位和发现胎儿发育异常等，并可结合孕妇及胎儿的具体情况，确定分娩方式，确保胎儿及母体的安全。

2. 建立围生期保健手册

围生期保健手册在确诊早孕时开始建立，记录产前检查、住院分娩经过、出院后产褥期访视等一系列情况。通过记录孕妇以往健康状况、患病经过、婚姻家庭情况、有无遗传病史、既往妊娠分娩史等，以及一般体检和产科检查，包括化验血、尿、肝功能，测量骨盆、血压、宫高、腹围、胎心等情况，筛查出高危妊娠并及时治疗。

围生期保健手册是孕期全过程的档案，到医院分娩时应交给医务人员，以便了解孕期情况，针对异常妊娠做相应的处理，保证母婴安全。出院时医生会将住院分娩经过及产后母婴情况填写完整，再转交给有关保健部门，以利于访视产妇恢复及新生儿生长情况，指导母乳喂养，保证母婴健康。

如孕期居住地不定，也应按照既定的检查方案到当地医院进行产前检查，并保管好每次检查时使用的病历及各种检查结果报告单，以便在住院分娩时让医生了解孕期情况。

总之，建立围生期保健手册，是确保围生期孕产妇安全，降低孕产妇病死率及围生儿病死率的重要手段和措施，孕妇应积极配合。

3. 产前诊断与产前检查的区别

产前诊断与产前检查是完全不一样的两个概念。

产前检查是指对妊娠妇女做定期的常规健康检查，以了解母亲和胎儿的一般情况，便于及时发现问题并给予纠正，是一种保健措施。产前诊断也叫出生前诊断或宫内诊断，是预测胎儿在出生前是否患有某些遗传疾病或先天畸形的方法，医院多采用超声波检查、妊娠早期绒毛膜活检、羊膜腔穿刺抽羊水检查、胎儿镜直接窥视等。产前诊断是优生的一种积极措施，对保障家庭幸福、提高民族素质、促进民族繁荣都有重大意义。开展产前诊断就是将遗传病和先天畸形的检测提早到胎儿出生以前，若发现胎儿患遗传病或畸形，则应尽早终止妊娠。

（1）产前诊断的对象

①夫妇为近亲婚配，三代内有血缘关系的。

②孕妇年龄在 35 岁以上，配偶年龄在 55 岁以上者。

③过去曾生过先天愚型(唐氏综合征)、无脑儿、脊柱裂或苯丙酮尿症患儿的孕妇。

④孕妇为性连锁隐性遗传病(如血友病、进行性肌营养不良症)的基因携带者。

⑤曾有多次不明原因的流产、死胎、死产史的孕妇。

⑥羊水增长速度快或羊水较少者。

⑦孕早期曾感染风疹、流感病毒,或接触过放射线、有害化学物质或服用过已知致畸的药物者。

⑧夫妇一方有染色体异常或遗传性代谢缺陷病。

(2)初诊的内容

①问诊。以问诊资料为基础,医生再进行更深入的了解。过去曾流产或进行人工中止妊娠的人,或许不需详填此项内容,但为了能继续正常妊娠及顺利分娩,最好能告知医生详情。通常医生会保守秘密,所以不必顾虑。

②内诊。问诊之后即为内诊。此时的内诊台为特殊的检查台,需将双腿张开。或许第一次有些不安,但放松腹部与腿部的力量较易进行内诊,也可尽早结束。

内诊时,医生会将手指插入阴道,另一手置于腹部上方,以检查子宫位置或大小、形状、软硬度等,判断妊娠周数是否与子宫大小相符。此外,还可检查阴道、卵巢、输卵管等是否正常。

③尿液检查。如果妊娠,绒毛膜组织中就会分泌绒毛膜促性腺激素,且会从尿液中排出,依此可检查出是否妊娠。但这种检查无法得知异常妊娠或绒毛膜组织的疾病反应。因此,想了解是否为正常妊娠时,必须再进行其他检查。

(3)接受检查的时间:若感觉有妊娠现象时,必须尽早到妇产科进行确认。最好是月经过期2周左右前往检查。

(4)必须定期检查:在初诊确定妊娠后,即会被告知"下次于某周后来检查"。从此以后,必须定期往返医院,进行母体与胎儿的检查。即使无任何异常情形,也必须依正常次数定期检查。定期检查可了解母亲与胎儿的健康状况。

此外,最好能固定医院、日期及医生进行检查。若不得已必须转院时,应携带健康手册与检查报告,并向接诊医生仔细说明之前的经过。

4. 孕妇如何接受检查

(1)穿着宽松的衣物:初诊必定会进行内诊,请穿着宽松易脱的衣物,这样,

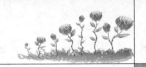

进行内诊时较方便。

（2）仔细填写问诊资料：在医生诊查前，大多数的医院都会要求填写一份问诊资料。内容上各家医院均大同小异，如最后一次月经的开始日、平常的月经周期、过去的妊娠或分娩经验、有无流产或人工终止妊娠史、结婚年龄等必填的项目。因为这些都是医生问诊的基本资料，非常重要，请务必仔细填写。

5. 孕妇能否做妇科检查

妇科检查可以帮助早期妊娠的诊断，还可以了解产道、子宫、附件有无异常。对于骨盆外测量有狭窄者，必须经阴道测知骨盆大小，一般在妊娠 24～36 周进行检查。此时因妊娠后体内激素的影响，阴道变得松弛，过早测量常因阴道较紧影响操作。在妊娠最后 1 个月内及临产后，则应避免不必要的阴道检查，以免增加感染机会。如果确实需要做阴道检查，则应在外阴消毒情况下进行。

6. 孕妇能否做影像学检查

孕期如接受 X 射线、CT、磁共振检查时，都会受到不同程度的放射线辐射。辐射对胚胎的致畸作用非常明显，胎儿细胞对 X 射线非常敏感。由于 X 射线的"电离作用"和"生物效应"可以引起胎儿一系列的反应，导致细胞染色体畸形、细胞损伤、胚胎发育障碍，严重时可致胎儿死亡。越是妊娠早期，这种危害越严重，妊娠 16 周以前应避免接触放射线。CT、磁共振是利用电子计算机技术和横断层投照方法，可将 X 射线穿透人体的每个轴层组织，有很高的密度分辨力，近年来在临床上应用越来越普遍。但做一次 CT、磁共振检查受到的 X 射线照射量，要比普通 X 射线透视、照片的射线量大得多。因此，孕期做 CT、磁共振检查也有可能产生不良后果。如果孕妇病情必须做 X 射线、CT、磁共振检查时，应主动提示医生自己是孕妇，以便在腹部放置防射线装置，防止胎儿直接受到辐射，避免和减少胎儿畸形的发生。

总之，妇女在孕期一般不宜做 X 射线、CT、磁共振检查。

7. 妊娠早期要化验血型

人们常说的血型是 ABO 血型系统和 Rh 血型系统，最常见的是 ABO 血型系统，即将人的血型分为 A 型、B 型、AB 型、O 型 4 种。ABO 血型是按两个原则进行遗传的：①ABO 血型是由 2 个遗传基因结合而成。②遗传时这 2 个遗传基因必然分离。

血型相同的人，遗传型不一定相同。由于母子血型不合，可使母亲体内产

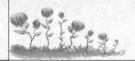

生抗体,而致胎儿及新生儿发生溶血,因而出现黄疸,严重的使胎儿水肿,甚至胎死宫内。有的则于出生后发生溶血性黄疸,即新生儿溶血症。妊娠早期化验血型,就是要做到早期发现,早期预防,保证孕期及产后母子的平安。

O型血孕妇应注意什么?临床上 ABO 血型不合 99% 发生在孕妇为 O 型血者。孕妇血型为 O 型,丈夫为 A 型、B 型或 AB 型,则有可能发生 ABO 血型不合,导致新生儿溶血。可以对孕妇进行血清抗体的检查,第一次检查在妊娠 16 周,第二次在妊娠 28～30 周,以后每隔 2～4 周查 1 次。半数以上的孕妇在妊娠 28 周后产生抗体。当抗体效价在 1：128 以上,胎(婴)儿可能发生溶血病。ABO 血型不合抗体效价在 1：512 以上时,提示病情严重,应做羊水检查或结合过去的分娩史应考虑到医院终止妊娠。

对于 ABO 血型不合抗体效价较高的孕妇,应采取各种预防措施。一般在妊娠期应按医嘱口服中药治疗;妊娠越近足月,抗体产生越多,对胎儿的威胁就越大。因此,在妊娠 36 周左右就可酌情引产。

8. 接受产前宣传教育

孕妇在接受产前检查的同时,医院围生保健部门还会定期对孕妇进行产前宣传教育。其内容包括:计划生育、优生优育、卫生保健常识、孕产期知识等。家属和孕妇一起接受产前宣传教育,能更多学到孕期保健常识,特别是母乳喂养知识,对于孕妇在产后树立母乳喂养的信心很有必要。近年来,母乳喂养的意义及其对母婴健康的影响得到了广大产妇及家属的共识。经济、实惠、安全、方便是母乳喂养的几大优点,如果放弃母乳喂养,将使婴儿处于易患感染性疾病和营养不良的危险之中。母子平安、健康,对家庭幸福很重要,同时对提高我们国家的人口素质也很有意义。

孕期提示

1. 超声与妊娠

超声是评估妊娠的最有价值的方法之一。尽管医生、医院和保险机构在孕妇应何时进行超声检查或是否每位孕妇妊娠期都应做一次超声检查等问题上意见不一,但超声仍不失为一项有价值的诊断工具,可以帮助提高妊娠质量。它是一种非侵入性的、安全性高的检查,到目前为止还未发现有什么危害。

超声使用的是高频声波,变换的电流应用到传感器上就可发出高频声波。

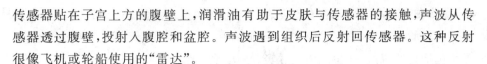

传感器贴在子宫上方的腹壁上,润滑油有助于皮肤与传感器的接触,声波从传感器透过腹壁,投射入腹腔和盆腔。声波遇到组织后反射回传感器。这种反射很像飞机或轮船使用的"雷达"。

　　身体的不同组织反射超声信号的情况不同,因此可以一一鉴别。超声也能识别运动,因此借助超声可以检测胎动或胎儿身体部分运动,如心跳,在早孕5～6周就可借助超声看胎儿心跳。医生借助超声可以帮助孕妇解决以下问题:

　　(1)有助于早期诊断宫内妊娠。

　　(2)显示胚胎或胎儿生长速度及大小。

　　(3)识别两胎或多胎。

　　(4)测量胎头、腹部或腿,确定妊娠持续时间。

　　(5)识别有唐氏综合征的胎儿。

　　(6)识别胎儿的异常,如脑发育不全和小头畸形,内部器官如肾、膀胱的畸形。

　　(7)测羊水量,判断胎儿是否健康。

　　(8)识别胎盘的位置、大小及成熟度。

　　(9)识别胎盘的异常,如葡萄胎。

　　(10)识别子宫畸形或肿瘤。

　　(11)检测宫内避孕环或分娩后宫内滞留的胎盘。

　　(12)区分流产、宫外孕和正常妊娠。

　　(13)与羊膜腔穿刺相关,可以选择正确的进针位置,在胎儿周围吸羊水。

　　超声诊断胎动很有效,早在胚胎发育第7周(孕9周)就可看到胎儿身体和肢体的运动。

　　有的孕妇想借助超声判断自己怀的是男是女,如果胎儿的体位正常,长到生殖器发育完好时,或许可以判断男、女,24周后更容易判断。然而,许多医生不赞成单为此目的做超声检查,超声只是一种检测,偶尔也会不准确。

2. 牙科保健

　　妊娠期由于激素的影响,牙龈可能会出现某种改变,如牙过敏、牙出血。要有规律地剔牙、刷牙,也可用一些含漱药。不要忽视牙的保健,如果发生感染,就会损害孕妇和胎儿的健康。

3. 咖啡对胎儿的影响

　　咖啡对胎儿的影响:现在,越来越多的年轻人把咖啡当成日常的饮品,那

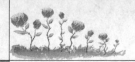

么,常饮咖啡对准妈妈是否有不良影响呢?答案是肯定的。咖啡所含的咖啡因确实会对胎儿有影响,不过要到一定剂量时才会发生不良后果。咖啡对胎儿的影响包括自然流产、初生儿体重过轻、心律失常等。

有资料显示,一天喝 6~8 杯的咖啡将增加流产的机会;如果一天喝超过含 300~450 毫克咖啡因的咖啡,则会发生初生儿体重过轻的危险;也曾有一天咖啡因摄入超过 150 毫克而导致妊娠初期流产的个案。如果同时又抽烟又喝咖啡,那流产机会就要大得多。不过,准妈妈还是可以喝咖啡的,只要注意限制一下量,一天不要超过 150 毫克的咖啡因(平均 142 克的咖啡含 30~180 毫克的咖啡因;170 克的去咖啡因咖啡约含咖啡因 3~5 毫克),也就是说,如果一天只喝一两杯咖啡是不会有什么太大影响的。请记住,咖啡有兴奋作用,对睡眠情况不好的准妈妈,还是不喝为宜。

另外,除了咖啡、茶、巧克力,某些感冒药、治疗偏头痛的药物也含有咖啡因成分,其含量或许不比一两杯咖啡少,也应该引起准妈妈的注意。

第12周　胎儿活跃性别辨孕妇出现妊娠斑

胎宝宝的发育状况

此时胎宝宝的顶臀长约 61 毫米,胎儿重 8~14 克。

尽管大脑等器官仍在继续发育,但是胎宝宝已经具备了人类的全部特征。同时,与 3 周前相比,身长也增加了 1 倍。胎宝宝的手指和脚趾已经彼此分离,头发和指甲继续生长,骨骼因为钙的积淀而正在骨化。生殖器官已经清晰可见,不过只有专家才会辨别男女。脑深部的垂体已经开始分泌激素。胎宝宝的消化系统出现收缩波,能够蠕动。妊娠中的一切都在顺利进行,胎宝宝现在已经发现很多娱乐方式,如伸伸胳膊、伸伸腿,或是轻轻地跳跃。

骨骼系统虽然早就开始发育了,但直到现在多数骨内才形成骨化中心。手

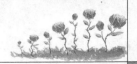

指和足趾已经分开,指甲正在生长。毛发根出现了,外生殖器已呈现出明显的男女性别特征。

此外,神经系统进一步发育。胎儿在宫腔内运动,但准妈妈不能感觉到,对胎儿的局部刺激会使之倾斜张嘴及手指、足趾运动。

羊水量增多,目前容积约 50 毫升,此时羊水与母亲的血浆相似,只是蛋白浓度稍低。

妊娠的 3~6 个月是脑细胞迅速增殖的第一阶段,称为"脑迅速增长期"。主要是脑细胞体积增大和神经纤维增长,使脑的重量不断增加。第二阶段是妊娠 7~9 个月,其间支持细胞和神经系统细胞的增殖及树突分支的增加,使已经建立起来的脑神经细胞发展成神经细胞与细胞之间的突触接合,以传导脑神经细胞的兴奋冲动。对于人的智力而言,脑神经细胞树突的增加远比细胞数目的增加重要得多。

准妈妈的生理变化

此时,准妈妈可能开始感到比以前舒适多了。此时,晨起恶心有所缓解,而又未太显形,因此比较舒服。可以穿孕妇服,也可以不穿。如果是第一次妊娠,仍可穿平常的衣服,如果曾经妊娠过,那显形要提早一些,自然穿宽松的衣服比较舒适。

准妈妈除了腹部外,乳房开始变大,有时会有酸胀感,也会发现腿粗了,身体两侧也较从前胖了。

皮肤也会发生改变。多数孕妇腹正中线皮肤颜色显著加深,或者有黑褐色色素沉着。有时脸上、脖子上出现大小不一、形态多样的褐色斑,这就是所说的妊娠斑。庆幸的是这些斑点在生育后会消失或减轻。口服避孕药也可能导致相似的色素沉着。

皮肤表面也可能出现血管性改变,如血管性蜘蛛痣、血管瘤或毛细血管扩张。这种血管性改变看上去都很小,皮肤表面红色加深,有血管分支向外扩展。最常见于脸、颈、上胸部和手臂,还有手掌泛红称为掌红斑。血管性蜘蛛痣与掌红斑常同时出现,这些症状只是暂时的,生育后会很快消失,这两种血管性改变可能都是由于妊娠时雌激素升高引起的。

准妈妈的健康饮食

一些孕妇认为妊娠时想吃什么就吃什么,其实这是错误的,千万别误入其中!首先,如果妊娠期间体重增长过多,对孕妇本身和胎儿都不利,会觉得怀孩子很不舒服,而且生育时可能难产。其次,生育以后想减轻体重也很难,多数妇女想恢复往日的体形,这多余的重量就成了绊脚石。

1. 不吃糟粕食品

怀孕了,准妈妈的饮食习惯不仅影响到自己,还会影响到孕育的胎儿。如果准妈妈习惯于不吃早饭,午饭时吃一些机械化成品,晚饭在快餐店里吃,那恐怕不利于现在的妊娠。

当准妈妈意识到自己的行为会影响胎儿时,就该觉得吃什么、什么时候吃变得尤为重要。为此,准妈妈应当制订合适的营养计划,这对准妈妈来说并不难。

如果准妈妈仍然在工作,那就随身携带自己爱吃的又有益于健康的食品。不要吃快餐和糟粕食品。

2. 夜间零食

对某些孕妇来说,夜间吃点有营养的零食是有益处的,然而,对多数孕妇而言,这完全没有必要。如果准妈妈习惯于睡前吃冰淇淋或其他零食,那么妊娠时为此付出的代价就是体重增加过多,夜里胃内的食物还会令人胃灼热、恶心、呕吐及精神不振。夜间勿多食会帮准妈妈控制体重。

3. 孕早期开胃营养食谱

核桃仁火腿炒虾球

【原　料】核桃仁 150 克,鲜虾仁 350 克,火腿丝 25 克,葱段少许,姜、植物油、食盐、胡椒粉、料酒各适量。

【制　作】核桃仁先放入开水中煮 3 分钟,捞起晾干后,稍炸待用;鲜虾仁加入植物油、食盐、胡椒粉、料酒等调料腌 10 分钟。热油锅,爆姜,再倒入鲜虾仁、火腿丝炒熟,然后再倒入核桃仁、葱段,炒匀后即可。

【用　法】佐餐食用。

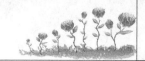

【营养功效】核桃仁、虾仁富含蛋白质、磷、铁、钙等营养物质,能补气养血、润肠补肾。

西兰花鱼球

【原　料】西兰花 400 克,石斑鱼(或鲈鱼)300 克,冬菇 5 个,葱段、姜片、植物油、食盐、胡椒粉、淀粉各适量。

【制　作】西兰花切小,先在开水中稍煮,捞起炒熟待用;石斑鱼(或鲈鱼)切厚片,加植物油、食盐、胡椒粉、淀粉腌 10 分钟。热油锅,倒入姜片及泡好的冬菇、葱段,再加入鱼,炒熟即可。

【用　法】佐餐食用。

【营养功效】西兰花富含维生素 A、B 族维生素、维生素 C 和纤维素,鱼肉是最容易消化和吸收的动物蛋白,孕妇多吃有益。

4. 安胎食谱

鲫鱼姜仁汤

【原　料】鲫鱼 1 条(约 400 克),生姜 6 克,春砂仁 15 克,姜、食盐各适量。

【制　作】鲫鱼去鳞、内脏,洗净;春砂仁 15 克洗净,沥干,研末,放入鱼肚;生姜去皮,洗净,切丝,待用。将鱼放入炖盅,再放入姜丝,盖上盅盖,隔水炖 2 小时,调味后即可。

【用　法】佐餐食用。

【营养功效】安胎、止吐、醒胃。可治妊娠期呕吐不止、胎动不安。

莲子糯米粥

【原　料】莲子 50 克,糯米 100 克,白糖适量。

【制　作】莲子用温开水浸软,去皮、心,清水洗净;糯米淘洗干净,清水浸泡 1～2 小时,捞出沥干,待用。煮沸开水后,放入莲子、糯米,加清水适量,置火上,煮成粥,白糖调味即可。

【用　法】佐餐食用。

【营养功效】补中益气,清心养神,健脾和胃。常食可以养胎,防止习惯性流产。

杞子鱼胶汤

【原　料】枸杞子 10 克,鱼鳔胶 15 克,红糖适量。

【制　作】将枸杞子洗净,加清水适量煮沸后,加入浸泡好的鱼胶,煮透后,加红糖调味。

【用　法】饮服。

【营养功效】益肾安胎。适用于肾气亏虚之胎漏、胎动不安。

此外,糯米鸡蛋羹、黑豆糯米粥、南瓜粳米粥、莲子炖葡萄干等家常食品对防治习惯性流产也有一定帮助。

准妈妈的保健与护理

1. 常规产前检查的目的

妊娠是自然的生理现象,但妊娠毕竟也是个特殊的阶段,有部分孕妇在妊娠、分娩的过程中可能出现各种不同于平常的情况,为了保证孕妇及胎儿的健康,做到预防为主,及时发现异常,及早纠正和治疗,减少孕妇及胎儿、新生儿的危险和死亡,使孕妇和胎儿能顺利地度过妊娠期,产前检查是十分重要的。通过产前检查可以达到以下 4 个目的:

(1)全面了解孕妇的健康状况和家族病史,从而分析判断有无引起胎儿先天性遗传病和胎儿缺陷的可能,及时采取对策。

(2)检查孕妇有无心、肝、肾、肺等重要脏器疾病,有无阴道出血、水肿、高血压等妊娠并发症,并给予相应的治疗措施。如果孕妇不宜继续妊娠,可及早做人工流产。

(3)通过检查了解骨盆、产道、胎位是否正常,胎儿发育是否良好,如有异常,应尽早予以矫正,如果无法矫正,可以早日制订分娩计划,保证母婴安全。

(4)对孕妇进行营养、卫生等方面的科学指导。

孕妇产前检查的时间和内容安排,是根据妊娠过程中胎儿发育和母体生理变化特点而制定的。整个妊娠的产前检查一般需要 13 次或更多。如有异常情况,必须按照医师约定复诊的日期去检查。

2. 产前检查内容

(1)询问病史:首次产前检查时,医生会详细询问准妈妈的姓名、年龄、职

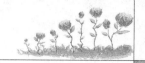

业、孕产次数、末次月经时间、过去及此次妊娠的经过,以及孕妇的患病史或手术史、家庭成员的疾病史、有无遗传病史、有无多胎分娩史、生殖器官异常等;孕妇妊娠早期有无病毒感染史、用药史、放射线接触史等情况。

(2)量身高、骨盆大小:身高和骨盆大小只在首次产检时测量。骨盆大小决定孕妇是否具备自然分娩的基本条件。

(3)测体重:通过体重可以间接地监测胎儿的发育情况。

(4)量血压:准妈妈的血压会随孕期出现生理性的变化,定期测量血压有利于及早发现"妊高征"。

(5)听胎心音:如果使用"多普勒",大约在 12 周能听到胎心音,如果使用一般的听诊器要到 17～18 周才能听到。胎心音是活胎最直接的证明。正常的胎心音,每分钟 120～160 次。

(6)测量宫高、腹围:估算胎儿的发育情况,判断是否发育迟缓或巨大儿。

(7)B 超:正常妊娠,在没有可疑的情况下,整个孕期一般做 2 次,第一次检查在妊娠 18～20 周,重点在于排除畸形;第二次 B 超检查在妊娠后期,以了解胎位、胎儿生长发育情况、羊水状况及胎盘有无异常等。如果妊娠中有异常情况或可疑异常的情况发生,就需要根据病情,决定 B 超检查的次数。

(8)心电图:因为妊娠势必会加重孕妇的心脏负荷,因此有必要了解孕妇心脏的情况。

(9)胸透:排除或发现结核病等肺部疾病,一般在妊娠中后期进行。

(10)血常规(含血型)检查:及早发现贫血等血液系统疾病,如果母亲贫血,不仅会出现产后出血、产褥感染等并发症,还会殃及胎宝宝,给胎宝宝带来一系列影响,如易感染、抵抗力下降、生长发育落后等。

(11)尿常规检查:有助于肾脏疾患早期的诊断。

(12)肝功能检查:检查准妈妈是否感染了肝炎病毒,肝脏功能能否适应妊娠后增加的负担。如果是乙肝患者或病毒携带者,则在整个孕期、分娩,以及新生儿接种等方面都必须采取相应的措施。

(13)梅毒检测(HIV):梅毒是仅次于艾滋病对人体伤害最大的性病,它可以造成流产、早产、死胎、新生儿先天性梅毒等。

(14)地中海贫血:地中海贫血是由亲代传给子代的一种对健康危害颇大的遗传病,通过筛查可发现亲代对该基因的携带情况,并采取相应的防治措施。

3.特殊产前检查

除了常规的产检外,当医生怀疑准妈妈有某些导致胎儿发生先天性或遗传

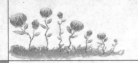

性疾病的潜在危险时,还会建议准妈妈做一些特殊的检查,如:

（1）羊膜腔穿刺:羊膜腔穿刺是用于确诊胎儿是否有染色体异常、神经管缺陷,以及某些能在羊水中反映出来的遗传性代谢疾病。

（2）绒毛膜细胞检查:绒毛膜细胞检查是近些年发展起来的一项新的产前诊断技术。主要用于了解胎儿的性别和染色体有无异常,其准确性很高。

（3）胎儿内镜检查:可以直接观察胎儿的外形、性别,判断有无畸形,进行皮肤活检或从胎盘表面的静脉抽取胎儿血标本。能对胎儿的某些遗传性代谢疾病、血液病进行产前诊断。

（4）X射线检查:X射线对胎儿有一定的损伤,已很少用于产前诊断了。

孕期提示

1. 预防妊娠期的头晕眼花

（1）病因:由于妊娠引起的生理变化,准妈妈在妊娠的各个时期会出现一些平常没有的症状,头晕眼花就是其中之一。有些准妈妈在行走或站立时,会忽然觉得头重脚轻,走路不稳,甚至眼前发黑,突然晕厥。这种现象可以发生在妊娠各期,究其原因有以下5个方面:

①妊娠期自主神经系统失调,调节血管运动的神经不稳定。准妈妈从原来的蹲位、坐位或卧位起来时,体位突然发生改变,脑部出现一过性暂时缺血导致头晕眼花的功能症状。

②妊娠反应引起的进食少,血糖偏低。妊娠早期由于妊娠反应,进食量减少,致使血糖偏低。血糖是肌细胞、脑细胞产生能量的原料,血糖低,细胞能量即减少,从而导致乏力、头晕、冷汗、心悸等不适。一般多在进食少的情况下发生,特别是在突然站起、长时间站立、澡堂洗澡或在拥挤的人流中时更易发生。

③妊娠后期,子宫增大压迫下腔静脉。有些准妈妈在仰卧或躺坐于沙发中看电视时出现头晕,而在侧卧或站立时不会发作,这属于仰卧综合征。是因为妊娠的晚期子宫增大,仰卧或躺卧坐时,沉重的子宫压在其后面的下腔静脉上,使下半身的血液不能返回心脏,回心血量锐减,心每搏输出量减少,导致了心脑供血减少,引起头晕、胸闷等不适。只要避免仰卧或半躺坐位,即可防止头晕发生。如一旦发生,应马上侧卧。

④妊娠贫血,也是引起孕妇头晕的常见原因。由于妊娠的生理变化,此时

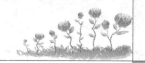

孕妇的血液循环量可增加 20％～30％,其中血浆增加 40％,红细胞增加 20％左右,血液相应的稀释,形成生理性贫血,使孕妇感到头晕或站立时眼花等。

⑤妊娠早、中期血压下降。妊娠的早、中期由于胎盘的动静脉间形成短路,周围血管扩张阻力下降,使孕妇的舒张压较妊娠前降低,一般比平时低 1.33～2.67 千帕,原有高血压病的孕妇,血压下降幅度会更大。血压下降,大脑的血流量就会减少,造成脑供血不足,使脑缺血、缺氧,从而引起头晕;孕期整个盆腔范围的血管显著增加,高度扩张,使血液较多地集中在下腹部,加上增大的子宫又压迫下腔静脉的回流,使回心血量减少,致使心排出量下降,引起低血压及暂时性脑缺血。这类孕妇一般在突然站立或乘坐电梯时会晕倒。这种一时性的脑供血不足,随着心率加快,心每搏输出量的增加将会逐渐改善,头晕也会逐渐消失,一般至孕 7 个月时即可正常。

(2)预防措施:针对以上造成妊娠头晕的原因,提出以下预防建议:

①准妈妈平时应摄入含铁丰富的食物,如动物血、猪肝、瘦肉等。一旦发生贫血,应在医生的指导下及时补铁。

②准妈妈要保证早餐吃饱、吃好,多进食如牛奶、鸡蛋等蛋白质丰富的食品,避免低血糖的现象出现。同时,随身带些奶糖,一旦头晕发作时,马上吃糖,可使头晕得以缓解。

③改变体位时应注意放慢速度,并避免长时间站立。

④出现过头晕现象的准妈妈应避免骑自行车,以免跌伤。

一旦头晕发作,应立即就地坐下,或平卧,安静休息一会儿。准妈妈如果经常出现头晕现象,应到医院做检查,排除病理性贫血、低血压或高血压、营养不良或心脏病等的可能性。如果发生在妊娠晚期,特别是伴有水肿、高血压等症时,尤应引起高度重视,它常是某些严重并发症如子痫的先兆,应尽快就诊。

2.调整好姿势以免疲劳

在妊娠期间站立、步行和坐姿都要调整,以保持良好的姿势,孕妇需要用对自己和胎儿都很舒适的方式来孕育子宫里的胎儿。

良好的姿势会舒缓背部肌肉不必要的紧张,特别是在妊娠的最后 3 个月,背痛是孕妇常见的毛病。当腹部变大胎儿变重时,可能会向后仰或向前弯以调整重心,这样做会造成脊柱周围的肌肉紧张而引起背痛。妊娠期间激素的分泌会引起韧带变软而伸展,背部很容易扭伤。

(1)站立:双肩下垂,肩部放松,臀部收起,伸长脖子抬起头,仿佛整个身体

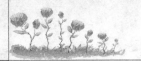

的中心从头顶拉向天花板;不要绷紧双膝,要让体重均衡地分布于整个脚掌;熨衣物或洗碗时不要过分弯腰,如果水槽较低,放一个大水盆在槽上,在盆内洗碗;降低熨板高度,坐在椅子上,这样就可以在腰部的高度操作了。

(2)行走:为保持舒适的姿势,应穿低跟鞋或平底鞋。行走时双脚要平行,不要朝外,身体尽量不要前倾后仰。

(3)坐姿:不论是坐在椅子上还是地板上,随时要保持背部平直。坐在椅子上时,要紧贴靠背,椅背可以支撑孕妇的腰背部。如果椅子不能提供舒适的支撑,可以放一个小靠垫或者毛巾卷在腰背部,双腿不要交叉,以免妨碍血液循环。

(4)起床:起床首先要将身体翻向一侧,然后用肘支撑上半身的重量,再靠双手支撑坐起,伸直背部,最后慢慢将双脚落地站立起来。

(5)抬重物:蹲下并保持背部平直,用腿部的力量来抬起重物,绝不能直立弯下腰拿重物。

(6)躺下:要先从坐姿慢慢躺下,坐定后先慢慢将双腿挪到床上,使双腿与髋部处于平行位置,然后用肘支撑上半身的重量轻轻躺下,再用双手将自己转向卧躺位置。

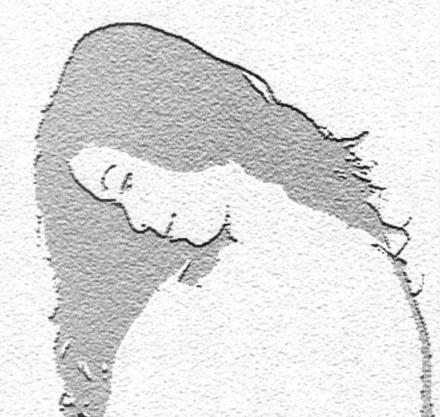

第三章
快速成长中的宝宝

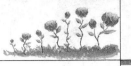

自第二阶段起,胎宝宝的发育非常迅速,并具备了一些复杂的协调动作能力。在此之前,发育的重点是细胞的分裂和增殖,而今后,胎宝宝的生长将依靠细胞的增生。

这是胎宝宝最为活跃的时期。他(她)已经有了躬、伸、踢、跳、扭动等动作,并且双手能够做出复杂动作;此外,胎宝宝还将具备一系列其他能力,如吸吮、吞咽、打哈欠,以及空间感。这些协调动作能力要归功于小脑的快速发育。大约从这一阶段的中期开始,孕妇将感觉到胎动。胎宝宝的指甲、皮肤和毛发,包括眉毛和睫毛都已经出现,皮肤和神经的保护层已经产生;身体内部开始产生精子或卵子,并且能够分泌出胆汁和尿液。他(她)已能够听见外面的噪声。甚至还有科学家认为,胎儿能分辨不同的味道。

胎宝宝的身体内部器官,包括循环系统、感官系统和内分泌系统,在不断地发育。到了本阶段末期,胎宝宝将在身材和体重上获得相当大的增长。

现在,胎宝宝已经度过了发育中最危险的时期,对外界感染或药物的影响较不明显了,发生先天性畸形的几率已很小。

在本阶段进行产前检查,不仅可以发现胎儿是否有缺陷,而且还可以辨别出胎宝宝的性别。

第13周 神经网络在完善 子宫渐大有感觉

胎宝宝的发育状况

现在胎宝宝长得非常迅速,顶臀长增至65~75毫米,体重增至14~20克。这时候,如果在妈妈的腹部上按一下,就会感到宝宝在里面蠕动。这时的胎宝宝已经具备了一些自卫反射能力:如果他(她)的手心被碰到,会攥紧手指;被触动脚心,他(她)会弯曲起脚趾;如果被碰到眼睑,他(她)会把眼皮紧闭。

胎宝宝的神经细胞增生得很快,神经网络正在完善。五官与人类更加接近,双眼已向脸部的中央靠近,嘴唇能够张合。现在胎宝宝的脖颈已经发育得

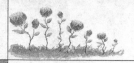
足以支撑硕大的头部。

胎宝宝最初的骨骼结构已经开始出现，肋骨已经能够分辨出来。肝脏开始分泌胆汁，肾脏也开始向膀胱分泌尿液。

准妈妈的生理变化

子宫变得大了一些，在脐下约10厘米处准妈妈能感觉到子宫的上缘。在12~13周，子宫充满了骨盆并且开始不断向上生长进入腹腔，触摸时感觉到好像是一个软软的、光滑的球。

目前，准妈妈的体重可能有所增加，如果晨起恶心比较严重，并且食欲欠佳，体重或许会降低一些，或者增加不很多。当感觉良好，并且胎儿开始迅速生长时，准妈妈的体重就会增加。

这时，准妈妈腰部变粗，衣服变得不再合身，应该开始穿宽松、舒适的衣服。

1. 出现妊娠纹

"妊娠纹"又名牵张线，在妊娠的早期就可出现，通常在腹部、胸部，以及胯部或臀部，随妊娠月份增加色素也加重，分娩后可变为正常肤色，但不会消失。

现在尚不知道如何阻止或治疗妊娠纹。妇女们试用了很多种洗液，包括从羊毛脂到矿物油，使用这些洗液不会伤害身体，但作用不明显。

如果孕妇使用糖皮质激素膏，如氢化可的松治疗妊娠期的妊娠纹，孕体可吸收一些糖皮质激素进入自己体内，这些物质会影响发育中的胎儿，如果不是绝对需要，应禁止使用糖皮质激素药物。

2. 皮肤瘙痒

瘙痒（妊娠瘙痒）是妊娠期间的一种常见症状，在皮肤上没有肉眼可见的肿块或损害，孕妇仅仅是感到瘙痒。几乎20%的妊娠妇女有这种症状。通常在妊娠的后几个星期出现，但也可出现于妊娠的任一时期，妊娠中每周都会出现瘙痒，口服避孕药也会引起瘙痒。这种病症不会给胎儿带来任何危险。

对瘙痒的治疗包括使用抗组胺药或冷的洗液，如薄荷醇和樟脑等，通常不需要任何治疗。

3. 乳房在变化

孕妇可能注意到乳房正在发生变化，在胚胎的第6周乳腺开始发育，到胎

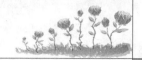

儿出生时,腺管已经形成。

乳房由腺体组成,结缔组织给予支持,脂肪组织给予保护,产奶的腺窝和乳管相连直达乳头。

未妊娠时,每个乳房重约 200 克,妊娠期间,乳房在大小和重量上都有增加。近妊娠末期,每个乳房可达 400～800 克重。在哺乳期,每个乳房可重达 800 克或更多。组成乳房的腺体开口于乳头的腺管,每个乳头包括神经末梢、肌纤维、皮脂腺、汗腺和约 20 根腺管。

乳头周围有一呈环形的色素沉积区,称为乳晕。妊娠前,乳晕通常是粉红色的,妊娠和哺乳期间变为棕色或红棕色并且范围扩大,乳晕变黑可以作为一种乳房分泌乳汁的可见信号。

妊娠期乳房有很多变化,在最早的几周,妊娠的一个普通症状是乳房有麻刺感或疼痛感。妊娠约 8 周后,准妈妈的乳房会增大,并且由于乳房内腺泡和腺管的生长和发育而呈结节状或块状。

随着妊娠期乳房的变化,可以看到皮下的血管,在妊娠的第 4～6 个月,一种淡黄的称为初乳的液体开始形成。轻柔的按摩乳头有时可引起分泌。如果乳房大小变化比较大,可以看到类似于腹部的妊娠纹也会在胸部出现。

乳房是由腺体组织发育而成,"额外"乳腺即多乳症或副乳并不多见,是由乳房早期发育而来。在正常乳房下随着乳线可见乳头和乳房及只有乳头(多乳头),或无乳房而只有乳腺组织(乳腺增大)。乳腺在妊娠期的反应取决于其组织的多少,哺乳期间组织的胀大可以引起疼痛。

准妈妈的保健与护理

妊娠后随着腹部隆起,准妈妈原来的衣物不能再穿了,为适应体形的变化和出于安全考虑,准妈妈的衣着和鞋袜需要有针对性地重新选择,以下建议供准妈妈们参考:

1. 外衣选择

理想的孕妇服装应有助于修正膨胀的外形,既要考虑美观,又不紧束身体。根据不同季节,选择不同厚薄的外衣。在质料的选择上,冬天应选择保暖性好而又不至于太厚重的质料,夏天则应选择柔软透气、吸汗性好的棉质料。在不太寒冷的季节,从肩以下宽松、无腰带的孕妇裙是最理想的。在不得不穿裤子的季节,要选择有弹性又适合腰围的裤子,注意腰带不能太紧。

2. 内衣选择

内衣裤的选择应符合轻、薄、软、宽4个基本条件。妊娠初期,准妈妈的体形还没有明显的变化,还可穿普通的内裤。当妊娠4~7个月时,孕妇的腹部明显地隆起,这时期应穿着一些高腰而可把整个腹部包裹的孕妇内裤。到了妊娠后期,腹部严重突出并有很大的重量感,应选择一些有前腹加护的内裤较为舒适。由于妊娠期间准妈妈内分泌的变化,皮肤会变得特别敏感,所以选择内衣、内裤的质料要以密度较高的棉质料为佳,以防皮肤不适,还要根据不同时期乳房增大的情况配置棉质的、尺寸合适的胸罩来承托乳房,以免出现肌肉松弛及下垂的情况。

3. 鞋子选择

妊娠使准妈妈的身体重心向前移,需要改变身体姿势才能维持平衡,此时孕妇穿鞋要考虑安全性和舒适性。穿高跟鞋时腰和后背集中受力,有可能引起腰痛和脚跟痛,而且孕妇穿高跟鞋行走也不安全,因此不能穿高跟鞋;孕后期行动不灵便,也不宜穿容易脱落的凉鞋,以免绊倒;平底鞋比较安全,但缺乏支托作用,走路时振动会直接传到脚上,也不便于行走,同样会造成疲倦、腿痛、背痛情况。柔软而有弹性的坡跟鞋最为理想,鞋后跟的高在2~3厘米左右,便于准妈妈保持身体的平衡,后跟必须宽大,能稳妥地承托身体;鞋底应是防滑设计,以确保准妈妈不易摔倒;前部应软而宽、鞋帮松软;面料有弹性,重量较轻;脚背部分能与鞋紧密结合。随着体重增大,准妈妈的脚心势必要承受更重的压力,易形成扁平足状态,因此鞋弓应和准妈妈的脚弓紧密贴合,能避免或减轻脚部疲劳、肌肉疼痛和抽筋等症状,需要时可用2~3厘米厚的棉花团垫在脚心部位作为支撑。妊娠中、后期,准妈妈弯腰系鞋带不方便,应穿便于穿脱的轻便鞋。此外,在孕晚期,有些准妈妈脚部出现不同程度的水肿、胀大,应选择比平时宽大1~2号的鞋子。大部分准妈妈在产后水肿消退会恢复到孕前水平,小部分人因妊娠脚从此长大1个码。

4. 袜子选择

孕期提倡穿弹性好的连裤袜,避免穿环形带及口紧的长筒袜,因为它们可妨碍下肢静脉回流,加重静脉曲张,如果要穿短筒袜,应注意袜口松紧适宜,以不妨碍下肢血液回流为宜。

台湾作家廖辉瑛把孕妇形容为"挺身而出的美",合适而美观的穿着能展现出准妈妈特有的仪态美、自豪美，不但使自己的心情愉快，也有利于胎儿的健康发育。

孕期提示

　　预防接种就是一般所说的打预防针。某些传染病，如风疹、乙肝等是可以通过预防接种而有效预防的，对于普通人群来说，预防接种是相对安全的，但在妊娠这个特殊阶段，某些疫苗有可能对胎儿产生不良的影响。所以，准妈妈在做预防接种时应有所选择，如水痘、风疹、麻疹、腮腺炎、卡介苗、乙脑和流脑等病毒性减毒疫苗，以及口服脊髓灰质炎疫苗和百日咳疫苗是孕妇禁用的，但也有些疫苗是可以在孕期内注射的。

　　对于预防接种，孕妇既不要讳疾忌"种"，也不要来者不拒，应该向医生说明自己妊娠的情况，以往及目前的健康状况和过敏史等，由医生来斟酌究竟是该接种还是不该接种。以下介绍与孕产关系密切的几种疫苗。

　　1. 乙型肝炎疫苗接种

　　孕妇的配偶或家中成员有表面抗原及 e 抗原阳性的，以及一些因特殊需要而从事有高度感染乙肝病毒危险工作的孕妇（如在肝炎病房工作的人员），一般应在妊娠前注射乙肝疫苗，如妊娠前未注射，发现自己妊娠后也应及时注射乙肝疫苗。如果孕妇本人乙肝表面抗原阳性，尤其伴 e 抗原阳性，那么，孕妇注射乙肝疫苗的意义不大。

　　（1）接种方法：首次注射后，分别隔 1 个月、6 个月再注射 1 次，共 3 次。用每毫升含量为 30 微克的疫苗，每次注射 1 毫升。或倘若在接近预产期时需要接种，可以在医生指导下注射第 1 针，以后再隔 1 个月和 2 个月各注射 1 次，共 3 次，剂量同前。

　　（2）注意事项：如孕妇本人乙型肝炎病毒表面抗原（HBsAg）阳性，尤其还伴有 e 抗原阳性，应在分娩后按国家规定的免疫程序及时给孩子注射乙肝疫苗，以保护孩子免遭乙肝病毒的侵袭。

　　2. 破伤风类毒素接种

　　由于新生儿破伤风的患病率和病死率都较高，是威胁新生儿生命的一大因素，所以，孕妇应接种破伤风类毒素以预防胎儿感染破伤风。

　　（1）接种方法：在妊娠第 4 个月注射第 1 针，剂量为 0.5 毫升（含 5 个单位），

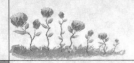

间隔6周或更长时间后注射第2针,剂量同前。第2针最迟应在预产期前4周注射。

(2)注意事项:如注射时间过于接近分娩时间,则不能保证分娩时母体能产生足够抗体。

3.狂犬疫苗接种

孕妇若被狗、猫、狼、猴等动物咬伤,应注射狂犬疫苗。虽然不是所有被这些动物咬伤的人都会被感染发病,但因为狂犬病的病死率几乎是百分之百,所以,为了保险,孕妇被咬后还是应该注射疫苗。

(1)接种方法:在咬伤当天和第3、7、14、30天,各注射狂犬疫苗一针。

(2)注意事项:严重咬伤者,指上肢、头面部或身体多处被狂犬咬伤和深度咬伤,应即刻注射狂犬病免疫球蛋白或抗狂犬病血清(每千克体重用40个单位或0.5~1毫升),然后再按上述程序注射狂犬疫苗。

如果曾有流产史的准妈妈,为安全起见,不宜在孕期内接受任何防疫接种。

第14周 四肢能屈又能展 腹部隆起乳丰满

胎宝宝的发育状况

现在,胎宝宝的顶臀长为80~93毫米,体重约25克。

此周,胎宝宝很少剧烈运动,但他的手指、手掌、手腕、双腿、双膝和脚趾已能弯曲、伸展,并能转动了。神经系统开始发挥功能。眼睑、指甲和趾甲继续发育,头上已经长出了零星的头发。虽然胎宝宝已开始练习呼吸动作,但在充满羊水的胎膜里,他(她)不必像成熟肺似的呼吸,而是通过脐带和胎盘获得氧气。

胎宝宝的脖颈比以前伸长,使他(她)的下颚不再靠在胸前。面颊和鼻梁已出现,耳朵向前移动至头部两侧的上方。外生殖器发育更加明显,很容易辨别出宝宝的性别。

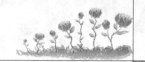

准妈妈的生理变化

因为腹部隆起、体重增加,准妈妈开始觉得身体丰满起来了。有些准妈妈乳头会分泌出一些淡黄色或浅白透明的"初乳"。乳房逐渐增大,乳晕的面积也加大,颜色更深,乳头周围凸出一些小点点。腰痛、便秘的症状也开始出现。腹部隆起明显的准妈妈可发现下腹部的妊娠纹。很多准妈妈脸上也有了妊娠的印记——形状类似蝴蝶的妊娠斑,不用发愁,这些蝴蝶斑会随妊娠结束而消失的。不过,还要警惕以下疾病:

1. 皮肤乳头状瘤和痣

妊娠可使皮肤乳头状瘤和痣发生改变或生长。皮肤乳头状瘤是皮肤的附属物,可首次出现于妊娠期并随着妊娠进展变大。皮肤痣可在妊娠期间首次出现,随妊娠期进展变大变黑。皮肤痣一旦发生变化,就应去做检查。

2. 尖锐湿疣

尖锐湿疣是由人乳头状瘤病毒引起的,生长在生殖道即阴道周围或肛门附近。它能使妊娠变得复杂。

乳头状瘤病毒能引起兔子、牛和人的疣,在生殖区的疣被称为尖锐湿疣。该病毒可引起几种疾病。湿疣生长很快,在妊娠期间可长得很大,偶尔可长得大到阻塞生殖道,挡住分娩的通道。可能是由于激素的变化,使妊娠期的免疫系统发生变化、循环加速所致。在这种情况下,剖宫产是很必要的。但是,这是一个非常罕见的并发症。

湿疣脆性很大,极易出血,分娩时病毒可传播给新生儿。已有关于新生儿声带湿疣的报道,这是由于分娩时胎儿通过生殖道时受乳头瘤病毒的感染所致。

湿疣是可治疗的。治疗方法包括用药物涂擦、激光切除、外科切除和冷冻或烧灼。妊娠去除湿疣的另一个原因是它经常可导致巴氏涂片异常。异常的巴氏涂片在妊娠前比妊娠期间容易处理。

乳头状瘤病毒也是其他病因的重要因素。有证据显示在乳头状瘤、异常巴氏涂片和宫颈癌之间有一定的关系,如果准妈妈患有尖锐湿疣或曾经患过,去看医生比较好。

孕期检查

妊娠期间的 X 线、CT 扫描和磁共振（MRI）检查，这一风险包括致突变和出生后得肿瘤。一些医生认为，妊娠期间唯一安全的方法是不使用 X 射线检查，因为婴儿出生前接触 X 射线会增加患白血病的机会。如果必须做，应用物体挡住腹部避免卵巢（和卵细胞）暴露于 X 线。

计算机 X 射线断层扫描，也叫 CT 扫描。许多研究者认为，胎儿通过 CT 扫描接受的射线量比通常的 X 射线要低得多。但是，应该谨慎对待这些检查，因为我们已知道很多由于少量的射线会给发育中的胎儿造成不良后果的情况。

研究发现，射线对胎儿的影响在妊娠的第 8 周与第 15 周之间（在胎龄 6～13 周）最大。

到目前为止，尚无关于使用 MRI 对妊娠造成不良后果的报道。但是，有人建议在妊娠的头 3 个月应避免使用 MRI。

准妈妈的保健与护理

充足的睡眠和均衡的营养一样，对准妈妈来说都是非常重要的。但一些准妈妈原来睡眠正常，妊娠后明明很疲倦却老是睡不好。造成孕妇睡眠质量下降的原因归纳起来主要有以下 6 种，针对各种不同原因提出改善睡眠的对策，供准妈妈们参考：

1. 精神放松、保证睡眠

在孕早期恶心、呕吐等反应，以及由于准妈妈体内激素的分泌，导致情绪不安，在一定程度上影响了准妈妈的睡眠质量。建议早一点上床睡觉，睡前放松情绪，适当降低卧室的温度，因为激素导致孕妇体温略微增高，将室内温度降低可以使人心平气和，易于入睡。此外，让爱人轻轻地拥抱和按摩，都是很好的入睡方法，肌肤的接触不仅可以使身体平静，也可以让孕妇的心情愉悦。

2. 托起增大的腹部

随着胎龄的增加，胎儿体积变大，增大的子宫对下腔静脉及腹部一些脏器造成压迫引起不适。在妊娠后期应采取左侧卧位，必要时在肚子下或两腿之间放一个软枕。

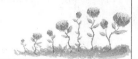

3. 睡前少喝水、应对尿频

由于妊娠后准妈妈的肾脏负担增加,需要比孕前多过滤 30％～50％的血液,所以尿液也就多了起来。另外,随着胎儿的生长,孕妇的子宫变大,对膀胱的压力也会增大。综合上述因素,小便次数增多,不可避免地会影响孕妇的睡眠。夜间尿频的准妈妈睡前少喝水或饮料,应采取侧卧位,减少子宫对膀胱的压迫。

4. 避免腿抽筋、腰背痛、胃灼痛等孕期不适

时常发生抽筋的准妈妈平时要适当补钙,如果半夜腿抽筋醒来,可用力将脚蹬住床边的墙上或下床站立片刻,这样会有助于缓解抽筋。另外,白天注意不要站立太久,以免下肢过度劳累,晚上容易抽筋。除了适当地运动,还应经常把下肢垫高,缓解疲劳。大多数孕妇由于胃食管反流而感觉胃灼热,晚上睡觉前,可在床边用保温杯准备好开水,半夜胃里不舒服时,随手可饮,还可以试着将上半身用枕头垫高。腰背痛是由于身体负担过重所致,采取左右交替的侧卧位,可缓解腰背部的压力,也可以请丈夫适当按摩。

5. 纠正不良睡姿

在妊娠中后期,仰卧位时巨大的子宫压迫下腔静脉,使回心血量及心排血量减少,而出现低血压,孕妇会感觉头晕、心慌、恶心、憋气等不适,影响睡眠。因此,从妊娠早期开始要养成侧卧的习惯,到了妊娠中后期,腹部巨大时,宜采用左侧卧位,此种卧位可改善以上不适,还可以纠正增大子宫的右旋,减轻子宫对腹主动脉和髂动脉的压迫,改善血液循环,增加对胎儿的供血量,有利于胎儿的生长发育。

6. 解除精神压力

有些准妈妈因为担心胎儿的健康、畸形,甚至性别等,过分忧虑而困扰睡眠。对于这些准妈妈来说,解开心结,调整心态至关重要,可考虑参加分娩学习班或新父母学习班,以便对妊娠有充分的了解,打消疑虑。另外,睡前在清新的空气中散步,或者听听舒缓的音乐以放松情绪,有利于安稳睡眠,入睡前应避免进行压力大或很情绪化的讨论。

除了上述原因和对策外,睡前避免饮用含咖啡因的饮料,如汽水、咖啡、茶;养成有规律的睡眠习惯;没有尿频的准妈妈还可以在睡前喝 1 杯加了蜂蜜的牛奶等方法也有助于轻松入睡。夜间睡眠不好的准妈妈,争取在午间睡上 30～60

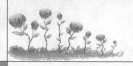

分钟,以弥补夜间睡眠的不足。

最后,要特别提醒准妈妈的是:睡眠不好时,千万不可擅自服用安眠药。当上述对策无法改善睡眠时,应在产检时向医生寻求帮助。

孕期提示

便秘是妊娠妇女通常会遇到的烦恼之一。

1. 产生便秘的原因

因为妊娠时黄体激素升高,胃酸分泌减少,胃肠道肌张力减弱,食物通过胃肠的时间延长,大肠壁对食物残渣的水分吸收过多,粪便很容易在肠内硬结;加上子宫不断增大,重量增加,压迫到大肠,造成血液循环不良,因而减弱了排便的功能;而腹壁肌肉张力低,收缩力不足,不容易将粪便排出体外。特别是到妊娠晚期,胎头入盆后,胃肠道特别是直肠受到的机械性压力越来越明显,影响了血液回流,故便秘的同时常伴有痔疮形成。遇上痔疮发作疼痛,孕妇对排便有种恐惧感,并有意识减少排便,使便秘有加重的趋势。常常几天没有排便,甚至1~2周都未能排便,则有可能导致孕妇腹痛、腹胀,严重者可导致肠梗阻。如果分娩时准妈妈的肠管中的粪便堆积,会妨碍胎儿下降,使产程延长,甚至难产。

除了妊娠特有的生理因素外,以下两个原因对妊娠便秘的发生有一定的影响:一是由于妊娠期间准妈妈进食大量高蛋白、高脂肪的食物,而忽视蔬菜的摄入,就会使胃肠道内纤维素含量不够,不利于食糜和粪便的下滑;二是妊娠后,身体的活动和运动减少,使得蠕动本已减少的胃肠对食物的消化能力下降,加重腹胀和便秘的发生。

2. 应对便秘的措施

一般来说,妊娠期不主张使用泻药,以免诱发流产或早产。因此,准妈妈及早预防便秘发生显得尤为重要。主要有以下预防措施。

(1)养成良好的排便习惯,每日定时排便1次:蹲式坐便器使准妈妈腹部受压,尤其是妊娠晚期腹部增大,准妈妈下蹲更困难,因此最好使用坐式马桶,以减轻下腹部血液的淤滞和痔疮的形成。还有就是一有便意就应去厕所排便,切忌忍着不排便,因为粪便在体内积存久了,不但造成便秘,也会影响食欲。

(2)充足睡眠,适量活动:每天要有足够的户内、户外活动时间,多活动可增

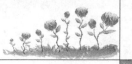

强胃肠蠕动。另外,睡眠充足、心情愉快、精神压力得到缓解等都是减轻便秘的好方法。

(3)合理调整饮食:应注意增加纤维素的摄取、三餐应定时定量,一定要吃早餐。多吃新鲜蔬菜和水果。以下食物有助于预防便秘:

①奶类及其制品。

②未加工的豆类,如黄豆、绿豆、红豆等。

③富含粗纤维的蔬菜,如竹笋、芹菜等,蔬菜的梗、茎。

④含高纤维的水果,如梨、哈密瓜、桃子、苹果、黑枣等。

⑤全谷类及其制品,如米糠、糙米、麦麸、燕麦、玉米、全麦面包、黑面包、麸皮面包等。

⑥含脂肪酸较多的各种坚果和植物种子,如杏仁、核桃、腰果仁、各种瓜子仁、芝麻等。

⑦脂肪多的鱼。

⑧含水分多的食物,如:鲜牛奶、未经过滤的鲜果汁等。

(4)睡眠取左侧卧位:睡觉时应尽量取左侧卧位,以减轻子宫对直肠的压迫。

(5)不吃刺激性食物:养成良好的生活习惯,一般可避免妊娠期便秘的发生。发生了便秘的准妈妈可以在早晨起床后喝1杯凉开水或牛奶,并多进食能促进肠蠕动的食物,如香蕉、蜂蜜、果酱、麦芽糖等,排便困难时可外用开塞露等。如便秘情况严重,上述办法无效时,应到医院就诊,切忌自行服药或灌肠。另外,少喝碳酸饮料,便秘期间少吃或不吃难消化的食物,如莲藕、蚕豆、荷包蛋、糯米粽子、糯米汤圆等,暂时禁食苹果,因为苹果鞣酸含量较高,会加重便秘的发生,不宜进食的水果还有菠萝、柿子、桂圆、橘子等。

患痔疮的准妈妈必须停止吃辛辣有刺激的食物,如酒、辣椒、花椒、胡椒、姜、葱、蒜等;少吃不易消化的食物,以免引起便秘,加重痔疮;多吃上述有助于预防便秘的食物。避免长期站立或坐着,适当活动让血液循环更顺畅。其次,可用大黄、黄柏、黄芩、苦参煎水,每日便后或早晚趁热先熏后洗患处,每次15~20分钟。还可用艾叶、花椒、八角或槐花、马齿苋、无花果、侧柏叶等煎汤熏洗坐浴。此外,孕妇还可做一些促进肛门局部血液循环的运动,自行收缩肛门1分钟,放松后再收缩,连续3次,每日3~7次。这些办法对缓解痔疮都能起到一定的作用。

第 15 周　胎儿皮肤长胎毛 孕妇出现腰背痛

胎宝宝的发育状况

现在,胎宝宝的顶臀长为 104～114 毫米,体重约 50 克。

胎宝宝的骨骼正在迅速增长。手腕和肘关节活动更加灵活,他的小手有时会握成拳头,但这并不是受大脑控制的意识动作。

现在胎宝宝的皮肤表面开始出现柔软纤细的胎毛,胎毛依照皮肤的纹理分布,像是遍布全身的指纹,其作用能辅助调节体温。此外,胎儿的脸上长出的眉毛,头发在继续生长。

胎宝宝中耳内的小骨头开始变硬,但由于大脑的听觉中枢尚未发育,因此他(她)还不知道声音的含义。不过他(她)已经产生了一系列的面部表情,如皱眉或做鬼脸。

准妈妈的生理变化

这时准妈妈的腹部已初具"规模"了,子宫有一个初生婴儿的头那么大,子宫底部上升到肚脐下四横指的位置。因子宫渐渐变大,引起腰酸、背痛。准妈妈体重继续增加,原来的衣裤基本上穿不下了。随着妊娠反应的消失,准妈妈在精神上多半感觉轻松了。日常生活恢复正常,并可以适当过性生活,但应注意频率和体位。

准妈妈的保健与护理

1. 妊娠期间做巴氏涂片检查

妊娠期首次看医生时,将会做巴氏涂片的检查,发现异常应及时处理。妊娠期巴氏涂片异常的处理应因人而异,当异常细胞不太严重时(癌前病变或者不很严重），可在妊娠期间通过阴道镜或巴氏涂片检查来观察。妊娠期的宫颈由于循环的改变极易出血，这需要谨慎处理。

2. 遗传咨询

对有些夫妇来说，遗传方面的咨询是很重要的。需要遗传咨询的夫妇包括那些曾有异常婴儿的、有家族史或遗传病的、再次发生流产的（通常 3 次或更多），以及 35 岁以上的育龄夫妇。问及的问题包括在配偶的家族史中是否有唐氏综合征、脊柱裂、血友病和肌营养不良。

新的技术和研究增加了我们的医学知识。然而，在关于胚胎和胎儿发育和生长的细小环节上，很多问题的解答不尽如人意。前面讨论过致畸药物，它可影响胚胎的发育。胚胎对致畸药物的易患性与遗传因素和外界因素有关，如在发育的重要时期接触了致畸药物，而有些对妊娠的某个时期有害的药物在其他时期可能无害。

孕期提示

1. 高龄初产妇

当今，很多女性要等到大学毕业并且工作一段时间后才结婚生育，而超过35 岁的孕妇所生的孩子出现异常问题的风险很高。超过 30 岁的妇女妊娠所致的问题有早产、骨盆受压和骨盆疼痛；35 岁以后妊娠对妊娠妇女危险性更大，这些危险包括：①唐氏综合征。②高血压。③剖宫产。④多胎。⑤产前子痫。⑥胎盘剥离。⑦出血或其他并发症。

35 岁妊娠比 25 岁妊娠困难得多，而且腹部、皮肤和肌肉的改变，产后会更难恢复。

2. 筛查唐氏综合征

唐氏综合征又称先天愚型，它是最常见的一种染色体疾病和弱智的病因。患有唐氏综合征的孩子，智力低下，脸上五官和表情异于常人，通常表现为伸舌头、流口水、塌鼻梁、斜眼。唐氏综合征患儿的智商通常在 20～50 之间，生活不能自理，随着年龄增长、智商非但不升反而下降，需要家人的长期照顾。约半数患儿伴有先天性心脏病，患儿的平均寿命不长，约 50％患儿 5 岁前死于多种并发症（如肺炎等感染性疾病），患者白血病的发病率为普通人群的 10～20 倍。唐氏综合征在新生儿中的患病率为 1/700 左右，我国每年约有 2.6 万个唐氏综

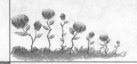

合征患儿出生,平均每小时就有 3 个。

唐氏综合征的发病几率随着孕妇年龄的递增而升高。在一般人群中,唐氏综合征的发生率约为 1%,而 35 岁以上女性生育唐氏儿的可能性为 1%～2%,而 44 岁以上的孕妇生下此类孩子的几率更高。

唐氏综合征发病因素除了年龄外,还与孕期使用化学药物堕胎、放射线照射、自身免疫性疾病及病毒感染(如传染性肝炎)有关。

唐氏综合征患儿一旦出生,给家庭和社会都带来极大负担。目前,医学界对唐氏综合征缺乏有效的治疗方法,唯一避免的方法就是进行产前筛查和产前诊断。按照当前的医学水平,通过对孕妇妊娠早期、中期的产前筛查,结合 B 超检查,可将约 80% 的唐氏综合征胎儿检查出来。因此,35 岁以上的或存在可疑因素的准妈妈,有必要在妊娠 8～23 周内做胎儿唐氏综合征筛查和诊断,这在《中华人民共和国母婴保健法实施办法》中也做了明确规定。一旦发现胎儿异常,准妈妈应理性地面对,立即进行选择性流产,这对孩子、家庭都是避免更大不幸的唯一办法。

女性 30 岁前生育,唐氏综合征的风险为 800 个婴儿中不到 1 个;到 40 岁时增到 1/100;45 岁增加到 1/32。妊娠期实际上罹患此综合征的数目大得多,只是许多这种妊娠的结果导致了较早的流产或死婴(表 6)。

唐氏综合征是通过羊膜穿刺术可检查出的最常见的染色体缺失性突变。如果想怀孕的女性考虑到因为自己的年龄或家族史的原因,或极有患唐氏综合征的可能性,就要请教和咨询这方面的专业医生。

表 6　新生儿患唐氏综合征的风险表

母亲生育年龄(岁)	新生儿发生唐氏综合征几率
25	1/1300
30	1/965
35	1/365
40	1/109
45	1/32
49	1/12

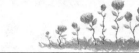

第16周　宝宝活跃好运动
羊水增加子宫重

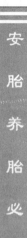

胎宝宝的发育状况

现在胎宝宝的顶臀长为108～116毫米，体重约80克。胎宝宝的四肢已经完全发育，腿比胳膊更长，关节也开始活动。由于钙质的继续积淀，骨骼的硬度增加了不少。

尽管胎宝宝自身的免疫系统已经开始产生部分抗体，但他仍依赖着母亲胎盘所提供的抗体。胎宝宝的神经系统开始工作，肌肉能够对大脑的刺激做出反应，因此动作非常协调。

现在仍是胎宝宝十分活跃的时期，他（她）常常会翻身、翻跟头、乱踢一阵。通过超声波检查已能分辨出胎宝宝的性别。另外，有一现象人们还无法感知，就是胎宝宝会偶尔呃逆，这是悄无声息的，因为他（她）的气管里充满液体而没有空气。

准妈妈的生理变化

随着胎宝宝的生长发育，子宫不断增大，羊水量增加至200～250毫升，本周子宫底高度约15厘米，相当于肚脐下2～3横指的高度。子宫全部软化而有弹性，整个子宫重约250克。这时发生流产、死产几率较前3个月明显降低。准妈妈现在的体重可能已经增加了2～4.5千克。由于腹部的隆起，还有腰背痛的影响，准妈妈的睡眠会受到不同程度的影响，所以从现在开始要学着选择一种舒适而健康的睡姿。

准妈妈的健康饮食

准妈妈从第4个月起体重增长迅速，母体开始贮存脂肪及部分蛋白质。

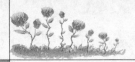

此时,胎儿迅速发育,各器官逐步完善,其免疫系统的组织器官也随之发育,胎儿组织中钙、磷、铁、锌、钾等无机盐都在不断地储备,所以妊娠中期的准妈妈需要补充丰富的营养,如蛋白质、维生素、糖类、无机盐等。增加这些物质的摄入,应多吃一些蛋类、奶类制品、肉类、五谷杂粮、蔬菜及水果,以保证胎儿的发育。

由于妊娠中期基础代谢加强,对糖的利用增加,应在孕前基础上增加能量,每日主食摄入量应达到或高于 400 克(8 两),并且精细粮与粗杂粮搭配食用,热能增加的量可视准妈妈体重的增长情况、劳动强度进行调整。同时增加蛋白质摄入量,每日比妊娠早期增加 15 克,动物蛋白质占全部蛋白质的一半以上。在妊娠第二阶段,准妈妈的腹壁、背部、大腿等部位开始储积脂肪,为分娩和产后哺乳做必要的能量贮存。准妈妈应适当增加植物油的食量,也可适当选食花生仁、核桃、芝麻等脂肪酸含量较高的食物。

1. 孕妇每天营养需要量和膳食结构

(1)谷类主食 350～500 克,如米、面、玉米、小米等。

(2)动物性食物 100～150 克,如牛、羊、猪、鸡、鱼、蛋等。

(3)动物内脏 50 克,每周至少 2 次。

(4)水果 100～200 克。

(5)蔬菜 500～750 克。

(6)奶及其制品 250～500 克。

(7)豆及其制品 50 克,如豆腐、豆浆、红小豆、绿豆、黄豆等。

(8)油脂类 25 克,最好是花生油、玉米油等植物烹调油等。

2. 防治孕妇失眠的食疗方

针对孕中期出现的失眠问题,这里介绍 2 个有一定食疗功效的食谱:

蛋黄莲子羹

【原　料】莲子 50 克,鸡蛋 1 个,冰糖适量。

【制　作】莲子经浸泡、洗净后加 3 碗水煮约 30 分钟,加冰糖,将鸡蛋打入碗中,取蛋黄放入莲子中煮至熟透,即可食用。

【用　法】可每晚作夜宵,连吃 3～5 日。

【营养功效】养心除烦,安神固胎。适宜于夜睡不安、心情烦躁、胎动频繁的孕妇食用。

金针猪心汤

【原　　料】猪心1个（约250克），干金针菜（黄花菜）30克，食盐适量。

【制　　作】猪心洗去血污、切片，金针菜用水洗净，同放入开水内，慢火熬1～2小时，调味即可。

【用　　法】饮汤吃肉。

【营养功效】猪心益心补血，治健忘；金针菜（黄花菜，又叫健脑菜、忘忧菜等），能安定精神，为健脑佳品。孕妇食之可去烦养心，安眠好入睡。

3. 防治妊娠斑的食疗方

青瓜炒鱿鱼

【原　　料】青瓜200克，云耳25克，干鱿鱼100克，姜、蒜蓉、食盐少许。

【制　　作】青瓜洗净、切片；云耳浸泡后沥干水，鱿鱼浸软切片。青瓜、云耳先炒熟装起，再用姜片、蒜蓉炒鱿鱼，最后把碟里的青瓜、云耳重新倒进锅里炒匀调味即可。

【用　　法】佐餐食用。

【营养功效】富含蛋白质和碘，青瓜富含维生素，有美容的功效，能淡化妊娠引起的色素沉着。

瑶柱扒豆苗

【原　　料】豆苗400克，瑶柱75克，姜2片。

【制　　作】瑶柱泡软，撕成细丝。豆苗先用开水烫熟调味，捞起盛碟，瑶柱丝加入姜片煮沸，勾芡，淋在豆苗上即可。

【用　　法】佐餐食用。

【营养功效】豆苗富含钙质、B族维生素、维生素C和胡萝卜素，有润肌肤、助消化的功效，能减轻妊娠期的皮肤粗糙和妊娠斑。

准妈妈的保健与护理

1. 孕期静脉曲张

(1)病因：下肢静脉曲张是妊娠期比较常见的并发症，主要表现为下肢表浅

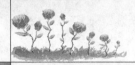

静脉扩张、伸长和迂曲，在脚部浮现蚯蚓般的脚筋或如蜘蛛网般的紫红色细丝状血管。偶然在会阴部也可见静脉曲张，而肛门痔疮也是另一种形态的静脉曲张。

造成妊娠期静脉曲张的原因有 3 个方面：

①妊娠后体内激素水平改变。增加的黄体素造成血管壁扩张，再加上妊娠时全身血流量会增加，使得原本闭合的静脉瓣膜开放，造成静脉血液的逆流。

②增大的子宫压迫血管。子宫随孕期的增加而变大，压迫骨盆腔静脉和下腔静脉，使得下肢血液回流受阻，造成静脉压升高，曲张的静脉也会越来越明显。

③家族遗传或体重过重。有家族遗传倾向，血管先天静脉瓣膜薄弱而闭锁不全，或是孕期体重增加过量，都是静脉曲张的高危人群。

下肢静脉曲张最早可出现在妊娠 3～4 个月时，但大多数在妊娠后期发病。患者一般无自觉症状，部分患者出现小腿酸胀乏力，长时间站立脚会出现水肿，下肢的轻微损伤会导致难治的慢性溃疡，少数孕妇会出现下肢血栓性静脉炎。

一般来说，孕期发生静脉曲张并不会造成孕妇及胎儿全身性循环系统的障碍。在非常罕见的情况下，如果有下肢静脉压痛、发热、红肿等情况发生，或同时合并有心跳加快、呼吸困难等情形，有可能是下肢静脉的血栓流至肺部，造成肺部静脉栓塞，这种情况需要迅速就医。

（2）预防：普通的静脉曲张在分娩后多半会缓解，一般不需要特别治疗，平时的保健、穿着医疗弹性袜等有助于预防和减轻下肢静脉曲张的症状，具体预防办法如下：

①适度温和的运动，如每天进行 2 次 30 分钟左右的散步，可以帮助血液循环。

②保持适当的体重，避免体重增加过多。体重越重对静脉曲张越不利，超重的准妈妈要控制饮食。

③避免提过重的物品，以减少腹压上升。

④尽量避免长期坐姿、站姿或双腿交叉压迫。长时间坐着或站立，会造成血液淤集在小腿，对已脆弱的静脉壁更增压力。经常把腿抬高，以疏通淤集的血液；坐着的时候，如果可能，则把脚抬高到心脏水平；躺下时，在脚下放置一个枕头，将腿垫高，或采取侧卧姿势。长途旅行时，不管是搭飞机、乘火车或汽车，要经常做伸展运动。

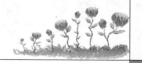

⑤预防便秘,保持排便通畅。

⑥穿上弹性裤袜和宽松的衣服。弹性裤袜可压迫静脉壁,迫使血液从表面的曲张静脉回到较底层的静脉。早上下床前便穿上,一直到夜晚就寝前脱掉。要穿着宽松的衣服。不要使用紧束的皮带、腰带及紧贴的鞋子。否则有碍血液循环。

⑦摄取足量的维生素 C。维生素 C 可以保持静脉的健康与弹性。

2. 产前检查

(1)甲胎蛋白测定:随着胎儿的生长,这种蛋白可在不断增加的羊水(来源于胎尿)中发现。部分甲胎蛋白可通过胎膜进入孕妇的循环系统,孕妇血液中的甲胎蛋白量比胎儿体内或羊水中的量少得多,但随着妊娠的继续,它的确在增加。

现在可通过羊膜穿刺探明羊水中的甲胎蛋白量,通过抽取外周血测定孕妇血中的甲胎蛋白量。妊娠期甲胎蛋白的水平有很大的临床意义,通常在妊娠的16～18 周检查。检查的时机很重要,并与孕妇的年龄和体重有关。

甲胎蛋白水平增高提示胎儿可能有严重的问题,如脊柱裂或无脑儿(严重的中枢神经系统缺陷),有些研究者甚至发现低水平的甲胎蛋白与唐氏综合征有关。过去,有关唐氏综合征的检查只能通过羊膜穿刺。现在,通过抽血就可在妊娠的早期发现。

如果血甲胎蛋白的水平异常,可以通过其他的甲胎蛋白检查方法或羊膜穿刺来证实。仔细的超声检查也可发现脊柱裂或无脑儿(又叫神经缺陷)并可确定在妊娠中的发生时期,这一检查并不是每个妇女都得做,如果孕妇没有做过这种检查,可咨询医生。这一检查对孕妇来说,风险和损伤相对很小,并且可提示胎儿的生长和发育情况。

(2)检测 Rh 敏感性:在以前所做的检查中,血型和 Rh 因子已经确定。过去,Rh 阴性的妇女怀有 Rh 阳性的孩子会使妊娠变得复杂,并生出不健康孩子。

在妊娠过程中,Rh 阴性的妇女可以怀上 Rh 阳性的孩子。孕妇所产生的抗体能通过胎盘并损害胎儿的血液系统。这可引起胎儿或新生儿罹患溶血性疾病,进而导致胎儿在子宫内贫血,产生严重后果(如果宝宝是 Rh 阴性则没有问题)。

幸运的是,以上现象可以避免。Rh 免疫球蛋白的使用,使许多问题得到缓解。在妊娠的第 28 周应用可以阻止分娩前的致敏反应。现在几乎没有被 Rh

因子致敏的孕妇了。如果妇女是 Rh 阴性并已妊娠,Rh 免疫球蛋白检测应作为妊娠的一部分。

　　Rh 免疫球蛋白是从人血液中提取出来的一种制剂。如果胎宝宝是 Rh 阳性,Rh 免疫球蛋白在孕妇分娩后 72 小时内也要应用。如果胎宝宝是 Rh 阴性,分娩后,不必使用,妊娠期也不必注射。但是为了避免冒险,妊娠期使用 Rh 免疫球蛋白也不失为一个好对策。如果孕妇有异位妊娠并且是 Rh 阳性,应该使用 Rh 免疫球蛋白,它也可用于防止流产。

　　以上所有的措施是为了阻止抗 Rh 阳性因子抗体的形成。因为这些抗体对宝宝有很大的危害。

　　(3)羊膜穿刺:羊膜穿刺通常用于妊娠 16～18 周时所做的产前评估。到现在为止,子宫已经长得足够大,胎儿的周围围绕着足够多的羊水,这使得检查成为可能,如果需要的话,这时做羊膜穿刺可让孕妇有足够的时间决定她是否要终止妊娠。

　　在羊膜穿刺检查中,超声波可用于液腔的定位,以避免伤及胎儿和胎盘。首先暴露腹部,麻醉皮肤,接着让针头通过皮肤进入子宫。用一针管从羊膜腔(胎儿周围的区域)抽吸液体,大约 30 毫升的羊水就足以进行各种各样的检查。

　　漂浮于羊水中的胎儿细胞可在培养液中生长。它们可用来鉴定胎儿的细胞是否正常。我们知道婴儿出生时可以有 400 种以上的异常,羊膜穿刺可鉴定出其中的 40 种(10％)。

　　可鉴定出的异常如下:

　　①染色体问题,尤其是唐氏综合征。这可以通过查胎儿的染色体发现,同样的方法可用于鉴别胎儿的性别。

　　②骨病,如成骨不全。

　　③胎儿感染,如疱疹和风疹。

　　④中枢神经系统疾病,如无脑儿。

　　⑤溶血性疾病,如新生儿溶血病。

　　⑥代谢异常(酶缺陷)。

　　羊膜穿刺所导致的危险包括损伤胎儿、胎盘或脐带、感染、流产或早产。

　　应用超声引导穿刺针可以帮助避免并发症,但不能去除危险因素,可能会引起胎儿和母亲出血,这很重要,因为胎儿和母亲的血液是分开的,并且血型可能是不同的。这对于怀有 Rh 阳性的孩子而自身为 Rh 阴性的母亲来说意义非

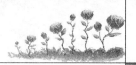

常。这种类型的出血可导致同种免疫，一个 Rh 阴性的妇女在羊膜穿刺时应该注射 Rh 免疫球蛋白，以防止同种免疫。

由羊膜穿刺导致的胎儿病死率为 $0.5\% \sim 3\%$。因此，这一操作只能由有经验的专业人员进行。

孕期提示

1. 关于洗桑拿浴与热水浴

一些妇女担心妊娠期间进行桑拿浴、热水浴是否可行。胎儿依靠母体来维持正常的体温。有试验显示，如果母体的体温升高几度并保持几分钟，就可能在胎儿发育的关键时期对其造成损害。在尚无更多的医学研究证明桑拿浴与热水浴对胎儿无害时，不要冒险进行桑拿浴与热水浴。

2. 改变目前的睡眠姿势

有些孕妇有许多关于妊娠期睡眠姿势和睡眠习惯问题的忧虑，有些妇女想知道她们能否趴着睡，有的想知道她们是否应停止在水床上睡觉。如果这是第一次怀孩子，睡眠习惯会与以前大不相同。

随着妊娠期身体的变化，会发现很难选择一个十分合适的睡眠姿势。在睡觉时，不要平躺入睡，因为随着子宫的增大，当平躺入睡时，子宫会压迫流经腹部的血管（下腔静脉和腹主动脉），这可以降低胎儿和孕妇的部分身体的血液供应，有些孕妇也发现她们在平卧睡觉时，会感到呼吸困难。趴着睡觉更不好，它会大大增加子宫的压力，子宫越大，趴着睡觉越不舒服。

要早早开始学着侧身睡觉。随着身体的变化，就越显示出它的优势。有时需要使用几个额外的枕头，将一个放在身后以防止翻身时躺平，另外一个放在两腿之间，使腿在较高位置得到休息。现在一些制造商制造出一种"妊娠枕"可以为孕妇的整个身体提供支持，既简单又有效。试着找到舒服的睡眠方式，随着时间的推移和身体的变化，这将对孕妇越发重要。

第17周　头发眉毛长得多
宫顶变得似球形

胎宝宝的发育状况

现在,胎宝宝的顶臀长为11～12厘米,体重约100克。

虽然胎宝宝的头仍然比较大,但看起来已经开始和身体的其他部分成比例了。因为还没有形成皮下脂肪,他(她)的脸显得很瘦。胎宝宝的双眼更大了,但仍紧闭着。他(她)拥有了更多的头发,睫毛和眼眉长得更长,并开始长出小小的手指甲和脚趾甲。

现在胎宝宝的小手能做许多动作,比如把手指放入口中。手指已经充分发育。胎宝宝的循环系统和泌尿系统开始起作用,他(她)吞食羊水,消化吸收后通过膀胱排出,从而调节胎膜中的羊水量。由于在练习呼吸,胎儿的胸部不停地起伏着,使羊水被吸进或排出体外。胎宝宝的心脏每天会搏出24升血液。从现在起,他(她)的体内开始出现褐色脂肪,以备出生时维持身体的热能。

准妈妈的生理变化

现在孕妇的体形变化会越来越大。胎动的出现可确保妊娠的正常,如果以前曾有过像出血或疼痛等问题,胎动就显得更为重要。

随着妊娠的继续,子宫的顶部变得近似球形。它的长度比宽度增加得快,因此子宫的形状更接近于椭圆形而不是圆形。子宫充满了骨盆并且向上到达腹腔,肠道被推向上方并且靠边。

子宫不是固定在一个位置,当站立时,子宫会靠近前面的腹壁。在这一位置很容易摸到它。当躺下时,它会向后靠近脊柱和血管(腔静脉)。

圆韧带位于子宫一侧靠上的部位。这些韧带使子宫固定在盆壁。在妊娠期,这些韧带可以延伸和伸长,并可导致疼痛和不适,称为圆韧带痛。这种情况不预示着有什么问题出现,而是提示子宫正在生长。疼痛可以发生在一侧或两

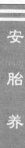

侧，一侧疼痛比两侧疼痛情况更糟，但不会对胎儿造成损害。当躺下休息一会儿后，会感到好多了，有些孕妇则试图让自己忙起来而忘掉疼痛感。如果疼痛加剧或出现其他的症状，应该去看医生。出现比较严重问题的信号有阴道流血、流液或剧烈地疼痛。

准妈妈的保健与护理

1. 做好乳房保健

随着孕周的不断增加，乳房也开始逐渐地变化。从妊娠 4～5 个月开始，乳房偶尔会有稀薄的液体分泌出，乳晕的皮脂腺也开始分泌，为保证分娩后能正常哺乳，应该从现在起对乳房进行养护。乳房的养护主要从以下 3 方面着手：

（1）乳房的支托：妊娠后随着胸围的增大，应根据乳房的大小调换乳罩的大小和罩杯形状，并保持吊带有一定拉力，将乳房向上托起。乳罩支持乳头所在的正确位置应是乳头连线在肘与肩之间的水平位，防止乳房的重量将乳罩往背部方向牵拉。应选用轻软、可以随意调整松紧的棉质乳罩，使乳房血液循环通畅，保证乳房发育良好。

（2）乳房的清洁：清洁乳房不仅可以保持乳腺管的通畅，又有助于增加乳头的韧性、减少哺乳期乳头皲裂等并发症的发生。在初乳出现阶段，初乳易在乳头处形成结痂，应该先以软膏加以软化，然后用温水擦拭干净。乳头应该保持清洁和干燥，但最好不要用肥皂水或酒精清洗乳头，因为这样会除去乳头周围皮脂腺分泌的保护皮肤的油脂，导致乳头过于干燥，很容易发生皲裂。准妈妈应专门准备一条干净毛巾，每天用温水清洗乳房，用毛巾摩擦乳头，有利于增强乳头的韧性，预防乳头皲裂。擦洗时注意动作不要粗暴，以免造成乳头的刺激感或酸痛。

（3）乳头的护理和矫正：正常的乳头为圆柱形，突出于乳房平面。如果乳头内陷，产后哺乳可能发生困难，甚至无法哺乳，乳汁淤积，可继发感染而发生乳腺炎。故对乳头内陷者，应于妊娠中期开始设法纠正。纠正方法是以双手大拇指置于靠近凹陷乳头的部位，用力下压乳房组织，然后逐渐向乳晕的位置向外推，每日清晨或入睡前做 4～5 次，待乳头稍稍突起后，再捏住乳头颈部向外来回牵拉，使乳头凸起，每日 2～3 次，每次 10～15 分钟，一般经过 1～3 个月的矫正即可治愈。在做上述治疗时，还要注意将双手和乳房清洗干净，手法宜轻柔，以免造成乳头感染和损伤。对乳头短小者,可每日按摩乳头 2～3 次,每次 10～15 分钟,通过增加局部血液循环而促使乳头发育。按摩时一旦出现腹部明显疼痛或不适,应及时停止按摩,这种现象的发生可能与按摩刺激引发的子宫收缩有关。为防止发生早产,妊娠 36 周后应避免过度刺激乳头。通过适时矫治,大多数准妈妈都能在分娩后为宝宝进行母乳喂养。

2. 不随便自购药物服用

在妊娠期间随便服用药物可能不安全,应谨慎。譬如,使用止痛药(阿司匹林、咖啡因及非那西汀)时应小心;止咳糖浆和安眠药含有 25% 的酒精,服用这些药物与在妊娠期间喝白酒或啤酒没什么两样。

孕期禁止使用阿司匹林,因其能加剧出血。如果在孕期有过出血或出血倾向,这将是非常有害的。其他药物如异丁苯乙醋酸,孕期也应限制使用,因其对妊娠的影响尚不清楚。

有些自购药物可在孕期安全地使用。但在没有医生指导的情况下,使用这些药物不要超过 48 小时。

如果症状和不舒适感加剧,应马上去看医生,并应遵循医生的建议。

孕期提示

1. 准妈妈沐浴须知

妊娠后,由于内分泌的改变,新陈代谢增强,准妈妈会比平常更容易出汗,皮脂腺的分泌也较原来旺盛,阴道的白带明显增多。因此,孕妇比常人更需要沐浴,以保持皮肤清洁,预防皮肤、尿路感染。可是,如果沐浴方法不当,就有可能对母体和胎儿的健康造成影响。因此,特别提醒准妈妈在沐浴时注意以下几点:

(1)水的温度适中:过高的温度会损害胎儿的中枢神经系统。有资料显示,当孕妇体温(注意是体温不是水温)较正常持续上升 2℃ 时,就会使胎儿的脑细胞发育停滞;如果上升 3℃,则有杀死脑细胞的可能,而形成不可逆的永久性的脑损害,胎儿出生后可以出现智力障碍,甚至畸形,如小眼球、唇裂、外耳畸形等,有的还可导致癫痫病发生。一般来讲,水的温度越高,持续时间越长,损害越重。所以,孕妇沐浴时水的温度应掌握在 41℃ 以下。

(2)时间不宜过长:在浴室或浴罩内沐浴时间过长,准妈妈容易出现头昏、

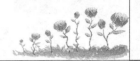

眼花、乏力、胸闷等症状,这是由于浴室或浴罩内的空气逐渐减少,温度又较高,氧气供应相对不足造成的,加上热水导致体表温度升高,引起全身体表的毛细血管扩张,使孕妇脑部的供血不足。与此同时,胎儿也会出现缺氧、胎心率加快,严重者还可使胎儿神经系统的发育受到不良影响。因此,孕妇在进行热水浴时,每次的时间应控制在 20 分钟以内。

(3)站立洗淋浴:孕妇沐浴时应该采取立位,最好不要在浴缸里坐浴或到澡堂泡浴。因为,妊娠后机体的内分泌功能发生了改变,阴道内具有灭菌作用的酸性分泌物减少,体内的自然防御功能降低,此时如果坐浴,水中的细菌、病毒极易随之进入阴道、子宫,导致阴道炎、输卵管炎等或引起尿路感染。

(4)浴室须防滑,以免摔倒:浴室地面通常较为湿滑,而准妈妈腹部增大,尤其到了妊娠后期行动变得笨拙,身体不易保持平衡,因此准妈妈沐浴时应在浴室地面加用防滑垫。

2. 了解分娩住院费用,早做准备

医院分娩费用的多少取决于孕产妇住院时间的长短和提供的护理水平高低,会阴切开术和剖宫产会增加所需费用。孕产妇及其家属应提前做好准备,搞清楚大约要花多少医疗费。

第18周　胎儿肺泡已发育 孕妇体重易疲倦

胎宝宝的发育状况

现在,胎宝宝的顶臀长为 12.5～14 厘米,体重约 150 克。

在迅速生长的肺部,被称为肺泡的小气囊正在开始发育。这一阶段肺泡还不能工作,因为肺部是最晚成熟的器官之一。

胎宝宝指尖处和脚趾上的肉垫已经形成,并开始出现了独特的漩涡或螺纹状的指纹。他(她)已经能够很协调地操纵双手,甚至把手放入口中。现在的胎宝宝非常活跃,经常戳、踢、扭动和翻转。

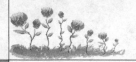

胎宝宝的眼睛移到了正常的位置。理论上认为，为了保护眼睛，他（她）的眼睑要在第 24 周后才会张开。

消化道未排泄掉的羊水被堆积在肠道内，形成一种糨糊状的物质，叫做胎便。它将促进肠道的蠕动。

如果这个胎宝宝是个男孩，那么他的前列腺正在形成。

准妈妈的生理变化

本周准妈妈的子宫像个香瓜般大了，子宫底在肚脐下面两横指的位置上，准妈妈自己用手可以摸到。准妈妈体重迅速增加，会比妊娠前增加 3.5～5.5 千克。孕妇体重的增加通常是判断妊娠进展是否正常的指标之一。体重增长过快，会给分娩带来困难，并容易引起某些如妊娠糖尿病类的合并症；增长过缓，则提示胎儿生长缓慢或孕妇营养不良，又或者是患了某种慢性病，需要进一步检查，并及时纠正。

继续在允许的范围内进行锻炼。睡觉时要养成侧卧的习惯。白天（无论是否上班），要找时间让腿脚得到休息，侧躺一会儿。尽早开始这些事情，随着妊娠的继续，会发现这样做很有益。

由于体形的变化及身体负荷的增加，准妈妈变得容易疲倦，偶尔还会出现身体失去平衡的情况。此时还会产生以下情况：

1. 鼻部易出血

一些孕妇抱怨，妊娠期间鼻腔不通气或经常流鼻血。有些研究者认为，这些症状的出现是由于妊娠时循环系统中的激素变化所致，其可引起鼻黏膜和鼻道的扩张，变得易出血。

不要使用减轻充血的药和鼻用喷雾药治疗，妊娠期间应避免使用这些制剂。在冬天，暖气可使空气变得干燥，使用加湿器很有帮助。有些孕妇则通过增加液体的摄入量或使用润滑药（凡士林等）缓解干燥，等到宝宝出生后，鼻腔才可恢复正常。

2. 背部痛

几乎所有的孕妇在妊娠的某段时间都有过背痛的经历。当体形变大时，背痛可能已经发生或者稍迟到来，通常的背痛是轻度的。有些孕妇在过度锻炼、散步、弯身、提物或站立后有严重的背痛。

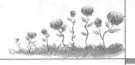

子宫的生长会改变孕妇的重心,重心将转移到下肢以上,这可增加关节的灵活性,而骶尾、骶髂和耻骨关节都会受影响。关节灵活性的改变会有助于孕妇改变姿势,这或许也是引起背痛的因素,妊娠的后期尤为如此。有些孕妇起床后由坐姿站立起来时要注意。在严重的病例中,一些孕妇行走都很困难。

背痛可通过热敷、休息和止痛药(醋氨酚类)来缓解,特制的孕妇带对此有所帮助,控制体重和适当锻炼也会大有益处。对于症状严重的,采取理疗或通过矫形医师会诊是必要的。

准妈妈的保健与护理

面对各种各样的活动,应咨询医生哪些能做。如果属于高危孕妇或曾有过多次流产史,在参加特殊活动之前,一定要向医生请教,因为现在不是训练和增加活动的时期。

1. 游泳

妊娠时,游泳对孕妇很有益处,可使身体感到舒适。水的支持和浮力可使身体得到放松。如果孕妇会游泳,应坚持在妊娠的整个过程一直游泳。如果不会游泳,在游泳池中的浅池中锻炼也很惬意。许多地方都有培训班,可向当地的健康俱乐部查询。

2. 骑车

现在不是学骑自行车的时候! 如果孕妇会骑车并且有地方骑车,这是个非常有益的锻炼方式,但应有配偶和家人的陪同。

随着身体的变化,孕妇的平衡跟着变化。这使孕妇上下自行车很困难,从自行车上摔下来会受伤并可能伤及胎儿。

静止的自行车锻炼适合于恶劣天气和后期妊娠。许多医生建议在妊娠的最后 2～3 个月应在静止的自行车上锻炼,以避免从自行车上摔下。

3. 散步

散步是妊娠期间的一个非常合适的锻炼。如果刚刚开始,请逐步增加散步的时间和距离,在适当的速度下走 1 000 米就足够了。散步对孕妇和她的丈夫来说,是一个交流的好时机,即使天气不好,有很多地方像封闭的林阴道也可供散步,从而得到较好的锻炼。随着妊娠的发展,孕妇需要降低速度和减少路程。

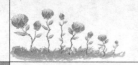

4. 慢跑

许多孕妇在妊娠期间继续慢跑,这是允许的。但首先要得到医生确认,如果是高危妊娠,就不宜慢跑。

妊娠期间不是增加散步距离和为比赛而训练的时候,孕妇应穿舒适的衣服和合适的鞋子,让自己有充足的时间放松下来。妊娠期间,孕妇需要减少跑的距离,甚至改跑步为行走。如果在慢跑后发现有疼痛、痉挛、流血或其他的症状,应立即去看医生。

5. 其他的体育活动

网球和高尔夫球是安全的,但锻炼的机会很少。妊娠期间骑马是不可取的。要避免滑冰。保龄球很合适,尽管锻炼运动量大小不一。妊娠后期应小心,如果出现背部紧张,身体的平衡发生了变化,这时保龄球就不适合了。

孕期提示

妊娠早期孕妇可能注意到的第一个问题是尿频。这个问题在妊娠期间持续存在,并使孕妇夜间起床的次数增多。

孕妇首次就医时会要求做尿检查。如果有症状出现,医生会检查是否有感染。平时尽量不要憋尿,只要有尿意,就要排空膀胱,这有助于感染的预防。要多喝水,酸果汁有助于酸化尿液,避免感染。对有些妇女来说,性交后排空膀胱是有好处的。

妊娠期间发生尿路感染很常见,症状包括尿痛(尤其在尿终时)、尿急和尿频。如果得了膀胱感染,应立即去看医生。如果不治疗,尿路感染会加重,甚至可引起肾盂肾炎。无论患了膀胱感染还是肾盂肾炎,必须住院治疗。因为孕期尿路感染也可能是引起早产和婴儿出生体重过低的一个原因。

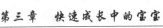

第19周　生殖器官发育成
孕妇感觉胎儿动

胎宝宝的发育状况

现在,胎宝宝的顶臀长为13～15厘米,体重约200克。

胎宝宝的皮肤腺体开始分泌出一种黏稠的、白色的油脂状物质,称为胎儿皮脂。这种皮脂具有防水的作用,可防止胎宝宝的皮肤在羊水中过度浸泡。另一种脂肪状的物质称作髓鞘,已经将胎宝宝的神经包裹起来,它们对神经可以起保护作用,从而使神经更加顺畅和迅速地传递信息,保证动作的协调和灵活。这种物质还会不断增加,一直延续到胎宝宝出生以后。

胎宝宝的胃肠开始分泌消化液以帮助吸收羊水,并将吸收部分输送到循环系统。血液经肾脏过滤后,其中的过滤物被重新排泄到羊膜囊里。

胎宝宝的乳头已开始出现。如果是女孩,她的子宫、阴道和输卵管都已经就位;如果是男孩,他的生殖器已经发育得相当明显。

准妈妈的生理变化

1. 胎动

本周最激动人心的是,准妈妈明显感觉到宝宝在肚子里动起来了,这就是我们常说的胎动。准妈妈的体形开始变得有点儿笨重,可以自豪地穿上宽松的孕妇装了。子宫已经大至肚脐下一横指的位置,皮下脂肪增厚,腹部突出更明显。

2. 体重变化

准妈妈的体重增加3.6～6.0千克,其中胎儿约增加200克,胎盘17克,羊水320毫升,子宫300克,每侧乳房约180克。

下面是妊娠各阶段,孕妇体重增长的变化,供准妈妈参考(表7)。

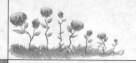

表7　各部位增加的体重(克)

增重组织	妊娠时间			
	10 周	20 周	30 周	40 周
胎儿	5	300	1 500	3 400
胎盘	20	170	430	650
羊水	30	350	750	800
子宫	140	320	600	970
乳房	45	180	360	405
血液	100	600	1 300	1 250
体重增加的总量	650	4 000	8 500	12 500

3. 头晕

妊娠期间感到头晕是相当常见的。它通常由低血压引起,前 3 个月一般不会出现,但也可能出现得比较早。

(1)有两个常见的因素可引起妊娠期间的低血压。其一是,由于子宫增大压迫主动脉和下腔静脉引起,这种称为仰卧性低血压,发生于仰卧时,可通过减少睡眠或背部向上休息来缓解和阻止。其二,是在卧、跪或蹲后起立太快。这种称为直立性低血压,当起立太快时,血压就会降下来,脑部血供由于重力的影响而减少,慢慢站立或躺下可消除不适感。

(2)如果患有贫血,会时常感到乏力并且易疲劳。应在妊娠期间常规检查血细胞比容,医生会建议如何做。

(3)妊娠也可影响血糖水平,高血糖或低血糖都有头晕和乏力感。许多医生建议常规检查孕妇的血糖,尤其当孕妇有头晕症状时,这一问题可通过平衡饮食来避免或改善。不要忽略每一餐,不可长时间的不吃饭。随身带一个水果或几块饼干是个很好的建议,可在需要时迅速提高血糖水平。

准妈妈的保健与护理

1. 妊娠期过敏性疾病的预防

如果孕妇患有过敏性疾病,在妊娠期间病情加重了,可能会出现呼吸困难的情况。此时要大量喝水,尤其天气炎热时,不要随便服用药物,应请教医生。服用某些治疗过敏的药物可能会损害胎儿,有很多这类药物含有阿司匹林,这同样包括鼻腔喷雾药。

如果知道某一些食物有致敏性,不要食用,其他的致敏因素也一样,要远离可致敏的动物或烟雾。当然,还有些孕妇会发现在妊娠期间过敏症状改善了,有些在妊娠前很麻烦的过敏现象变得无足轻重了。

2. 孕期抽筋的防治

小腿抽筋在孕妇中是比较常见的。据统计,大约1/3的孕妇曾经有抽筋的现象,多在妊娠中期和后期产生。抽筋大部分发生在小腿,有时在睡梦中,有时则在运动时,突然小腿一阵剧烈的抽搐和疼痛,甚至会持续好几分钟。

(1)造成抽筋的可能原因

①电解质不平衡。目前,对抽筋的确切原因并不完全了解。传统的观点以为抽筋是钙质缺乏所造成的,但也有人指出,其实并不完全是因为缺钙,钾离子(K)、钠离子(Na)和镁离子(Mg)与肌肉的收缩有关,缺乏这些离子也会导致抽筋。另外,太多的磷酸盐(如一些加工的肉类、点心、碳酸饮料等)会降低血液中钙的浓度,也会导致抽筋。

②血液循环差。孕妇随着子宫逐渐变大后,会压迫骨盆腔血管,使得下肢血液循环受影响,造成水肿。而下肢的压力增加和水肿,都会压迫神经,引起肌肉不正常的收缩,就是抽筋。

③肌肉疲乏。进行剧烈运动时容易抽筋,如50%的马拉松选手都曾经发生抽筋。妊娠时,体重逐渐增加,下肢负荷也逐渐增加,如果过度疲劳,也容易发生抽筋。

④姿势不良。睡梦中发生的抽筋,通常是在辗转反侧时不当地拉扯肌肉和韧带,刺激了韧带的神经,而导致肌肉不正常的收缩。

⑤其他原因。包括一些代谢性疾病及神经系统疾病。

(2)对策

①补钙。针对以上引起抽筋的原因,预防抽筋先从补钙做起。美国RDA(每日膳食中营养素供给量)建议妊娠妇女每天应该摄取1 200毫克的钙质。牛奶是高钙食品,1杯240毫升的牛奶中,钙质含量约300毫克。因此,每天如果能够喝2杯牛奶,就能维持足够的钙质。如果喝不到2杯,最好再额外补充钙片。

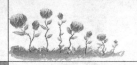

②适度运动。可以帮助松弛肌肉和促进下肢血液循环,如散步或是小腿伸展的运动;还要注意不要穿太紧的裤子,避免跷脚,坐着时脚多活动,或是坐1~2个小时后就起来走一走;坐着时,可以把脚抬高,或是睡觉时,在脚下垫个枕头,都可以减少水肿及对神经的压迫。

③多喝水。水分不够也会影响电解质的平衡。许多孕妇担心水肿而不敢喝水,其实水肿是因为子宫压迫血管导致下肢血液循环不好,与喝水没有直接关系。

④其他。准妈妈如果半夜腿抽筋醒来,可用力将脚蹬到床边的墙上或下床站立片刻,或是轻轻按摩、揉捏抽筋的部位,会有助于缓解抽筋。如果抽筋太久造成局部肌肉的酸痛,可以选择热敷或是泡热水。如果抽筋经常发作,应求助于医生进行治疗。

3. 孕妇补钙要适当

钙是人体内必不可少的一种元素。钙是人体骨骼、牙齿的重要组成成分,钙参与神经、骨骼、肌肉代谢,并维持正常神经肌肉的兴奋性。妊娠的妇女除需满足自身需要的钙外,还要供应胎儿所需,故需要增加钙的摄入。如果妊娠后钙摄入不足,将影响胎儿乳牙、恒牙的钙化和骨骼的发育,也会导致孕妇出现小腿抽筋、疲乏、倦怠,产后出现骨软化和牙齿疏松或牙齿脱落等现象。

(1)需要量:中国营养学会推荐,妊娠头 3 个月与未妊娠时一样,每日钙的需要量为 800 毫克。随着胎儿的发育,妊娠中期(4~6 个月)为 1 000 毫克,妊娠后期(7~9 个月)为 1 500 毫克,乳母期为 1 500 毫克。孕妇补钙应以食物为基础,尽量从膳食中获取钙,多选择富含钙的食物,如奶和奶制品、豆类、豆腐、绿色蔬菜、各种瓜子、虾皮、海带、紫菜、芝麻酱等。当食物中的钙补充不够时,缺钙的孕妇可在医生指导下服用一定剂量的钙制剂。

(2)科学补钙:目前市场上的补钙制剂有 200 多种,而且还有新的品种不断出现。但其中所含的成分主要还是碳酸钙、乳酸钙、枸橼酸钙和葡萄糖酸钙等几种。不同的是,有些钙剂以动物新鲜的骨骼或珍珠粉、贝壳等为原料,有些则是化学合成的。补钙制剂中钙元素的含量差异很大,少则每片含 25 毫克,多则含 500~600 毫克。孕妇补钙还可以结合自己的工作、生活环境等情况选择一些含有另外一些营养素的补钙制剂,如缺少室外活动的孕妇可选择含有维生素D 的钙制剂等。

有的准妈妈在妊娠中期出现小腿抽筋而大量服用钙片。其实服用钙片过

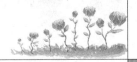

多，不仅容易造成胎儿颅缝过早闭合导致难产，甚至会使胎盘过早老化引起胎儿发育不良；庞大的子宫压迫盆腔血管和输尿管，如果再加上高钙尿，则增加了形成尿路结石的危险性。另外，钙摄入量过高不利于其他微量元素，如铁、锌、镁、磷的吸收利用，尤其是缺铁容易引起贫血；高血钙还可能降低锌的生物利用率，当每日钙摄入量接近2 000毫克时，锌的吸收率则由24％降至2％；当血中钙与镁之比大于5时，就会出现镁缺乏症，同样影响胎儿的发育。因此，孕妇补钙要适当，尤其要注意微量元素之间的平衡，否则容易顾此失彼。

各种营养素在体内都有其独特的重要作用，并非只有钙最重要。在孕期满足人体对各种营养素的需要，才是母婴两代人健康的基本保证。

孕期提示

均衡、全面的营养摄入有助于胎儿生长发育，但是也有一些食物对胎儿的健康可能存在不良影响。准妈妈为了腹中胎儿的安全与健康，在某些食物选择上要有所牺牲，暂时舍弃。下面7类食物对胎儿不利，孕妇不宜食用：

一是油炸食品及香辣调料。油炸食品含有较多的铝及含苯环的芳香族化合物，不仅会加速人的衰老，影响胎儿发育，而且可诱发癌肿、畸形等，所以准妈妈不应该吃。油条中会加入一定量含有铝的明矾，铝可以通过胎盘进入胎儿大脑，造成胎宝宝大脑发育障碍。而花椒、八角、桂皮、五香粉、辣椒等多食会导致孕妇便秘。

二是含有酒精的饮品，以及含有咖啡因的咖啡、可口可乐、浓茶等饮料。准妈妈孕期喝酒过多，胎宝宝就有可能发生"胎儿酒精中毒综合征"，出生后有中枢神经系统的功能障碍，面部及全身出现多种畸形，如心脏构造有缺陷、手指和脚趾等多种畸形，出生以后的智力也比普通孩子低。而浓茶含有高浓度鞣酸，在肠道内易与食物中铁、钙结合沉淀，影响肠黏膜对铁和钙的吸收利用，可诱发缺铁性贫血及低钙血症，影响胎儿生长发育，所以孕妇不宜饮浓茶。

三是含有防腐剂、色素的各种罐头食品。防腐剂、人工色素等食品添加剂以化学成分为主，正常人少量摄入是安全的，对于妊娠这个敏感的生理阶段来说，还是能免则免好。

四是生鱼、生肉、生鸡蛋，以及未煮熟的肉类食物。未经煮熟的肉、蛋类食品带有大量的致病菌，进食后可引起细菌性食物中毒；食入未熟的肉类还有可

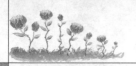

能引起弓形虫感染。

五是腌熏制品。如香肠、腌肉、熏鱼、熏肉等。这些食品都含有亚硝胺,过量可致胎儿畸形。

六是可疑的食物。如不新鲜的肉、鱼、贝壳类动物,发芽的土豆,霉变的花生,不能确认的野生蘑菇,以及开始变质的水果、蔬菜等。

七是含糖量过高的食品(或热能过高容易使人发胖的食品),以及过咸、过辣的食品,如奶油、肥肉、糖果、糕点、巧克力等。因为这类食品含热能较多,吃得过多将导致孕妇体重剧增、脂肪蓄积、组织弹性减弱,分娩时易造成滞产或大出血,孕妇本人也因肥胖易患妊娠高血压综合征、糖尿病、肾炎等病症。过咸的食品容易引起水钠潴留,造成下肢水肿;而辛辣食品一方面具有刺激性,对胎儿不利,另一方面易诱发或加重准妈妈的便秘和痔疮。

第 20 周　感觉器官发育期
子宫底高平肚脐

胎宝宝的发育状况

现在,胎宝宝的顶臀长为 14～16 厘米,体重约 255 克。本周是胎儿的味觉、嗅觉、视觉和触觉等感觉器官发育的关键时期。各种感觉的神经细胞已经在大脑中各就各位,形成记忆与思维功能的那些复杂的神经联系也正在增加。

胎宝宝的皮肤开始增厚,发育为 4 层,其中,有一层含有一种叫做表皮脊的物质,对于将来手掌、指头和脚底纹理的形成相当重要。此外,保护皮肤免受羊水侵蚀的胎儿皮脂继续增加。现在用听诊器就可以听到胎心的跳动。

如果胎宝宝是个女孩儿,她的卵巢里已经大约有 600 万个卵子,但是当出生时,数量将下降到 100 万左右。

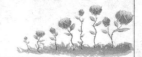

准妈妈的生理变化

在此之前，子宫的增大并不规则，从现在开始增长会比较平稳，宫底每周大约升高 1 厘米。本周子宫底正平肚脐，宫高 16～20 厘米，羊水量约 400 毫升，整个子宫如成年人头部般大小。

"宫高"是反映妊娠情况的指标之一。一般是指从准妈妈耻骨联合正中上缘到子宫顶端的距离。当"宫高"值明显大于正常月份时，有可能是预产期计算错误，或是怀了双胞胎，也有可能是羊水过多，或是胎儿过大。如果"宫高"低于正常的参考值，也有可能是预产期计算错误，或是胎儿发育迟缓。无论是过高还是过低，都应通过 B 超及其他诊断方法做进一步检查。

1. 阴道分泌物增加

白带通常是白色或黄色的，相当黏稠。妊娠期间阴道流液或分泌增加是正常的，它并不是感染，而可能是由于阴道周围皮肤和肌肉血流量增加所致。这种在早期妊娠时由于血流量增加引起的可见症状称为查德韦克征，此时阴道可呈紫色或蓝色。不要冲洗这些分泌物，如果量很多，必须使用卫生垫，避免穿紧身裤和尼龙内衣，应穿棉制的内衣。

在妊娠期间发生感染，其分泌物通常气味很难闻，颜色可呈黄色或绿色，并可引起烦躁不安和阴道周围及内部的瘙痒。如果有其中任何一个症状，应去就医，这是可以治疗的。许多膏药和抗生素可在妊娠期间安全使用。

大多数医生不同意妊娠期冲洗阴道，局部涂药即可治愈。有些医生同意用袋或囊冲洗，但应降低冲洗的量和避免高压，喷嘴不能伸入阴道超过 2.5 厘米。冲洗可引起流血或导致严重的并发症，如气体栓塞。气体栓塞是由于冲洗时的压力使得气体进入循环所致，这虽非常罕见，但它能给孕妇带来严重的问题。

2. 腹部瘙痒

随着子宫的长大，将骨盆充满，腹部皮肤和肌肉会拉长，许多孕妇抱怨伴随皮肤的拉长引起腹部瘙痒，这是很自然的结果。可以使用洗液缓解瘙痒。不要抓挠皮肤，那只能使情况更糟。

3. 腹部肌肉的牵张

随着胎儿的生长，腹部的肌肉也被牵张拉长并被分开，腹部肌肉开始于肋骨的较下部分，垂直向下到达骨盆，它们在腹中线是分开的，这些肌肉被称为腹

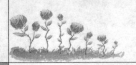

直肌,当它们分开时,称为肌脱离。

当躺下并抬头收腹时,会经常见到分隔。看起来好像是腹部中央的一块膨大物,可在此膨大的一侧可感到肌肉的边缘。它并不能引起疼痛,也不会损害婴儿。在肌肉间的沟内可摸到子宫,胎动在此比较容易触到。

如果是第一胎,可能不会注意到这一现象。每增加一次妊娠后,这种分离就越加明显。锻炼可以强化这些肌肉,但膨大或沟会继续存在。

准妈妈的健康饮食

准妈妈和胎宝宝需要大量营养,除了蛋白质、热能、脂肪的摄入外,摄入足够的维生素也是很重要的。妊娠中期对叶酸、维生素 B_1、维生素 B_6、维生素 C 以及其他 B 族维生素的需要量增加,这要求孕中期的主食以细粮为主,适当搭配杂粮,因为杂粮中富含 B 族维生素。在北方日照时间短的地区会有部分准妈妈缺乏维生素 D,所以这部分人应注意多吃海水鱼、动物肝脏及蛋黄等富含维生素 D 的食物。

这个时期节食是绝对不提倡的,但也不赞成无节制地增加热能的摄入。准妈妈体重增长过快,容易引起一些妊娠并发症。另外,每餐进食的量不要太多,尤其不要太饥饿才吃东西,因为,随着体内孕激素逐渐增多,加上增大的子宫对胃造成的压迫,准妈妈容易出现胃部烧灼感等不适。辛辣、过冷、过热的食物都容易加重这种不适,应避免过量进食。

为满足胎儿发育的需要,预防准妈妈腿抽筋,应注意钙质的摄入,有侧重地选择一些富含钙质的食物。

下面两款菜谱对预防妊娠抽筋有一定的帮助:

牛肉末炒芹菜

【原　料】牛肉 50 克,芹菜 200 克,姜、葱少量,酱油、淀粉、料酒、食盐各适量。

【制　作】牛肉洗净、切碎,用酱油、淀粉、料酒调汁拌好。先用姜、葱炒熟牛肉,盛起;芹菜下锅快炒,再加入炒好的牛肉,炒匀调味即可。

【用　法】佐餐食用。

【营养功效】益气补血,强筋健骨。孕妇经常食用可以增加钙、磷、铁的补

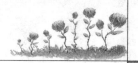

充,防治小腿抽筋,有利于胎儿的发育。

蟹肉烧豆腐

【原　料】鲜蟹肉 100 克,豆腐 150 克,葱、姜、食盐适量。

【制　作】将螃蟹洗净蒸熟,取出蟹肉;豆腐切小块,用姜、葱先炒,再倒入蟹肉同炒,调味即可。

【用　法】佐餐食用。

【营养功效】营养丰富,孕妇经常食用可防治腿抽筋。

准妈妈的保健与护理

1. 静脉曲张的防治

静脉曲张又叫静脉曲张病或血管曲张,大部分孕妇都不同程度地发生此症。这种病似乎有遗传倾向,在妊娠、年龄增长和长期站立引起压力变化时,病情可加重。

曲张的静脉血管中充满了血液,它们首先出现在下肢,但也能在生殖道区域看到。血流的变化和来自子宫的压力可使曲张加重而感到不适。

(1)症状:随着妊娠的进展,静脉曲张会变得严重,疼痛加剧。该病的症状是多变的,对有些人来说,除夜间可能有症状外,仅仅表现为腿部的斑点或紫蓝点,没有不适感,一些孕妇由于静脉曲张需要在晚上抬高下肢。

(2)静脉曲张的治疗:在多数情况下,医生会建议孕妇穿长筒袜。很多类型的长筒袜都是可以穿的,只要是穿着时在膝盖和腹股沟处不限制血液循环的都会有帮助。缩短站立时间,侧卧时间延长或抬高下肢很有益处,这有助于静脉回流。

如果下肢和外阴有静脉曲张,尽可能以不站立为好,无论何时都要穿平底鞋,坐下时,不要跷二郎腿,否则会减少循环血量,使病情加重。采取上述措施会有助于控制静脉的扩张。

分娩后,曲张的静脉会回缩,变得不严重。但静脉曲张不会消失。去除这些静脉的外科方法称为静脉剥脱术。妊娠期通常不用这一方法,妊娠后可以考虑应用。

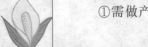

2.产前筛查与产前诊断

生一个健康的宝宝是每对准父母的心愿。可是，先天性缺陷婴儿的出生却如晴天霹雳，把一些准父母的美好愿望击得粉碎。据有关统计，我国每年出生的先天残疾儿童总数高达 80 万～120 万，占每年出生人口总数的 4％～6％。先天性残疾儿童的一生是不幸的，这种不幸对家庭、社会同样是个沉重的负担。为了最大限度地避免和减少这种不幸，产前筛查和产前诊断是两道重要的防线。

（1）产前筛查：是指用比较经济、简便、无创伤的检测方法，在广大孕妇人群中筛查出怀有某种先天缺陷胎儿的高危个体。目前主要针对发病率比较高的先天愚型（又称唐氏综合征、21-三体综合征）、神经管畸形、18-三体综合征等疾病进行筛查、诊断。

先天愚型又称 21-三体综合征或唐氏综合征，是一种常见的染色体异常疾病。先天愚型的主要临床症状是特殊面容、智力低下、体格发育迟缓并伴有其他畸形，如先天性心脏病等。此外，病人患急性白血病的危险性大于一般人群10～20 倍。患者生活终生不能自理，给家庭和社会带来沉重的精神负担和经济负担。由于本病患儿出生后无有效的治疗方法，因此早期诊断、早期干预，预防患儿出生，是防治本病的重要手段。神经管畸形是一种多基因遗传疾病，同时受遗传因素和环境因素影响，多散发。常见的神经管畸形包括无脑儿、脊柱裂、脊膨出等。神经管畸形是引起智力低下的主要原因之一。通过产前筛查，可以查出可能怀有患先天愚型、神经管畸形、18-三体综合征胎儿的高危人群，再经进一步检查确诊，然后采取相应的措施，避免患有这类缺陷的孩子出生。目前，产前筛查可检出 80％的先天愚型患儿和 90％以上的神经管畸形。

孕妇在孕 1～18 周内可进行产前筛查（最佳时间是妊娠 15～20 周）。

（2）产前诊断：又称"出生前诊断"或"宫内诊断"。是指妊娠期间，在遗传咨询的基础上，根据孕妇的具体情况，对胎儿进行特殊检查，明确诊断出胎儿是否患有某种遗传病或先天畸形，为确定继续或终止妊娠提供依据，是预防有严重遗传性疾病或先天性缺陷胎儿出生的一项有效而可靠的措施。它与产前检查不同，产前检查是指对所有妊娠妇女做定期的常规健康检查，以了解母亲与胎儿的一般产科情况，以便及时发现问题给予纠正。而产前诊断是有针对性地对可疑孕妇所做的特殊检查。

①需做产前诊断的对象。建议有如下情况的准妈妈，应进行产前诊断的有

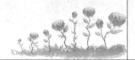

关咨询：

☆羊水过多或者过少。

☆胎儿发育异常或者胎儿有可疑畸形。

☆妊娠早期时接触过可能导致胎儿先天缺陷的物质。

☆有遗传病家族史或者曾经分娩过先天性严重缺陷婴儿。

☆年龄超过 35 周岁的孕妇。

②诊断方法。产前诊断的方法有多种多样：如抽取孕妇的静脉血做产前筛查；通过绒毛膜活检、羊膜腔穿刺及脐静脉穿刺等方法，取样后对宫内胎儿进行细胞遗传学、分子遗传学、生化遗传学水平的诊断；借助 B 超检查，可以发现胎儿某些器官的畸形。将有遗传病或先天畸形的胎儿筛查出来，进行宫内治疗或选择性流产，控制多种遗传病的垂直遗传，达到生育健康后代的目的。

实际上很多出生缺陷都是可以避免的，准妈妈们对产前检查和产前筛查中发现的问题，应认真对待，做进一步检查，如经产前诊断发现胎儿存在缺陷的，可以进行宫内的及时治疗，无法治疗的，应听从医生的意见，理性地终止妊娠。

孕期提示

警惕孕期的 8 个危险信号。

胎宝宝在腹中是不是发育良好，有否出现异常情况？——每个准妈妈难免都会有这样的担忧，除了通过定期的产前检查了解胎宝宝的生长情况外，准妈妈还可以通过一些自己能感觉到的症状判断胎儿是否出现了异常情况，以便及早诊断处理。因此，准妈妈要学会识别胎儿安危的早期信号。作为胎儿危险信号的症状主要有以下 8 种：

1. 阴道出血

妊娠之后月经停止，正常情况下整个妊娠期阴道都不会出血，一旦出现阴道流血，无论量多量少均应引起重视。宫外孕、葡萄胎、流产、早产、前置胎盘和胎盘早剥都是导致阴道出血的原因。宫外孕引起的阴道出血发生在妊娠早期。宫外孕是妇科急症，病情较为隐蔽，以停经、出血和腹痛为主要症状，如不及时诊治，可危及生命。因此，在妊娠早期，准妈妈一旦发现有少量阴道流血，就应警惕宫外孕的可能，及时去医院就诊。葡萄胎的阴道出血发生在 2～4 个月，可反复出血。流产，是指妊娠不足 28 周，胎儿体重不足 1 000 克而终止妊娠。自

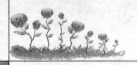

然流产多发生在妊娠前3个月内,阴道出血是自然流产的最主要症状之一。如果准妈妈发现自己在妊娠尚未满28周时发生阴道流血,这是胎宝宝给准妈妈传递的"危险信号",表明有先兆流产的可能。准妈妈应及时就医采取相应的治疗措施,避免发展为难免流产。早产、前置胎盘或胎盘早剥引起的阴道出血通常发生在妊娠晚期。如果发生胎盘早剥,通常的情况是突然出现阴道大量出血,必须在最短的时间内将孕妇送往医院。

此外,子宫颈长息肉或是癌症,也会出现阴道流血现象,需要及时就医。

2. 腰酸腹痛

妊娠的过程中由于内分泌的变化和腹部负重增加,准妈妈在不同的阶段出现腰酸及非常轻微的腹痛大多是正常的。但如果在妊娠早、中期出现腰酸、剧烈腹痛伴阴道出血,则可能是宫外孕或先兆流产。宫外孕发生在妊娠早期,呈阵发的、如撕裂般的强烈疼痛。如先兆流产,准妈妈会感到腹部有明显的下坠感,疼痛不是很剧烈。一旦出现上述症状,孕妇需及时去医院就诊。

3. 胎动减少或消失

胎动是胎儿生命的最客观的征兆之一。早的在16周,晚的20周,准妈妈就能自己感觉到胎动,先是轻微的、偶然的,20周后变得越来越明显,频率也增多。在妊娠30周后,一般正常胎儿每小时的胎动不少于3次,12小时内的胎动数为30~40次以上。若妊娠20周仍未感到胎动,或原来胎动正常,现明显减少或消失,在1小时以内胎动少于3次,或12小时胎动少于10次,则提示胎儿有宫内缺氧危险,应去医院检查,及时处理;如果胎动完全消失,就意味着胎儿有可能已经夭折。

4. 羊水量过多或过少

羊水是胎儿赖以生存的外环境,被视为胎儿的"生命之水"。羊水过多或过少都可能是胎儿病变的信号。羊水在妊娠10周时开始出现,之后随着妊娠周数的增加而增加。一般足月时正常的羊水量为800~1 000毫升,如果羊水量多至1 500毫升,甚至2 000毫升以上,称为羊水过多症。胎儿会喝羊水,羊水过多有可能意味着胎儿无法吞咽羊水、尿液制造增加或是胃肠阻塞;另外,羊水过多还可能预示着胎儿中枢神经系统、心血管等方面的异常。如果羊水少于400毫升则称之为羊水过少症,可能显示胎儿肾脏或肺部发育不完全。一旦经检查发现羊水量异常,孕妇需提高警觉。

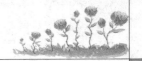

5. 体重不增或宫高过低

体重增加主要在妊娠中、晚期，平均每周增加 350～500 克。若连续 3 周不增，提示胎儿发育障碍。宫底达不到孕周应有的高度，这是胎儿宫内发育迟缓的另一个信号。妊娠 28 周后，如产前检查发现孕妇的宫高低于该孕周标准宫高的标准，就有胎儿发育迟缓的可能。最后，要由有经验的医师根据宫底高度测量和 B 超检查的结果来综合判断并确诊。

6. 阴道流水

在妊娠中期如果忽然出现阴道流水，则应考虑胎膜早破，临产提前的可能。如果临产提前，除了阴道流水外，还会出现腹部胀痛，或者阴道见红，子宫强烈收缩并引起下坠感，肚子明显变硬等早产迹象。准妈妈一旦出现阴道流水的情况，应立即躺下抬高下肢，并及时送往医院。

7. 过期妊娠

简单地说，预产期超过 2 周仍不分娩，称为过期妊娠。妊娠过期，有可能出现两方面的不利情况：一是胎盘老化而出现退行性改变，供应胎儿的氧气和营养物质减少，使胎儿不再继续生长，同时羊水减少，容易造成胎儿缺氧或死亡；另一种情况是胎儿继续长大，因胎儿过大，胎头过硬，在分娩时可造成难产。过期妊娠的围产儿病死率明显增高，因此，预产期前后应每周进行产检，必要时进行催产或剖宫产。

8. 莫名瘙痒

如果在妊娠 7 个月左右，准妈妈出现从腹部开始，遍及全身，尤以下腹、手心、足心为显著的瘙痒，皮肤上又看不见皮疹，只有抓痕，那么准妈妈有可能是患了妊娠胆汁郁积症。妊娠胆汁郁积症是因为母体不能将胆汁排出体外，严重者可见巩膜、皮肤黄染等症状，对胎儿危害特别大，胎儿常突然死于宫内。因此，孕妇一旦出现瘙痒症状，就应告知医生，并化验检查肝功能和黄疸指数，以便及时发现异常，及早处理。

安胎养胎必读

第21周　各种感官正完善 胎教开始订方案

胎宝宝的发育状况

现在,胎宝宝的顶臀长约 16 厘米,体重约 300 克。

逐渐增加的体重将帮助胎宝宝在出生后维持体温。胎儿吞咽了大量的羊水,对于消化系统发育是个很好的促进,并能从羊水中吸收到许多水分。虽然胎宝宝的肾脏已经能够处理一些废物,但是大多数废物主要通过胎盘输送到母体的血液中,最终由母亲的肾脏进行滤过。

随着大脑和神经末梢的发育,胎宝宝的各种感官正在逐步完善,味蕾开始在舌面上形成。

这一时期,从超声波扫描中,人们常能看到胎宝宝抚摸自己的脸蛋儿、吸吮大拇指,或是拿着脐带在玩。

准妈妈的生理变化

准妈妈的子宫及身体的其他部分继续变化,孕妇可注意到下肢发胀,尤其在一天结束时。如果站立了大半天后,让腿脚放松下来,休息一会儿,发胀感就会减轻,这是血液回流受阻所致。

准妈妈的保健与护理

警惕血栓的形成。妊娠期一个严重的并发症是臀部和腹股沟的血栓形成,这一症状的表现是腿部相应区域发胀,伴随疼痛、发红、发热。该病不限于发生在妊娠期,只是妊娠期容易发生,是由于子宫的压迫而使血流减慢所致。如果孕妇的腿部或身体的其他部位曾有过血栓,在妊娠开始时就要将这一情况告诉医生。这是个很重要的信息。

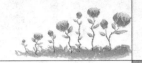

下肢浅静脉血栓和深静脉血栓有明显的不同。如果血块位于下肢的浅表部,问题不是很严重,只出现浅表皮肤表面的改变,这种类型的血栓不需要住院治疗,可服用温和的止痛药,如醋氨酚(对乙酰氨基酚),并抬高下肢,用最好的绷带和支持性的袜子固定,偶尔热敷。如果经此处理,病情无明显好转,这时应考虑深静脉血栓的可能性。

若有深静脉血栓形成,腿部会出现苍白、发凉、触痛、发热和肿胀。血栓相应处的皮肤经常发红,甚至可能在血栓发生处的相应皮肤表面上有红色的条纹。挤压腓肠肌或腿部会引起剧烈的疼痛,走路时也可出现此症状。如果躺下,向膝盖方向屈曲脚趾,腿后侧会出现触痛,这种现象医学上称为霍曼斯征阳性(此种类型的疼痛也可发生在肌肉紧张和水肿时),若不确定可去医院做检查。

深静脉血栓通常需住院并应用肝素(血液抗凝剂)进行治疗。肝素是一种必须静脉使用的药物,不能口服,它可降低血液的黏稠度,并使血凝块溶解。在使用肝素的同时,孕妇应卧床休息,并抬高下肢,局部热敷,使用温和的止疼药。

制订胎教方案

胎教就是妊娠时期对胎儿的教育。在妊娠的不同阶段,根据胎儿成长发育的特点,有针对性地对他(她)的视觉、听觉、触觉等方面提供科学有效的刺激,如光照、音乐、对话、拍打、抚摸等,提高胎儿大脑神经细胞的反应敏感性,使神经系统和各个器官的功能得到合理的开发和训练,胎儿的智力潜能得到最大限度的发掘,为出生后奠定一个高起点的智力基础——这就是实施胎教的目的。

在20世纪80年代,胎教是个颇有争议的话题,有人认为胎儿根本不具备接受教育的能力,胎教是一件唯心的事情。随着对胎教研究的深入和发展,目前,胎教的作用已经得到了普遍的承认和肯定。研究表明胎儿具有惊人的能力,为开发这一能力而施行的胎儿教育,近年愈来愈引起人们的关注。美国著名医学专家托马斯的研究结果显示:胎儿在6个月时,大脑细胞的数目已接近成人,各种感觉器官已趋于完善,对母体内外的刺激能做出一定的反应。这一结论给胎教的实施提供了有力的科学依据。

虽然胎教得到了绝大多数人的认同,但人们对胎教的实施还存在许多误区。有人认为胎宝宝迟早要出生、要长大的,等他(她)生出来受教育岂不是比

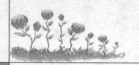

隔着肚皮"摸黑"教更省事么？其实,不完全是这样的。教育是讲究时机的,如1～3岁是孩子语言的敏感期,错过了这个敏感期再学说话就要费劲得多。我们这里所说的胎教,不同于出生后的教育,主要是对胎儿六感功能的训练,即皮肤的感觉、鼻子的嗅觉、耳的听觉、眼的视觉、舌的味觉和躯体的运动觉。通过各种适当的、合理的信息刺激,促进胎儿各种感觉功能的发育成熟,为出生后的早期教育,即感觉学习打下一个良好的基础。还有人认为:我们并不希望孩子成为神童,进行不进行胎教无所谓。其实不然。我们提倡胎教,并不是因为胎教可以培养神童,而是因为胎教可以尽可能早地发掘个体的素质潜能,让每一个胎宝宝的先天遗传素质获得最佳发挥。

妊娠中期正是开展胎教的最佳时期,从5个月开始,科学地、适度地给予早期人为的干预,可以使胎儿各感觉器官在众多的良性信号刺激下,其功能发育得更加完善,同时还能起到发掘胎儿心理潜能的积极作用,为出生后的早期教育奠定良好的基础。胎教的方法很多,最常用的是音乐胎教法、语言胎教法。具体的做法将在后面的内容中分述。

1. 如何进行胎教

首先,父母要对胎教的作用、机制、方法等有一定的认识,阅读有关书籍。胎教应从妊娠3～4个月或更早的时间开始。实施步骤如下:

（1）共同欣赏音乐:将装有儿歌等录音带的小录音机放在母亲腹壁近胎头部位,如为大录音机可放在离腹壁50厘米左右,放音适中;每天定时播出（2～3次）,此时可出现规律的胎动。

（2）孕妇学习课目:孕妇在妊娠期间反复阅读趣味性故事、古诗、外语、数学等书,或制成录音带每天循环播放,同时接受绘画、音乐等方面的熏陶。这样,新生儿从出生的第1天开始就会对周围的环境、声音产生反应。

（3）孕妇应保持良好的精神状态、稳定的情绪及精神修养:要做到这一点,除了应有好的环境、条件及营养外,孕妇自身应学会保持情绪稳定,多接触真、善、美的东西,克服邪念。夫妻之间应多进行亲密、幽默、活泼的交谈,内容包括父母与胎儿之间,以及胎儿自身的各种话题。

（4）从妊娠第4个月后,每天定时抚摸胎儿:由上至下轻轻地抚摸胎儿,动作要轻柔,每次5分钟左右,可以锻炼胎儿的触觉或促其发育,如果胎儿四肢活动,可做局部的抚摸。妊娠7～8个月时,父母可与胎儿说话。

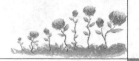

2. 胎教的内容

胎教的内容很多，它包括在优孕、优育、优生的整个过程中，对胎儿进行多方面的诱导教育。从阶段上大体可分为优身受孕、优境养胎、胎儿教育几个方面。这几个方面，在内容上既有不同的侧重，又有它的一致性和连续性。

（1）优身受孕：优身受孕是指为受孕的一刻创造一个良好的生理和心理环境。实践证明，优身受孕的精子和卵子具有极强的活力和生命力，这样的受孕卵为发育成长强壮的胎儿打下良好的基础。可是，大多数人都是在不知不觉中受孕了，而要等到下次停经后经过检查诊断自己才知道，才开始从营养、休息、调整心境等方面加以注意。因此，要做到优身受孕，必须从妊娠前做好迎接小生命到来的思想和物质准备，把握身心的最佳时期，在受孕的一刻，将父母对生活热爱的活力及信息，及早输入受精卵中，这就是胎教的开始。

（2）优境养胎：大家知道，胎儿快速的发展生长，需要一个营养充足、无污染而又安静祥和的环境。母亲除了加强营养、科学饮食和防治疾病外，还要注意保持心情愉快和情绪的饱满，用坚定的信念和顽强的毅力去克服孕期中的困扰，以身作则，礼貌待人，乐于阅读欣赏，让生活中充满爱和欢乐，从而对胎儿的性格、行为习惯、情趣、思维等产生良好的影响。我国古代就要求孕妇"调情志、怀美心，正言行"，以对胎儿进行优境养胎。相反，在恶劣的环境下，孕妇情绪异常会给胎儿带来不良的影响，甚至造成先天性生理缺陷。从对多动症患儿的调查证实，患儿的母亲在妊娠的胚胎期，都曾有较大的情绪波动和心理困扰过程。第二次世界大战期间，在德军集中营中出生的孩子，除了个别孩子发育正常外，多数孩子都不健全，有的智力低下，有的患有先天性精神病，有的患有先天性生理缺陷等。这主要是孕妇长期处于恐惧的精神压力下，加之营养不足，卫生条件恶劣所致。

（3）胎儿教育：这是在优境养胎的同时，有意识地对胎儿实施教育。运用音乐刺激、语言刺激、触觉刺激等，对胎儿做听力训练、记忆训练、语言训练、运动训练，以及良好的行为习惯、情趣、性格等的塑造和培养。

3. 孕妇是胎教的实施者

研究者们观察到，胎儿在母亲子宫内听到音响会出现频繁的胎动；母亲的心律是胎儿最早听到的节律的声音，也被胎儿乐于接受。孕妇的一举一动都会影响胎儿，如孕妇过于恐惧，会引起早产（未成熟胎儿）或胎儿畸形；孕妇急躁，所生的婴儿往往多动，易激怒。母亲的心律节奏是胎儿最早熟悉的声音，类似

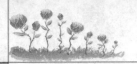

母亲心律的其他有节奏的声音,胎儿也乐于接受,所以悦耳、动听的音乐为胎儿所欢迎。相反,激烈、难听的音乐,也会使胎儿烦躁不安、乱踢乱动。母亲定时地抚摸着胎儿,可促使胎儿身心健康。

母子的感情需要孕妇来培养,孕妇除了多看些激发母子感情的书,还要多看一些美的画片、健美的婴儿画像或照片,倾听音乐;夫妻间多谈谈关于胎儿的事,诸如胎儿活动怎么样,胎儿运动次数多少及轻重,胎动的方式,这一切都需要孕妇来施行。

4. 父亲在胎教中的作用

在母亲实施胎教的过程中,作为丈夫应为胎教顺利进行做好以下几项:

(1)安排好孕妇的生活:首先要帮助妻子主持家务,减轻其体力劳动,安排好妻子的饮食,注意合理的营养。早孕反应时要准备适合孕妇口味的饮食,少食多餐,摄入足量的营养。在胎儿发育迅速阶段,更需提供富含高热能、高蛋白、微量元素(尤其含钙、铁)和维生素等食物。

(2)稳定孕妇的情绪:使妻子在温馨的环境中,保持精神愉快。孕妇本身遇事要冷静,发脾气、大吵大闹是不可取的。丈夫应尽最大努力让妻子心情舒畅,享受家庭的温暖,并对将诞生的宝宝给予极大的关心。

(3)胎儿也需要适当的刺激和锻炼:丈夫在陪伴怀孕的妻子时,可时常给她讲一些幽默故事,一起看喜剧、影视片,适度的玩笑,风趣的谈话,适当的交往、游玩等,既可以增加生活的情趣,又可有益于胎儿大脑的发育。

(4)协助搞好音乐胎教:这是胎教的重要内容之一,它不但可以陶冶胎儿的性情,而且可以培养其对音乐的爱好。丈夫应安排轻松优美的音乐带,每天早、中、晚各放 1 次,每次 15～30 分钟。

5. 实施胎教中应注意的问题

无论采取哪种方法进行直接胎教都要注意以下几个问题:

(1)刺激量不能过度,时间不宜过长,每天实施的次数不宜多。一般每天 2～3次,每次 3～5 分钟。使用听觉刺激,音乐声音不能太大,以孕妇感觉舒适为度。

(2)使用抚、拍胎教和运动胎教时,手法要轻柔,切忌用力过大过猛。

(3)实施直接胎教应结合胎动进行,或按胎动规律定时进行,以免影响胎儿正常的睡眠周期。

(4)妊娠中、后期,胎儿会对准妈妈或爸爸实施的胎教做出反应。如轻柔地蠕动后就安静下来了,则表示他(她)很乐于接受准妈妈的胎教,如果用力

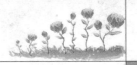

蹬腿,那就是他(她)感到不舒服了,应马上停止,查查原因,并做好记录,以便改进。

(5)动觉刺激如抚拍胎教、运动胎教、游戏胎教等,在妊娠后期不宜多做。如果做,要仔细观察胎儿有无反应和做出什么样的反应,因为这时胎儿已长大,子宫腔有限,不便于活动。

(6)通过母体本身的听、看、读、运动等方式对胎儿进行间接胎教,就要选择情趣高雅、令人心情安逸的内容,避免过于刺激和易于疲劳的内容和方式。时间安排以不影响休息和睡眠为好。

(7)有早产征兆者,一般不进行抚摩、按压、拍打和运动胎教。

孕期提示

1. 科学锻炼

随着子宫的生长和腹部的突出,平衡感觉受到了更大影响,孕妇会感到很笨拙。此时不适宜于体育运动,如篮球,或者易导致摔倒、受伤、腹部遭碰撞的运动。

继续锻炼对孕妇有好处,这会使孕妇感觉良好并有利于控制体重,但应保持清醒的头脑,妊娠期应降低活动量,尤其第19周后更应降低运动量。

妊娠的身体会告诉孕妇应该减少活动量的时间。

2. 慎重过性生活

妊娠是妻子和丈夫增进感情,计划未来的重要阶段,随着身体的变化,性生活可能变得困难,因为这会使孕妇感到不舒服,若改变两人的性交体位,在妊娠的中期仍可继续享受性生活。当频繁过性生活而感到有压力时,要和丈夫坦诚地沟通,不要害怕和丈夫一起去医生那里请教有关问题。如果出现痉挛、流血或其他并发症,应去看医生。

3. 留心影响胎儿大小的因素

在进行产前检查时,医生往往会测量准妈妈们的腹围和子宫底高度估算胎儿的大小是否与孕周相符,生长发育是否正常。而这些数据只是作为参考和记录,很多时候胎儿的大小是通过B超测量的。一般来说,准妈妈肚子大,胎儿也就比较大,但这与准妈妈的体形有关,不能一概而论。那么,哪些因素会影响胎儿的大小呢?

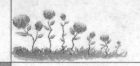

（1）遗传因素：胎儿的个头大小当然是受妈妈和爸爸体格影响的，这是遗传因素起的作用。如果妈妈和爸爸身材都高大，生出来的宝宝个头就比较大。但如果妈妈身材矮小而爸爸身材高大，就难说了。俗语说："父矮矮一个，母矮矮一窝"，一般来说妈妈的身高影响孩子的可能性更大一些。

（2）准妈妈的健康状况：如果准妈妈体质欠佳，或患有某些慢性病或妊娠期合并症，胎儿的营养供给受到影响，那么胎儿的个头一般不会太大，妊娠糖尿病除外。患妊娠糖尿病的准妈妈，如果病情没有很好地控制，则可能生出巨大儿。

（3）准妈妈的生活习惯：一些不良的生活习惯，如饮酒、吸烟等都会导致子宫内环境的恶化，因为当准妈妈吸烟时，身体的血管会收缩，输送到胎儿的氧气和营养物质就会减少，从而对胎儿的正常发育产生抑制，甚至有可能会导致子宫内胎儿发育迟缓。酒精也会通过脐带输送给胎儿，子宫内环境因而会恶化，自然会对胎儿的发育产生不良影响。因此，如果长期饮酒、吸烟，会导致低体重儿的出生。

（4）准妈妈的饮食习惯及营养水平：准妈妈获得充分、均衡的营养是胎宝宝健康发育的重要保障。营养不良的准妈妈，生出低体重儿的几率是相当高的。一些不良的饮食习惯也会影响胎儿的大小，如盐的过量摄取、高热能食物的大量摄入等，都会影响胎儿的生长发育。

（5）胎儿的性别：据统计，男孩会比女孩略大一些。这是因为男孩的骨骼框架一般来说都要比女孩略大一些。当然，具体情况因人而异，并不是绝对的。

（6）胎儿的健康状况：如果胎儿患有先天性疾病，如先天性心脏病等，胎儿个头往往会比较小（子宫内胎儿发育迟缓）。在妊娠第 20 周左右，胎儿发育的差别开始显现出来，此时就应该通过 B 超对胎儿的发育和健康状况进行监测。

（7）孕胎数：双胞胎、多胞胎妊娠时，每个胎儿的体重比单胎要低些。

胎儿的发育是动态的，如果某次产检发现胎儿偏小，准妈妈不必太担心，或许过一两周就赶上来了。只要坚持检查，听从医生的指导，及时纠正一些导致胎儿过大或过小的因素，一定能生一个体格健康的宝宝。

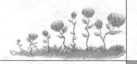

第22周　汗腺指甲已形成
反应消失感舒适

胎宝宝的发育状况

现在胎宝宝的顶臀长约19厘米,体重约350克。

胎宝宝的脑部开始迅速生长,尤其是位于大脑中心负责的生发基质,它负责产生脑细胞。

胎儿的皮肤比从前更加红润,但不再像以前那样透明,表面密布着胎毛。宝宝现在有了汗腺,指甲完全形成并继续生长。

如果是男孩儿,睾丸将从骨盆降到阴囊内,原始精子已经形成;如果是女孩儿,阴道开始呈现中空的形状。

胎宝宝清醒的时间越来越长了,当他(她)清醒时,会听到外面大人的谈话、巨大的噪声和音乐,即使母亲轻轻拍打腹部,他(她)也会被惊醒。

准妈妈的生理变化

子宫底上升到肚脐上2厘米,子宫底高度约22厘米。没有了早孕反应,腹部也不至于大得很笨重,弯腰、起坐、走路都还不太费劲,这个时期,孕妇的感觉是最好的。

个别营养摄入不均衡的准妈妈,大约在这个时期开始出现贫血。贫血严重时,准妈妈会出现乏力、头晕、心慌等症状,应及时治疗。贫血可分为以下几种:

1. 妊娠期贫血

妊娠期出现贫血十分常见,及时治疗对孕妇及宝宝都是极其重要的。如果孕妇患有贫血,在妊娠期会时常感到身体不适,并且总是觉得疲惫和劳累,甚至有可能出现眩晕。在人体体内,血细胞的主要功能是携带并运输氧气,红细胞的产生和破坏是保持一定平衡的,贫血实质就是红细胞的细胞数目减少,即血细胞比积低于35;血红蛋白低于12克。

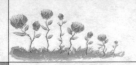

　　妊娠期间,血管里的红细胞数目通常会增加,血浆(即血液里的液体成分)也会增加,但比前者增多。血细胞比积是红细胞占血液体积的百分数,血细胞比积通常在第一次产前检查时测定,整个妊娠期检查1～2次,如果患有贫血,此项检查要多次进行。与血液中的细胞成分相比,血浆增长的幅度较大,因此,妊娠期血细胞比积通常都要下降,这称为妊娠期生理性贫血。一般在妊娠中期(妊娠第20～22周)血细胞比积下降到最低点,正常妊娠期末,血红蛋白一般出现少量增加。

　　妊娠使孕妇的血管系统发生了许多改变,分娩是一个失血的过程,它会导致孕妇的血容量下降,如果临近分娩时仍患有严重的贫血,在孩子出生后孕妇就必须接受输血。

　　患有贫血的孕妇,请向医生咨询关于饮食和治疗的问题。

2. 缺铁性贫血

　　妊娠期贫血最常见的类型是缺铁性贫血,在妊娠期,腹内的胎儿要大量消耗母体内贮存的铁。对于缺铁性贫血,尽管机体仍然可以产生红细胞,但却不能提高血细胞比积和血红蛋白的量。复合维生素中含有铁,并可作为补铁药来补充,如果不能服用维生素,可以考虑使用补铁药补铁。

　　(1)病因:铁是最重要的微量元素,整个妊娠期间都需要它。即使补充了铁,有些孕妇仍然可能出现缺铁性贫血。其原因包括:

　　①补铁或服用含铁维生素无效。

　　②妊娠期出血。

　　③多胞胎会导致孕妇和胎儿对铁的需要量增加。

　　④曾有过胃肠手术史,导致铁吸收不良。

　　⑤使用抗酸药会导致铁吸收不良,大量铁从肠道丢失。

　　⑥不良的饮食习惯导致缺铁性贫血。

　　(2)治疗:治疗缺铁性贫血的目的在于增加机体对铁的摄入,由于肠道吸收铁的量比较少,所以必须每天都补充。补铁也可以采取肌内注射的方式,但此途径较痛苦,还可能对皮肤造成损伤。补铁的不良反应有恶心、呕吐和胃部不适,还可能出现便秘,如果出现以上现象,必须适当减少剂量。

　　(3)饮食补铁:如果不能直接口服补铁药,就必须从饮食中增加铁的含量,多吃些动物的肝脏及菠菜等富含铁的食物,这样就可以补充孕妇的需铁量。

3. 镰形细胞性贫血

对于某些皮肤较黑的孕妇来说,镰形细胞性贫血十分常见,这主要是由于骨髓功能低下造成的,而骨髓是体内产生红细胞的主要器官,当红细胞衰老和死亡后,机体依靠它来补充新生的红细胞。镰形细胞性贫血是由于人体产生的红细胞形态改变而发生的,在妊娠期可引起贫血症状或多种疼痛。具有镰形细胞性贫血性状的孕妇虽然没有患病,但却携带着此病的隐性基因,而且有可能会把此病传给宝宝。

镰形细胞性贫血性状通过验血很容易检查出来,通过羊膜穿刺术或绒毛膜穿刺取样也同样可以诊断胎儿是否患有此病。具有镰形细胞性贫血的孕妇可能出现反复疼痛发作的现象,称为"镰形细胞性危机"。主要表现是腹痛和(或)肢体疼痛、感染,甚至出现阻塞性心脏疾患,胎儿则容易出现流产和死产,发生率高达50%。这主要由于异常红细胞阻塞血管所导致,疼痛发作有时很剧烈,甚至需要住院治疗。

准妈妈的保健与护理

1. 重视下腹部疼痛

妊娠期下腹部疼痛十分常见,它可能是许多严重疾病的初期表现,如肾盂肾炎或肾结石。但是,几乎所有孕妇在妊娠时都曾感到下腹部疼痛,不过多数情况下,这种疼痛较为轻微,但也有些孕妇会出现疼痛随妊娠期发展而加重。

服用解热镇痛药(如水杨酸类)可以缓解此症状,或利用对疼痛局部的热敷也能取得较好的疗效。如果疼痛持续或加剧,应该立即就医。

2. 防止痔疮加重

痔疮是妊娠期间经常出现的问题,是肛门周围或肛门内血管曲张引起的,主要是由于妊娠后子宫和骨盆部位的血流增加导致的。通常痔疮随妊娠期而严重,也可能随再一次妊娠而加重。

对痔疮的治疗主要是防止便秘,应该多吃含纤维素多的食物或饮用大量的水。防止便秘也可以使用粪便软化剂,进行坐浴或使用栓剂(在药房可以买到)。尽管妊娠期并不常采用,但外科切除手术也不失为一种方法。

妊娠期过后,痔疮会逐渐恢复,但不可能完全消失,以上方法仍可使用。如果妊娠期间深受痔疮折磨之苦,应请医生选择或制定一个最佳治疗方案。

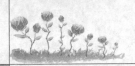

3.谨慎驾车

孕妇经常询问的是妊娠期内驾车是否安全的问题,答案是"安全的"。但是,当大腹便便进出车门都不方便时,就会觉得驾车很不舒服,妊娠期停止驾车并不会影响驾车水平。妊娠期间驾车同平时一样,一定要系好安全带。如果一个孕妇觉得一切正常,她完全可以驾车。

4.正确看待液体的摄入

妊娠期内补充液体是非常重要的,当有充足的液体供应时,会感到很舒服。许多患有头痛或其他疾病的孕妇发现摄入大量的液体可以减轻她们的病情。最好不要饮用含大量热能的液体,饮用白开水或掺入少量果汁就可以,会觉得它非常可口与清爽。正如前面所说的那样,妊娠期身体发生最大的变化是血管系统的变化,孕妇的血容量将增加50%或者更多,为了适应这样的变化,就必须摄入更多的液体。但是,晚上临睡前尽量少喝水,以免多次起夜。有时即使减少了饮水量,仍然会觉得似乎总有尿意,这只不过是正常生理现象,对此无需担心。

5.严防毒性链球菌 A 感染

关于一些新发现的有毒性链球毒菌 A 的报道,孕妇们应该引起注意,因为这种细菌感染后可以导致多种疾病。不像无毒的链球菌以咽喉炎为初期症状,此种细菌常常感染皮肤上的小伤口,或者是抓痕从而导致发病。当感染此病菌后,伤口处会出现红肿、疼痛,并迅速播散全身,同时伴有流感样症状。此病感染迅速,很短时间内会播散至全身,因此出现下列现象应警觉:

(1)高热 38.9℃以上:症状比患流感时严重,高热不退时,立即就医。

(2)伤口红肿:伤口或抓痕出现红肿等炎性症状,并伴有流感样症状时,可能感染了此病菌,应立即就医。

(3)异常的肢端冰冷:足部、手部、腿部或胳膊出现冰冷和麻木,并有上述症状。

当不慎受伤时,应立即用肥皂和清水冲洗伤口,并用酒精和过氧化氢消毒(这些药物在妊娠期间是安全的,对胎宝宝不会造成任何伤害);在仔细清洗过伤口后,应将二联抗生素软膏涂抹在伤口处,如果必要的话,还应该扎上绷带,尽量保持伤口区的清洁与卫生;需要时还可以反复使用抗生素以消灭细菌。

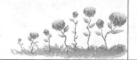

音乐胎教

胎儿发育到第 5 个月，听觉器官和神经基本完善，对外界的声音刺激开始有所反应，如果准妈妈经常听清新而愉快的、有节奏的乐曲，对胎儿大脑边缘系统和脑干网状结构会产生直接刺激，能够促进大脑和感觉的发育。据实验证明，胎教时经常聆听一些固定的乐曲，经过声波不断地强化，可以促进右脑发育。在胎儿出生后，对这样的音乐特别有记忆，他（她）哭闹不安时，给他（她）听熟悉的音乐，可以安抚情绪。

音乐胎教法主要是以声波刺激胎儿听觉器官的神经功能，从妊娠第 5 个月起，便可有计划地实施。每日 1～2 次，每次20～30 分钟，一般在晚上临睡前比较合适。可以通过收录机直接播放，收录机应距离孕妇 1 米左右，音响强度在65～70 分贝较为合适；亦可使用胎教传声器，直接放在孕妇腹壁胎儿头部的相应部位，音量的大小可以根据成人隔着手掌听到传声器中的音响强度，亦即相当于胎儿在子宫内所能听到的音响强度来调试，但要注意千万不能把收录机直接放在孕妇腹壁上给胎儿听，以免损坏胎儿的听力。播放胎教音乐一定要以孕妇自觉有胎动，推测胎儿处在"清醒"的状态时进行。听音乐时，准妈妈要全身放松，半躺或半卧在一个舒适的地方或摇椅上，把手放在腹部注意胎宝宝的活动，聆听音响播放的音乐。此时，最好忘却眼前的事情，静静地让自己的心随着音乐放飞。

进行音乐胎教，应选择明朗轻快柔和的乐曲，还可以选择穿插有自然界的鸟啼虫鸣和潺潺流水声的乐曲，这些乐曲能给人以丰富的联想，使人心旷神怡，有利于胎儿身心的健康发展。节奏强烈、节奏变化大的刺激性音乐，如激烈摇滚舞曲、迪斯科舞曲、爵士乐，或是带有悲伤、忧愁情绪的慢四步爵士舞曲、安魂曲，都不适合做胎教音乐。

科学研究显示，优美悦耳的音乐，可使准妈妈产生恬静的美感和愉悦的情绪，它们就像看不见的特殊养分，流淌在胎宝宝的血液中，渗透到每一个细胞里，与此同时，优美的音乐还能促使孕妇分泌出一些有益于健康的物质，有调节血流量和使神经细胞兴奋的作用，进而改善胎盘供血状况，使血液的有益成分增多，有利于促进胎儿发育成长。

再提醒准妈妈注意的是：每次放胎教音乐，尤其是使用胎教传声器直接放在腹部给宝宝听时，时间不要太长，音量不能太大，以防损伤宝宝的听力。

孕期提示

微量元素是指人体内含量甚微，低于体重0.01％的元素。人体内的微量元素虽然含量很少，却是生命活动必需的营养素，不仅与人的生存和健康息息相关，而且事关优生大事，对母腹中的胎儿也有着十分重要的影响。微量元素主要从饮食中摄取，正常情况下，妊娠期微量元素的真正缺乏是不常见的，只有妊娠前体内无机盐储备不足，妊娠后又供给不上才会出现微量元素缺乏现象。

目前已发现的微量元素有20余种，这里我们主要介绍一些和妊娠关系密切的锌、铁、铜、碘、硒、锰6种。磷、镁虽然不在微量元素之列，但和胎儿发育相关，也在此一并介绍：

1. 锌

(1)锌的作用：锌是组织生长所必需的微量元素。母体锌缺乏时，依赖锌的几种聚合酶活性下降，将影响胎儿神经组织的发育，使胎儿生长和神经系统发育不协调，特别是在妊娠20～60天，胎儿器官分化形成的关键期，极易严重损害胚胎，出现中枢神经系统异常、先天性心脏病、尿道下裂等先天畸形。锌过量则会导致体内微量元素比例失调，导致贫血等。

(2)锌的补充：补充锌应多吃粗面粉、豆制品、牛肉、羊肉、鱼、瘦肉等动物性蛋白质较多的食物及海产品。植物性食物中荞麦、黑麦、小麦、玉米、花生仁、核桃仁等，含锌量也较高。

2. 铁

(1)铁的作用：铁是合成血红蛋白的原料，缺铁可造成贫血。铁质是构成胎儿血细胞的重要元素，除了供应胎儿日益增长的需要外，还得将一部分铁质储存于肝脏作为母体的储备，以补充分娩过程中出血的损失。生育年龄的妇女每次月经铁丢失量平均为每月0.4毫克，因此大多数妇女都有部分或完全的铁储备消耗，以致孕前就可能存在缺铁，而在妊娠4个月以后，铁的需要量逐渐增加，因此，孕妇要注意补充铁，尤其在妊娠中后期要注意补充铁。

(2)铁的补充：补铁宜多食海藻、瘦肉、绿叶蔬菜、谷类、豆、西瓜、蛋黄、芝麻、黑木耳、黄花菜、动物肝脏、油菜、蘑菇等食物。

3.铜

（1）铜的作用：铜是造血的要素，并有促进铁透过肠黏膜吸收的作用。缺铜时，易出现胎盘功能低下，造血功能障碍，使胎儿发育迟滞。孕妇体内铜的浓度在妊娠过程中逐渐上升，这可能与胎儿生长过程中的体内雌激素水平增加有关。正常情况下，孕妇不需要额外补充铜剂。铜过高或缺乏都会影响胚胎的正常发育和分化，易导致畸形或死胎。有资料表明：唐氏综合征患儿，其母孕期血铜含量较正常孕妇为高。

（2）铜的补充：缺铜的准妈妈宜多吃糙米、芝麻、柿子、动物肝脏、猪肉、蛤蜊、菠菜、大豆等食物。

4.碘

（1）碘的作用：碘在甲状腺的合成和代谢中起重要作用，碘缺乏可导致甲状腺肿大。缺碘是人类智力障碍的主要原因之一，如克汀病。克汀病的主要表现就是智力低下、身材矮小，因此又将碘称为智力元素。为了防止孕妇缺碘及子代发生呆小病，给孕妇足量补碘是极为重要的。孕妇补碘的关键时间是在妊娠早期3个月，尤以妊娠前为好。但含碘药物可导致胎儿体内碘积聚，抑制甲状腺激素的分泌，甚至会造成先天性甲状腺发育不良，并引起甲状腺功能减低。因此，孕妇禁忌服用含碘药物，而应通过食物及碘盐补充碘。

（2）碘的补充：人体吸收碘的主要来源是食物，海产品的碘含量高，如海带、紫菜、海鱼、虾皮等。

5.硒

（1）硒的作用：硒是谷胱甘肽氧化酶的组成成分，硒可以保护细胞膜中的脂质免受氧化。一般人缺硒可发生大骨关节病、克山病。缺硒的女性应在治愈后再妊娠。如孕妇缺硒，易发生流产或先兆子痫。缺硒还可以影响母亲体内甲状腺激素的代谢，并引起胎儿遗传基因的突变，会导致小儿唐氏综合征。

（2）硒的补充：准妈妈应适当摄入含硒量高的食物，如芝麻、麦芽、酵母、鸡蛋、动物内脏、海产品、蘑菇、蒜、白菜、南瓜、橙子、香蕉等。

6.锰

（1）锰的作用：缺锰可阻碍胎儿骨骼发育，也可影响激素的合成，导致胎儿严重智力低下。锰、铅过高时也会影响胎儿智力发育。

（2）锰的补充：补锰宜多食粗面粉、大豆、核桃、扁豆、猪腰子、香菜。

7.磷

(1)磷的作用:磷是机体中一个极为重要的元素,它是所有细胞中的核酸组成成分,是细胞膜的必要构成物质,也是构成骨骼不可缺少的成分,磷还是机体内的酶、细胞核蛋白质、脑磷脂的重要成分。一般来说,磷不会摄取不足,却可能会过量;如果磷摄取过量、钙却摄取不足,就会发生骨质流失的问题。大部分的食物都是磷多于钙,只有牛奶、绿色蔬菜等食物是钙多于磷。极少数的人会存在磷缺乏的问题;缺磷也会造成虚弱及无力,并有厌食、抑郁、疼痛等症状。

(2)磷的补充:补磷宜多吃蛋黄、南瓜子、葡萄、谷类、花生、虾、栗子、杏等。

8.镁

(1)镁的作用:镁元素参与多种代谢,对心血管系统有保护作用,妊娠期间镁缺乏会产生神经肌肉功能紊乱(颤抖、抽筋、抽搐),食欲缺乏和行为异常。

(2)镁的补充:补镁宜多食香蕉、香菜、小麦、菠萝、花生、杏仁、扁豆、蜂蜜等。

综上所述,孕妇在整个孕期摄入适量的微量元素是重要的,过多或过少都不利于胎宝宝健康发育。因此,准妈妈应选食含微量元素丰富的食物,纠正偏食,从食物中获取微量元素是最安全而理想的方法。若需使用微量元素制剂,应经过分析测试后,在医生的指导下进行补充较为安全。

第23周　幼小牙蕾在生长 羊水增加胎盘大

胎宝宝的发育状况

这一周宝宝的顶臀长达20厘米,体重约455克。

现在胎宝宝的身材越来越匀称了,看起来像一个足月的婴儿。皮肤不再那么透明了,但是仍然可以隐约看到他(她)的骨骼和脏器。因为尚未形成足够的皮下脂肪,所以皮肤还有些松弛。现在他(她)有了清晰的唇线,幼小的牙蕾开

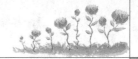

始在牙龈中生长。毛发的颜色比以前更深了。

由于胎宝宝内耳的骨头已经完全硬化，因此他（她）现在的听觉更加敏锐。有趣的是，与母亲高调的嗓音相比，胎宝宝更喜欢听到父亲低沉的嗓音。眼睛已经形成，但是虹膜（眼内彩色的部分）内还没有沉淀色素。

宝宝体内的胰腺正在按部就班地发育，它将产生胰岛素，这对于脂肪组织的积累至关重要。

准妈妈的生理变化

从这时开始，医生将会在准妈妈每次做产前检查时，为准妈妈测量腹围并会观察增加的体重和子宫大小的变化。必须明白胎儿大小不同，生长速度也不同，重要的是所发生的这种变化是持续的，生长也是持续的。当宝宝长得更大的时候，胎盘也大了，相应的羊水量也会随之增加。

情感变化在此期是正常的，这是孕妇所经历的一个必然阶段，多数是由于激素变化引起的。对付情绪变化力不从心时，多与朋友和丈夫谈谈心，并希望他们能理解，然后放松自己，不必为此而不安。

准妈妈的健康饮食

孕期要避免食用含盐过多的饮食，如腌制品和罐头食品等。钠是真正的罪魁祸首，多数腌制品含有大量的钠，摄入过多的钠会使准妈妈出现钠潴留，这样会在妊娠期间出现水肿。

有些食物的含钠量较高，它们的味道并不是咸的。仔细查看标签，并在食用前多了解一些这方面的知识。为了宝宝的健康，最好食用低钠食物，每日消耗的盐量低于 3 克就可防止出现水潴留（表 8）。

如果准妈妈想了解钠摄入量，注意标签，食品包装上都会注明，但有些食品上没有注明，诸如快餐等，查一查，就会发现汉堡包含钠量很多，更不要说炸薯条了！

表8　几种食物的含钠量

食物名称	用　量	含钠量（毫克）
美式奶酪	1片	322
芦笋	400克	970
大汉堡包	1个	963
鸡精汁	1杯	760
可乐	1杯	16
乡村奶酪	1杯	580
比目鱼	90克	201
烤热狗	1个	770
蜜瓜	1/2个	90
利马豆	250克	1070
龙虾	1只	305
燕麦片	1杯	523
炸薯条	1盒	400
盐	1匙	1938

准妈妈的保健与护理

1. 警惕鼻出血

流鼻血，中医称之为鼻衄，是由于鼻腔内的毛细血管破裂引起的一种常见病。轻者涕中带血，重者可引起休克，反复出血则可导致贫血。出血可发生于鼻腔任何部位，但大多数发生于鼻中隔前下方的易出血区，此区血管丰富、表浅，当气候干燥或局部受损时，很容易发生出血。

（1）症状：有些准妈妈妊娠前没有流过鼻血，妊娠后某天却突然流起鼻血来了。这是因为妊娠以后在大量的雌激素的作用影响下，鼻黏膜肿胀，局部血管充血，易于破损的缘故，不要惊慌。准妈妈流鼻血常是鼻子的一侧出血，出血量一般不多，或者仅仅鼻涕中夹杂血丝。如果准妈妈发生了鼻出血不要太紧张，因为精神紧张会使血压增高而加剧出血。很多人习惯把头仰起，误以为血不外流就是不出血，还有的甚至认为血是宝贵的，应当咽下去再吸收，其实这是不正

安
胎
养
胎
必
读

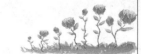

确的做法。

（2）处理：流鼻血时，正确的做法是：坐下来，保持镇定，全身放松，把出血的部位鼻翼向中隔紧压，或塞入一小团干净的棉花或软纸团，然后用手指压着流鼻血的鼻子中部5～10分钟，利用鼻翼压迫易出血区。患者头部保持直立位，低头可引起头部充血，头仰起来又会使血液流到咽部。流入口中的血液应尽量吐出，以免咽下刺激胃部引起呕吐。指压期间用冷水袋（或湿毛巾）敷前额及后颈，可促使血管收缩，减少出血。如果经以上处理仍不能止血，应及时到医院诊治。孕妇反复多次发生鼻出血，应到医院做详细检查，排除局部及全身疾病，以便针对病因治疗。

2. 液体的丧失

随着妊娠时间的不断推进，子宫变得越来越大，越来越重。由于子宫位于膀胱后，随着子宫的不断增大，膀胱会受到越来越大的压力，会经常发现内裤潮湿，这到底是尿液还是羊水漏出。当羊水破裂后，孕妇会感到一股液体不断地从阴道内流出，一旦发现这种情况，应立即报告医生！羊水流失或羊膜破裂是妊娠中出现的非常严重的问题。通常情况下，这些问题不应在此时出现。

3. 尿道感染

子宫位于膀胱顶和连接肾与膀胱的输尿管上。由于尿道的变化，妊娠期间患尿道感染的机会增加。尿道感染会使孕妇尿频、尿急，妊娠期间肾脏或膀胱出现感染是普遍问题。

尿道感染的症状主要包括尿频、尿痛和尿急，严重的甚至有血尿。如果怀疑患有膀胱炎，最好做尿培养以找到致病菌，并告知医生。

4. 肾盂肾炎

膀胱炎导致的另一严重后果是肾盂肾炎，孕妇患此病的几率是1%～2%。最常见的是右肾受到感染。此病症状包括尿频、尿痛、尿急、高热、寒战和腰痛，通常需要住院静脉注射抗生素治疗。在妊娠期间，如果肾盂肾炎或膀胱炎复发，就必须在整个妊娠期内服用抗生素类药物以防复发。

5. 肾结石

肾结石和尿路结石的发生率为1/1 500。肾结石的症状主要是腰与下腹部疼痛，甚至发生血尿。妊娠期肾结石的治疗通常采用服止痛药和大量饮水，通过此种办法，可以避免进行外科手术取石或超声碎石。

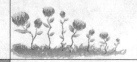

6.妊娠期糖尿病

妊娠期糖尿病一度曾是很严重的问题,它与妊娠密切相关,糖尿病的孕妇只要能得到适当的治疗,注意饮食,并且遵循医嘱,可以安全地度过妊娠期。

糖尿病可引起多种疾病,包括肾脏病、眼疾和心血管疾病,诸如动脉粥样硬化或心肌梗死,这对于孕妇和胎宝宝都极为严重。在使用胰岛素前,患糖尿病的妇女最好是不要怀孕,因为糖尿病对母亲和胎儿都十分危险。19世纪初,在患糖尿病的孕妇当中,母亲的病死率是 25％～30％,胎儿的病死率是 50％,甚至更高。随着胰岛素的发现及应用,胎儿监测手段的出现(如超声和胎心率监测),糖尿病已不再是严重的问题了,胎儿完全可以存活。

(1)糖尿病的症状:①尿多。②视力模糊。③体重减轻。④眩晕。⑤食欲增加。

(2)诊断:糖尿病的诊断对于母亲及孩子的健康至关重要,即便是现在,妊娠期糖尿病妇女病死率仍然是正常人群的 20 倍。肾脏、眼睛和其他部位损害可能会因妊娠而加重,而且变得异常严重。对于胎儿来说,出现流产的几率可能比正常孕妇的胎儿要稍微高一些,大约是正常分娩的 2 倍,而且胎儿畸形率可能达到 3％～6％,最常见的畸形是心脏畸形、泌尿生殖道的异常(如肾缺失)和胃肠道异常。

但是,只要密切监测血糖,这些问题可以避免。对于妊娠期糖尿病妇女来说,注意饮食是非常重要的。如果孕妇有糖尿病家族史或患有糖尿病,要告知医生,以便采取或选择最佳治疗方案。

想象胎教

想象胎教是意念胎教中的一种。学过气功锻炼的人都懂得,每个人都有种意念力,可以运用意念力活络通经,加强血液循环。孕妇同样可以运用这种意念力,将美好的信息,传输给胎儿,在胎儿身上发生作用。实施意念胎教必须有一定的气功功底,比较难于掌握,一般不要随便做,以免出差错。想象胎教则比较容易,不会出偏差。

想象胎教就是想象腹中胎儿的情况。在整个孕期都可以做。从受孕开始,夫妻就可以共同讨论,为将出生的孩子作形象设计:取各人相貌中最理想而具有特点的部位,如丈夫宽阔的额头、俊俏的剑眉,妻子善于传情的大眼睛、高高

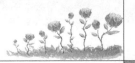

的鼻梁、轮廓分明的嘴唇等加以组合，想象成未来小宝宝可爱的形象。或者可以从画报、挂历、图片中找出一张最喜欢的幼儿画像，挂在卧室里，经常看看。一旦将设计的婴儿形象确定下来了，就要经常回想，反复使这一形象具体清晰，并在心中不断地呼唤。久而久之，胎儿就会按照母亲的意愿生长发育，接近或达到父母理想的相貌。这就是为什么有些孩子比父母长得漂亮的缘由之一。在孕期中可以想象胎儿在羊水中安详地睡眠，一副逗人喜爱的样子。当察觉到胎动时，就可以想象胎儿在欢快地从睡眠中醒来，伸脚动手打哈欠、伸懒筋那活泼可爱的样子。孕妇还要经常想象美好的事物，如名画、风景、优美音乐和文学作品、影视中美好的镜头，以及出外旅游与家人一道去公园散步，或与邻居和自家的小朋友一起嬉戏时的幸福时刻。通过想象使自己常处于一种愉快的心境中。

孕期提示

1. 双胞胎妊娠须知

双胞胎发生的几率大概是 1/80。也就是说，80 次妊娠里会有 1 次分娩双胞胎的机会。如果家族中有双胞胎史的话，孕育双胞胎的机会就较大。一般情况下，每位女性在 1 个月经周期里排出 1 个成熟的卵子，1 个卵子和 1 个精子结合发育成 1 个胎儿。但在某些极偶然的情况下，或人为因素的干扰作用下，可 1 次同时排出 2 个或 2 个以上的卵子，就有可能发生 2 个或 2 个以上卵子分别与 2 个或 2 个以上的单独的精子受精，发育成双卵双胎或多卵多胎。双卵双胎的胎儿各有 1 个胎盘，双胞胎之间，在容貌等身体特征和遗传性状上可不同。它出现的机会比单卵双生多 3 倍。而我们常常看到的那些长得几乎一模一样的双胞胎则是单卵双生的双胞胎。就是 1 个卵子受精后分裂为相同的两部分，两部分分别发育成两个极相似的婴儿，双胞胎共用 1 个胎盘，性别一定相同，身体特征和遗传性状也相同。双卵双胎可以是一男一女，也可以是两男或两女，而单卵双胎的两个婴儿性别一定是一样的。

在计划生育政策之下，对于很多渴望生育不止一个孩子的夫妻来说，双胞胎无疑是个大大的喜讯，不过，额外的幸福总是要付出额外的代价，双胞胎妊娠对准妈妈来说需要注意的问题比一般准妈妈更多一些。

（1）加强营养：孕育双胞胎的准妈妈比一般的妈妈需要更多的营养，如孕妇营养摄入不足,会影响胎儿生长发育和母体健康。因此,孕妇应增加营养的质与量,还要注意基本营养素的搭配。双胎妊娠其妊娠期及分娩期并发症与合并症较单胎妊娠明显增多。准妈妈若水肿较重时,应适当增加蛋白质摄入量,必要时可静脉输入血清蛋白制剂,并限制食盐摄入;双胎妊娠合并贫血患病率约为 40%,应注意补充铁剂及叶酸,预防贫血。

(2)预防流产与早产:双胎妊娠由于宫腔相对狭窄,胎盘血液循环障碍,其流产发生率较单胎妊娠高 2～3 倍,因此应加强孕期保护与监护。因双胎妊娠子宫过度膨胀,易发生早产,故应于中期妊娠后注意休息,避免房事,并提前 4 周做好分娩前的准备工作,提前住院待产。

(3)预防产后出血:因双胎妊娠子宫过于膨胀,易发生宫缩乏力,造成产后出血而危及母体生命安全。故双胎妊娠的孕妇,一定要提前住院分娩,并注意预防和及时治疗产后出血。

(4)新生儿疾病:双胎妊娠胎儿发育较单胎妊娠相对差些,如体重大多低于 2 500 克,因此应注意预防呼吸窘迫综合征、新生儿硬肿症、吸入性肺炎等新生儿疾病,并应为新生儿喂养做好充分的思想和物质准备。

确诊为双胎妊娠的准妈妈,患有妊娠高血压综合征较单胎妊娠的患病率高 3 倍,子痫则高 5 倍,因此应加强孕期检查,及早发现,及时治疗。尤应坚持定期的产前检查,做好个人保健和安全防护,迎接一双健康宝宝的顺利降生。

2. 孕期化妆须知

不少女性都有使用化妆品的习惯,但由于某些化妆品含有铅、汞、砷等对人体有害的元素,黑发乳和染发水一类的化妆品含有高量的铅,在妊娠这个特殊阶段使用很可能会对母体和胎儿产生一定的危害。另外,妊娠期间皮肤非常敏感,如随意使用化妆品可能会使皮肤粗糙或产生色斑。因此,准妈妈在妊娠后应有选择地使用一些温和、纯净的高品质化妆品,一些来路不明的过期化妆用品千万勿用。准妈妈偶尔化淡妆倒也无妨,可若是常化浓妆,就不太适宜了。下列对母婴存在明显危害的化妆品不应使用:

(1)染发剂:染发剂不仅会引起皮肤癌,而且还会引起乳腺癌,容易导致胎儿畸形。但到目前为止,虽然并没有染发剂造成胎儿不良影响的报道,但染发剂中的不少化学物质,常引起皮肤变态反应。如皮肤出现异位性皮炎,或是接触性荨麻疹,造成头皮发炎、红肿,甚至掉发是常有的事。因此染发剂以不用为妙。

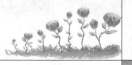

（2）冷烫精：妇女妊娠后，不但头发非常脆弱，而且极易脱落。若是再用化学冷烫精烫发，更会加剧头发脱落。此外，化学冷烫精还会影响孕妇体内胎儿的正常生长发育，少数妇女还会对其产生变态反应。因此，孕妇也不宜使用化学冷烫精。

（3）唇膏：唇膏是由各种油脂、蜡质、颜料和香料等成分组成的。其中，油脂通常采用羊毛脂，羊毛脂有较强的吸附性，可将空气中的尘埃、细菌、病毒及一些重金属离子吸附在嘴唇黏膜上，当喝水、吃东西时易将附在口红上的有害物质带进人体，影响胎儿健康。因此，准妈妈最好不涂唇膏，尤其是不要长期抹唇膏。

（4）美白祛斑霜：增白祛斑的产品中多含有汞的成分，因为汞的某些化合物具有增白美容效果，但汞是对人体健康有危害的一种重金属，对皮肤的伤害也较大，长期使用含汞化妆品对人体的神经、消化道、泌尿系统等也有严重危害。孕妇尤其不宜使用。

（5）指甲油：指甲油及香水等化妆品往往含有一种叫酞酸酯的物质，这种酞酸酯若长期被人体吸收后，容易引起孕妇流产及生出畸形儿，尤其是男胎。因为这种有害物质会危害婴儿腰部以下的器官，引起生殖器畸形，孩子长大后，可能因此罹患不育症或阳痿，这是酞酸酯这种物质阻碍雄激素发挥作用而造成的恶果。所以，孕期或哺乳期的妇女都应避免使用含有"酞酸酯"的化妆品。

第24周　听觉功能已完善　分泌初乳尿频繁

胎宝宝的发育状况

这一周，胎宝宝的顶臀长约21厘米，体重约540克。

本周是一个里程碑，因这时的胎宝宝如果在精心的医疗护理下，已经能在子宫外存活。现在他（她）依然很瘦，通过吸入羊水练习呼吸，使肺部得到进一

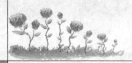

安胎养胎必读

步的完善。胎儿肺内密布着空气管道和毛细血管，肺泡也开始发育，这是因为呼吸道里没有空气，所以肺泡还是扁平的，即使吸进羊水肺泡也不能膨胀起来。此外，肺内的细胞开始分泌表面活性物质，这样可以防止肺泡相互粘连，同时也能促进肺泡在分娩时扩张。

胎宝宝的脸蛋儿开始变得丰满，睫毛和眉毛已经长成。虽然头部依然偏大，但是身体的其他部位生长非常迅速。胎儿体内的脂肪在继续堆积，但是皮肤还是有些发红，并且皱巴巴的。手脚上的皮肤比其他部位略厚一些。

现在胎宝宝的听觉功能已经相当完善。他（她）能听到母亲的说话声、心跳声及胃内咕噜咕噜的消化声。如果母亲能弹奏一些古典音乐的话，那将是宝宝最喜欢的了。

准妈妈的生理变化

本周准妈妈的子宫底位于肚脐上约 3 横指的位置，宫高约 24 厘米，体重继续增加。乳房明显增大，有肿胀感，偶尔会分泌少量稀薄的初乳。有时会因压迫到膀胱，导致母亲发生尿频现象。如果在妊娠中后期出现多饮、多食、多尿、体重减轻等症状，则应到医院做个糖耐量试验，排除妊娠糖尿病的可能，其他的状况基本和上周相似。

羊水量从妊娠第 12 周到妊娠中期迅速增加，由妊娠早期的 50 毫升猛增至约 400 毫升。妊娠第 24 周以后，羊水的体积继续增大，至 36～38 周临近分娩时可达到 1 000 毫升。

妊娠期间羊水的成分是变化的，在妊娠早期，羊水与母体血浆的成分基本一致，只是它含更多的低蛋白成分。随着妊娠期的增长，羊水中出现了磷脂，它是由胎儿的肺产生并释放到羊水中去的。羊水中还含有一些衰老的胎儿红细胞、胎毛和胎儿代谢产物。随着妊娠期的延伸，胎尿逐渐成为羊水中主要的组成成分。胎儿不断地吞食羊水，如果胎儿不能很好地进行吞食，表明羊水量发生异常。羊水过量称为羊水过多；另一方面可能还会出现羊水量过少的情况，如胎儿无肾就可能引起羊水过少。

羊水对于胎儿至关重要，它使胎儿能够自由地活动，有利于胎儿的正常发育，一旦羊水量出现上述异常，大多数胎儿的生长发育速度会减慢。

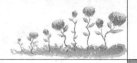

准妈妈的健康饮食

现在准妈妈的食量增加了，不时会有饥饿感。上班的准妈妈在办公桌里可以放些全麦饼干、坚果、补钙的脱脂奶粉等，在不影响工作的时候，适当给自己加餐。睡前也可以进食一些容易消化的食物，但不要吃得太饱，以免夜里觉得胃部不舒服。

从这个月开始，准妈妈的饮食中应适当增加鱼类和新鲜蔬菜等，注意蛋白质、微量元素和维生素C的合理摄入。我国准妈妈缺铁的现象较为普遍，为了提供胎儿生长过程中所需铁及胎盘中的血液循环，以及补偿分娩失血及产后哺乳，准妈妈需在妊娠中期应开始补充铁质。中国营养学会建议妊娠中期每日铁的供给量为25毫克。所以，准妈妈应当多吃含铁丰富的食物，补充动物血液、肉类、动物肝脏等富含血红素和铁的食物，以及如菠菜等含丰富铁质的蔬菜。

体重较轻的准妈妈，不妨在一天中多吃几餐，尤其多进食蛋白质含量高的食物，如鱼、肉类、豆制品等，并用牛奶、果汁取代白开水。肥胖的准妈妈，容易出现妊娠糖尿病，因此，应避免吃鲜奶油、果酱、蜂蜜、巧克力、黄油、动物脂肪等容易增胖的食物。盲目减肥可能危及胎儿，准妈妈们千万不要擅做减肥的主张。有的妈妈怕吃得太好，孩子长得太胖不好生，这是一个错误的看法。巨大儿的形成往往有一些病理的原因，如妊娠合并糖尿病等。当然不加节制地大量进食高脂肪、高热能的食物的确会导致母亲和胎儿肥胖。

总之，蛋白质、植物性脂肪、钙、维生素等营养物质是一定不能少的。如果饮食上补充难达标准，还可以吃一些医院专为孕妇开的补钙、补铁、补锌、补碘、补叶酸的药。但作者个人的看法，还是食补最好，没有不良反应。这里，向准妈妈推荐两类防治贫血和对妊娠糖尿病有辅助疗效的菜谱。

1. 有助于预防和改善贫血症状的食疗方

猪肝菠菜汤

【原　料】猪肝150克，菠菜适量，植物油、淀粉、食盐、酱油、味精各适量。

【制　作】猪肝洗净、切片，加入淀粉、食盐、酱油、味精适量调匀，放入油锅内与焯过的菠菜炒熟；或用猪肝50克洗净切片，放入沸水中煮至近熟时，放入菠菜，重新煮开后调味即可。

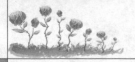

【用　法】吃肝,吃菜,喝汤。

【营养功效】补铁,适用于缺铁性贫血。

糯米阿胶粥

【原　料】阿胶 30 克,糯米 100 克,红糖适量。

【制　作】先将糯米煮粥,待粥熟时,放入捣碎的阿胶,边煮边搅匀,至阿胶完全溶解,加入红糖即可。

【用　法】随意食用。

【营养功效】养血,补血,安胎,益肺。

黄豆芽猪血汤

【原　料】黄豆芽、猪血各 250 克,蒜蓉、葱末、姜末适量,植物油、料酒、食盐各适量。

【制　作】黄豆芽去根洗净;猪血划成小方块,用清水漂净。锅内加植物油烧热,爆香蒜蓉、葱末、姜末,下猪血并烹入料酒,加水煮沸,放入黄豆芽,煮 2 分钟,调味即成。

【用　法】随意服食。

【营养功效】润肺补血。适用于血虚头晕,缺铁性贫血。

阿胶瘦肉汤

【原　料】瘦猪肉 100 克,阿胶 10 克,食盐适量。

【制　作】先将净猪肉放入沙锅内,加水适量,用小火炖熟后下入阿胶烊化,入食盐调味即成。

【用　法】饮汤食肉,隔日 1 次,连用 20 日。

【营养功效】补血,养血。

花生枸杞蛋

【原　料】花生仁 100 克,鸡蛋 2 个,枸杞子 10 克,红糖 50 克,大枣 10 枚。

【制　作】先将花生仁、枸杞子煮熟,然后放入红糖、大枣与鸡蛋再煮片刻即成。

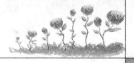

【用　法】吃花生、枸杞、鸡蛋，饮汤。每日 1 次，连服 10～15 日。

【营养功效】补血，清肝，明目。

首乌芝麻鸡

【原　料】何首乌 150 克，黑芝麻 50 克，乌骨子鸡 1 只。

【制　作】先将乌鸡宰杀、煺毛、洗净后，去头足、肠杂，将何首乌、芝麻置于鸡腹，用白丝线缝合，放入沙锅内煲汤至鸡肉熟烂即可。

【用　法】食肉喝汤。每周 1 次，连续食用 3 周。

【营养功效】养血，益气，补虚，滋肾。

2. 妊娠糖尿病食疗方

茯苓脊骨汤

【原　料】猪脊骨 500 克，茯苓 50 克。

【制　作】猪脊骨洗净、切块，过沸水去油，加入茯苓、适量水，慢火熬 1.5～2 小时后调味即成。

【用　法】分 2 次，食肉喝汤。

【营养功效】健脾气，利水湿，补阴益髓。

淮山药炖猪肚

【原　料】猪肚 300 克，淮山药 50 克。

【制　作】先将猪肚煮熟，再入淮山药同炖至烂，调味即成。

【用　法】空腹食用。

【营养功效】滋养肺肾。适用于消渴多尿。

清蒸茶鲫鱼

【原　料】鲫鱼 500 克，绿茶适量。

【制　作】将鲫鱼去鳃、内脏，洗净，腹内装满绿茶，放盘中，上蒸锅清蒸，熟透即可。

【用　法】佐餐食用。

【营养功效】补虚损，止烦渴。适用于糖尿病口渴多饮及热病伤阴。

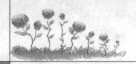

孕妇普遍关心妊娠期间能否外出吃饭，她们想知道是否应避免吃某一类菜或食品，诸如粤菜、潮菜或淮扬菜，而且她们也关心辣味食品是否对她们及小宝宝有害。外出吃饭没有问题。但是，应注意哪些菜是适合孕妇的，哪些是不适合的，如果不喜欢吃粤菜，就无须总出去吃它了。孕妇最爱吃的还是家里的饭菜，如鱼、新鲜蔬菜和沙拉都是最佳的选择。饭店里的菜很可能含有较高的钠，孕妇食后会感不适。外出时还要避免吃快餐，而且不要吃难于消化的东西。

另外，吃得过多和睡前进食对健康不利，在此阶段，少食多餐，比一日三餐的效果要好。

准妈妈的保健与护理

1. 注意发现乳房肿块

妊娠期间因自身的变化会延误发现乳房肿块的时间，更难摸到肿块。因为妊娠和哺乳使乳房增大，不能轻易感觉出肿块的存在。

（1）乳房肿块的检查

①妊娠期间，医生会在第一次产前检查时进行乳房检查，如果孕妇的乳房有触痛，检查将会推迟。

②乳房肿块的常规检查通过自己和医生进行，其他检查包括 X 射线检查（乳房 X 射线照片）及超声检查。如果发现了肿物，进行超声检查很有必要，或是进行乳房 X 射线照片检查，由于后者要使用 X 射线可能伤及胎儿，通常在接受检查时用一块铅板护住孕妇的腹部。

③还没有证据显示妊娠能加速乳腺癌的生长，但由于孕期乳房的变化，发现肿块比较困难。

（2）孕期乳房肿物的治疗：通常乳房内的肿物是可以被抽吸出来的，用一根管子抽吸肿块或囊肿，囊肿的液体要进行实验室检查分析，这样可以确保囊肿内是否存在有异常细胞。如果液体是清亮的，这是一个好的信号，血性分泌物应引起重视，必须在镜下仔细检查。如果通过针管不能吸取出肿块或囊肿，有必要对其进行活检。

对孕妇进行乳腺癌治疗与对未孕女性进行治疗没有明显差别。在某些乳房恶性肿瘤中，需要进行放疗和化疗，这些治疗在孕期禁用，因为这会给孕妇和胎儿带来不良影响。

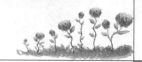

2. 慎防尿路感染

女性妊娠后，心血管系统、消化系统和泌尿系统都会出现一些为适应这个特殊阶段而发生的变化，泌尿系统的某些变化致使女性在妊娠期容易造成尿路感染。尿路感染多指肾盂肾炎、膀胱炎和尿道炎。

（1）引起妊娠期尿路感染的原因

①妊娠后准妈妈的肾体积增大，肾脏对葡萄糖、氨基酸及水溶性维生素等营养物质滤过增多，当肾小管对原尿中的葡萄糖的再吸收不能相应增加时，即可出现糖尿，约有15％的孕妇有糖尿。而尿中葡萄糖为细菌生长提供了有利条件，故孕妇容易发生泌尿系统感染。

②妊娠中期肾盏、肾盂扩张，输尿管增粗、变长并屈曲，蠕动减少，可使两侧肾盂和输尿管中的尿潴留，使细菌有繁殖的条件，这是孕妇易患急性肾盂肾炎或慢性肾盂肾炎复发的原因。

③排尿时由于膀胱收缩，使膀胱内压增大，可致部分尿液逆流而进入输尿管中，又不易排回膀胱，而导致上行性感染。

④妊娠后阴道分泌物增多，孕妇性生活不卫生，不注意清洗大小阴唇及阴道前庭部，极易污染尿道口造成感染。

⑤临产时，由于胎头挤压，使膀胱底部充血、水肿，极易导致局部损伤和感染。

（2）预防：了解了妊娠期尿路感染的成因后，可以在日常生活中有针对地注意个人卫生和保健，减少泌尿系统感染的机会。准妈妈要勤换内裤，阴道分泌物较多时用中性皂液清洗外阴，保持外阴部清洁、干爽；内裤选用柔软透气的天然材料，如棉、丝等制品；白天注意多饮水、多排尿，尽量不憋尿，减少膀胱压力；睡眠和休息应取左侧卧位，减少增大的子宫对输尿管的压迫。

3. 警惕宫颈功能不全

妊娠期间还可能出现的一个重要问题是宫颈功能不全，就是指孕妇出现无痛性的宫颈舒张，非常容易导致早产。有过早产史者对这一问题要高度警惕。

（1）原因：该病的原因至今不明，一些医生认为这是由于以前的宫颈损伤而引起的，如流产刮宫或自发性流产，也可能由于进行刮宫术或在宫颈处做过手术引起的。通常这种宫颈舒张在妊娠第16周前不会发生，因为在此以前，胚胎还很小，不能引起宫颈的收缩。

（2）治疗：此病的治疗通常需要进行手术，主要是通过手术缝合以加强宫

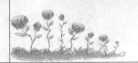

颈。一般有两种方式，最常用的是麦克唐纳缝合或是麦克唐纳环扎缝合；另外一种是施罗德卡术式，现在已不常用了。

运动胎教

在这个月，胎儿状态较为安定，所以孕妇可进行简单的运动，既可避免肥胖，也使未来的分娩过程更为顺利。适度的运动对胎儿非常重要。因此，除了继续音乐胎教外，适量的运动应作为这个月的部分胎教内容。

适量的运动可采用游泳或跳舞的方式，游泳前要量血压和脉搏，最好在医生的指导下进行。如果不能游泳，可改用运动量不大的体操。至于跳舞，在家放听音乐即可进行，并非一定要跳正规舞蹈，只需跟随旋律和节奏手舞足蹈就可以了。

妊娠中的运动，不仅对分娩有帮助，也能有效地转变孕妇的心情。运动能充分地摄取氧气，通常胎儿是通过脐带来摄取氧气或营养的，如果母亲能充分摄取氧气，胎儿的脑组织即会因为有充足的氧气而正常发育。

妊娠6个月的胎儿大脑已比较发达，并产生了自我意识，还能很快地对外界刺激做出反应，渐渐形成了胎儿的个性特征与爱、憎、忧、惧、喜、怒等不同情感，也可以说这时候胎儿已经"懂事"了。此时期胎儿的肌肉正在加紧形成，皮下也开始有了脂肪，胎动的频度更多，身长已长到35厘米左右，体重可达到1 000克。从此，孕妇应该像对待已出生的婴儿那样对待胎儿，要考虑给孩子起个乳名经常地去呼唤对话，并为胎儿唱儿歌，放音乐及增强胎儿运动训练，提高运动功能，或者教胎儿学知识等。这一时期正是胎教任务最重的时期，年轻的夫妇应有明确的"人父"、"人母"意识，提高自我修养，不失时机地进行胎儿教育。主要有3件重要事情要做：

第一是给胎儿起个名。这时胎儿不仅具有听的能力，而且还能对听到的声音做出不同的反应。给孩子取个名字，父母每当和胎儿对话时，先呼唤他（她）的名字，当胎儿出生后再去呼唤，婴儿回忆起这熟悉的呼唤以后，可产生一种特殊的安全感。

第二是要加强母爱。在整个妊娠期内，孕妇要仔细捕捉来自胎儿的每一信息，以一颗充满母爱的心，浇灌萌芽中的生命，这是最起码的胎教基础。仅就胎儿来说，母爱更是独一无二的，能得到母爱是最幸福的事。但是，也有一些母亲

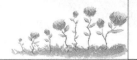

不愿付出，对腹中所怀的胎儿更是漠不关心，为了保持其身材线条美，既不注意给胎儿增加营养，还硬是束胸勒腰，束缚了胎儿的正常发展与活动。孩子缺乏了足够的母爱，待降世后必然给以不够称心如意的报应。所以孕妇妊娠以后，特别是在妊娠的中期、后期，要仔细体察胎儿发给的信号，关注胎儿的生长，及时锻炼身体，摄入足够营养，避免不良刺激，将伟大的母爱付诸于实际行动。

第三是教胎儿学习。如前所说，胎儿期不仅能与母亲互通信息，并且还可以学文化、长知识。在美国加利福尼亚州就成立了一所胎儿大学，只要妊娠5个月以上的妇女即可入学，在具有丰富经验的教员指导下，孕妇用扩音器对胎儿讲话，同时用手在腹部做各种示范动作，和胎儿做游戏，教一些常用的词汇等。经过如此训练学习者，胎儿出生时可懂得大约15个词汇和其中的意思，并能对这些词汇做出反应。这表明了胎儿期也是能"学习"的。如果孕妇能保持着旺盛的求知欲，胎儿也必将受到积极的影响，从而促进大脑智力的发育。

孕期提示

随着孕期的推进，准妈妈的体重不断增加，这主要来自两个方面：一是胎儿、胎盘和羊水的重量；二是母体、子宫、乳房的增大，血容量的增加和水分额外的潴留及皮下脂肪沉积的重量。准妈妈体重的增加是反映胎儿发育情况的一个重要指标。

1. 准妈妈体重增加过快不是好事

孕妇体重增加过多会造成许多危险的并发症，如慢性高血压、先兆子痫、妊娠糖尿病、肾盂肾炎、血栓症、过期妊娠及胎儿过大和难产等。剖宫产的几率自然也会相应增高，而手术及麻醉的困难度、麻醉后的并发症及手术后创口的复原等都是问题，尤其是高血压、糖尿病在分娩前后所引起的心脏衰竭，更可威胁到产妇及胎儿的生命。过于肥胖也不利于准妈妈产后体形的恢复。另一方面，如果体重过轻，则意味着准妈妈健康状况欠佳或宝宝发育不良，甚至两者兼而有之。

2. 正常体重指标

一般孕妇到足月妊娠分娩时，理想的体重是在原体重基础上增加 $9.5\sim13.5$ 千克，平均 11.5 千克。但也不能一概而论，具体到每个准妈妈增重多少，要取决于她妊娠前的体重。如果一个妇女妊娠前属瘦型（即达不到身高相应的

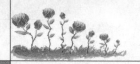

体重），那么她在妊娠后应增加比体重正常者或超重者更多的重量。瘦型妇女妊娠后的理想体重是在原体重上增加 12～14 千克。如果达不到这个目标，也别忧心忡忡，实际上大多数瘦型妇女都达不到此"理想目标"。对一个妊娠前中等肥胖的妇女来说，专家们认为增重 10～13 千克较为合适。孕前极度肥胖的妇女则以增重 9 千克以下为好。

孕妇体重的增加是进行性的。在妊娠初期的几个月中，一般体重增加不明显。从妊娠中期即妊娠 4 个月开始，每周体重增加约 350 克，一般不超过 500 克。从妊娠中期至后期，如果每月体重增加不足 1 000 克，或增加超过 3 000 克，均应视为异常情况。

3. 体重增加过快的对策

体重增长偏高者应注意适当锻炼身体，晚饭适当减少，并减少主食，增加蔬菜和水果的摄入量，因为瓜果含能量少，含有多种维生素，瓜果中的纤维素还能缓解或消除便秘现象。这对于减少体内吸收热能很有利。那种妊娠后猛吃的做法不可取。因主食热能大，容易使人发胖。同时应注意产前检查，看是否怀上了双胞胎。

如果准妈妈的体重较轻，不妨在一天中多吃几餐，尤其多进食蛋白质含量高的食物，如鱼、肉类、豆制品等，并用牛奶、果汁取代白开水。

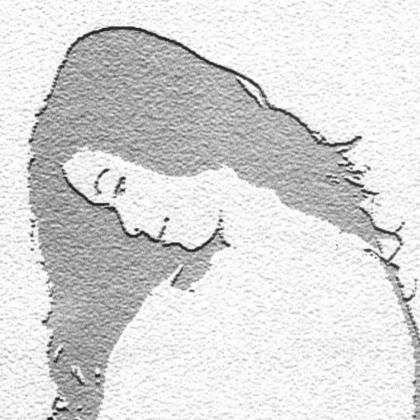

第四章
为适应体外生活做准备

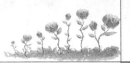

在妊娠的第三个阶段,胎宝宝的体重将迅速增加,同时动作模式更加完善,吸吮、吞咽、打哈欠,以及抓握等动作将会使他(她)更容易适应子宫外面的生活。在此期间,胎宝宝的体重和身长分别将增加 2～3 倍。在孕期的前两个阶段,胎宝宝的生长主要是依靠细胞的分裂和增殖,而在本阶段,则几乎完全依靠细胞的肥大和增大。胎儿会在此期间为自己储备尽可能多的物质,如脂肪,用于保持身体的热能;蛋白质,用于肌肉和其他组织的生长;钙质,用于骨骼的发育;以及铁等对身体功能至关重要的营养元素。

除了体重的显著增加以外,大脑也将获得空前的生长,新的脑细胞和细胞连接在继续形成。大脑的发育主要依靠髓磷质的积累,这种物质包裹在神经的周围,起着对外部绝缘的作用,会使信号的传递更加准确而迅速。

在第 34 周之后出生的宝宝,只要细心护理,一般都可以很好地成活。不过,理论上认为孕育满 38 周的宝宝才是足月儿。在第 32 周之前,出生的早产儿通常需要特殊的医疗护理才能存活,因为这时早产儿的肺部发育还需要一个相当漫长的过程,即使是妊娠晚期出生,肺部发育也还不完善。随着表面活性物质的增加,肺泡的表面张力逐渐降低,一旦宝宝降生,肺泡能够立即开始扩张和收缩。

第 25 周　胎儿鼻孔已张开
孕妇寻医测指标

胎宝宝的发育状况

现在,胎宝宝的顶臀长约 22 厘米,体重约 700 克。

胎宝宝的体形更加匀称,不过还是很瘦削,皮肤也很薄,显得皮包骨头。肺内的血管继续发育,鼻孔开始张开。

在牙龈的深处,恒牙的牙蕾开始发育。直到宝宝 6 岁脱牙时,这些恒牙才会逐渐地冒出来。宝宝口腔和嘴唇部位的神经越来越敏感,可能是为出生后寻找母亲的乳头这一基本动作做准备。

除了肺部以外，胎宝宝的大部分重要器官都已发育成熟。如果她是个女孩子，那么阴道已经呈现出中空的管状。

现在，宝宝的重要生命线——脐带，开始变粗并富有弹性。

准妈妈的生理变化

准妈妈的腹部日益膨大。从18或19周开始，医生开始测量一些指标，并在以后的检查中不断重复测量。这时除了发现腹部远远高出脐部外，还能发现腹部两侧也在增大。

有许多孕妇的腹部两侧增大明显或者主要是下腹部突出，看上去与一般腹部向前突出的孕妇不太一样，这只是孕妇间的差异罢了。

准妈妈的保健与护理

1. 注意防治甲状腺病

妊娠期间甲状腺出现问题影响较大。甲状腺位于颈部气管前方，释放甲状腺激素。甲状腺激素对全身都有影响，它不仅影响代谢，而且对是否受孕也十分重要。通常一个不育的妇女都要检查甲状腺激素，看其是否处于正常水平。甲状腺激素水平过高称之为甲状腺功能亢进；水平偏低则称之为甲状腺功能低下。有过流产或早产病史的妇女通常甲状腺激素水平是异常的。妊娠可能掩盖甲状腺疾病的症状。如果出现甲状腺增大、脉搏改变、手掌变红、发热、出汗等，应如实向医生陈述。一般主要通过查血了解甲状腺功能。这些检查是检测甲状腺所产生的激素水平，也可以检测由脑垂体产生的甲状腺激素刺激素（TSH）以明确诊断。

如果甲状腺激素水平很低，必须服用甲状腺激素替代物，即甲状腺素片。在妊娠期服用它是安全的，但必须经常查血以保证摄入了足够的甲状腺激素。如果孕妇患了甲状腺功能亢进，治疗药物主要是丙硫氧嘧啶。此种药物可以穿透胎盘进入胎儿体内，用最小的剂量可以减少其对胎儿的影响。

用于治疗甲亢的另一种药是碘，妊娠期禁用。因为它对发育中的胎儿有损害作用。分娩后，检查胎儿非常重要，应观察胎儿是否有甲状腺疾病及服药后出现的并发症症状。

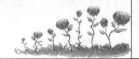

2. 警惕系统性红斑狼疮

有些妇女在妊娠之前患有系统性红斑狼疮,必须服用激素来控制病情。她们非常关心这种药是否对胎儿有害,在妊娠期是否应该继续服用这些药。

(1)病因:红斑狼疮是一种不明病因的疾病,多发于中青年妇女。患此病妇女的血液中会产生大量的抗体(妇女患红斑狼疮几率比男性高是9∶1),而这种抗体是对自身组织起破坏作用的。通过查血可诊断红斑狼疮,而检查则主要是找到抗自身的抗体,由于这些抗体是针对自身组织的,被称为自身抗体或细胞抗体。诊断红斑狼疮时验血就是检查抗体和抗核抗体。

自身抗体针对体内的多种器官并造成破坏,会影响包括关节、皮肤、肾脏、肌肉、肺等器官,以及脑组织和中枢神经系统。红斑狼疮最常见的症状有关节痛(经常被误诊为关节炎),另外的症状是皮肤损害、皮疹和皮下结节、发热、肾脏损伤和高血压。

(2)治疗:红斑狼疮不能治愈,妊娠对系统性红斑狼疮并无影响。但是,发生自发性流产、早产和在分娩时患有并发症的妇女患此病的几率可能增加。如果红斑狼疮已经破坏了肾脏,在妊娠期必须注意肾脏的情况。激素是用来治疗红斑狼疮的主要药物,常用的药物是泼尼松。通常根据每天的情况决定处方,而并不是需要天天都服用。而一旦妊娠期发生红斑狼疮的并发症,泼尼松则是每天不可缺少的。

关于妊娠期服用泼尼松的安全性早已开展了多项研究。据报道,服用该药是安全的。如果患有红斑狼疮或者过去曾对此病进行过治疗,以及妊娠时已经开始服用了泼尼松,切不可停药,应立即告知医生,越早越好。

3. 胃痛(胃灼热)时有发生

到了妊娠末期,孕妇常觉上腹部难受,以及感到体内灼热不适,这都属于正常现象。

因为胎儿日益长大,子宫的底部上升,压迫到胃,影响了消化功能及少量的胃酸反流进入食管,令人不适。要减轻症状,首先减轻胃肠的负担,采取少量多餐的饮食习惯,睡前不进食。少吃酸味强及含浓烈香料的食物,以免刺激肠胃。睡觉时在床上用软垫把自己垫起来,也有帮助。

木瓜对缓解胃胀痛有效,清热而不寒,很适合中国人的肠胃,常吃木瓜,对于治疗胃痛很有帮助。可以选尚未熟透的小木瓜榨汁,每天在饭后饮1小杯,10次后便可见效;亦可以直接吃瓜肉,每天吃小半个,1周后便会感到胃痛减

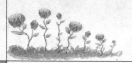

轻。下面介绍一款用木瓜烹制的清润甜品。

冰糖炖木瓜

【原　料】长形小木瓜1个,冰糖适量。

【制　作】成熟木瓜(外皮金黄的),在瓜顶切开一小截作盖,用匙挖去木瓜子。将冰糖放进木瓜内,盖上木瓜帽子,用牙签固定。将木瓜放锅中,隔水炖上1小时即成。

【用　法】饮汁,吃木瓜。

【营养功效】有清热润燥的功效,更能健胃助消化。

4. 心悸气喘

到了妊娠后期,孕妇常会出现心悸及气喘的现象。这是因为体内的血液循环量增加,心脏负荷加重,子宫增大,横膈上抬,使得呼吸急促而不顺畅。如果睡觉时习惯平卧的姿势,更感气促不适,因为平卧时会将子宫及胎儿更推向上,抵住横膈。因此,孕妇在妊娠末期宜采用侧卧的睡姿,以减轻心脏、横膈的压力及气喘的情况。平日少活动多休息,不要讲话太多,以免气促加重。

孕妇心悸气喘的现象是常见的,但是若再加上胸痛或有贫血的症状,便应就医诊治。

下面两款食疗方对缓解心悸气喘有显著功效。

桂圆汤

【原　料】桂圆干10克。

【制　作】用2碗水熬成1碗。

【用　法】随意食用。

【营养功效】对缓解心悸气喘有显著功效。

猪心党参黑豆汤

【原　料】猪心1个,党参15克,黑豆1/4杯,冬菇6个,葱1根,姜1片,食盐、水适量。

【制　作】黑豆预先浸透,冬菇浸软去蒂;猪心洗去血污,切成2块,放入沸水中略焯后盛起;党参冲洗后放入煲内,注入2杯清水,以中火煲成1杯水待

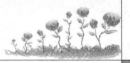

用。注入适量水于煲中，放入猪心煲约 10 分钟，除去水上的浮油及泡沫，然后加入姜、葱及黑豆，以慢火煲约 1 小时，放入冬菇、党参、食盐和水，改以中火煲约 30 分钟即可。

【用　法】吃肉喝汤。

【营养功效】猪心对于心悸气喘等最有疗效，配以党参煲成汤，更能使血流通顺，补血强心。

环境胎教

噪声与振动是常见的职业危害因素。根据国家的职业危害防护条例，孕妇应调离噪声和振动的工作岗位，因为噪声长期刺激母体丘脑下部-腺垂体-卵巢轴系统，使母体内激素发生逆向改变，影响受精卵的正常发育，增加流产机会；噪声还可间接干扰胎儿发育，引起胎儿低体重、新生儿生命力低下、听力受损害、听觉发育差、智商低下、神经系统畸形等，超过 100 分贝以上的强噪声对胎儿影响更大。

除了职业环境的噪声外，居住在城市里的准妈妈每天都受城市噪声的干扰，交通工具的声音、人的吵闹声、家电的噪声无处不在，仅街道行车噪声，一般就可达 70 分贝以上。研究表明，妊娠期妇女每天接触 50～80 分贝的噪声 2～4 小时，便会出现精神烦闷紧张，呼吸和心率增快，心肺负担加重；神经系统的功能紊乱，头痛、失眠随之而生；内分泌系统功能降低，尤其是雌激素和甲状腺素分泌不足；消化功能受损，孕妇难以获得足够的营养；免疫功能下降，孕妇容易感染病毒性或细菌性疾病。这些都是导致胎儿发育不良、新生儿体重不足、智力低下或躯体器官畸形的重要原因。还有研究发现，在噪声环境中孕育娩出的婴儿，0～3 岁每年平均患病次数比其他婴儿多 2～4 次。

妊娠期理想的声音环境是，不低于 10 分贝，不高于 35 分贝。由此看来，要想让母子平安，除了吃好、睡好外，造就一个脱离噪声、相对安静的环境，也是万万不可缺少的。尽管在目前的国情和生活条件中，要完全做到这一点还比较困难，但是准妈妈应清楚噪声对妊娠的影响，在生活和工作中，尽可能创造条件，将接触噪声的机会降到最小限度。如：有条件者可临时调换居住地点，改换工种，脱离噪声环境，减少去闹市区的次数，不去歌厅等声强的娱乐场所，把家中电视机、录音机音量关小，将床远离空调机和电冰箱，避免家庭成员经常性吵闹等，这些都特别重要。

偶尔强烈的振动和噪声同样会引起胎儿心跳加快和痉挛性胎动。而长期接触振动有可能引起孕妇自然流产、先兆流产、早产、死产等。准妈妈除了避免职业环境中的振动作业外，也要尽量减少接触如洗衣机、绞肉机、手机等家电带来的振动。

孕期提示

对于一个正常的、没有糖尿病的孕妇来说，她的尿中会含有微量的糖，之所以出现这种情况是由血糖水平的变化和肾脏重吸收糖的能力决定的。肾脏是主要重吸收糖的器官。如果糖多了，孕妇的尿中会出现一些糖，这些糖称之为尿糖。在妊娠期出现尿糖是正常的，尤其是在妊娠中期及晚期。

许多医生都要检查孕妇是否患了糖尿病。如果孕妇有糖尿病家族史，检查是十分必要的。如果空腹血糖正常就表明未患糖尿病，如果血糖高需要进一步检查，一般应做糖耐量试验。进行这个试验时，前一天晚上就必须禁食，清晨喝1杯含糖的水。在饮用糖水前，禁食血糖试验就已经开始进行了。饮用后，血糖会出现一个高峰，然后逐渐下降。在30分钟、1小时、2小时，有时3小时各测1次，就可以绘制出孕妇机体进行糖代谢的曲线图。

大约有2%的孕妇会患上这种不太严重的糖尿病，称为妊娠性糖尿病。此病的发生率随女性年龄的增加而增加，不过分娩后此病会自然消失。在妊娠期主要是依靠饮食控制病情。

第26周 脊柱坚固又柔韧
腹部增大体臃肿

胎宝宝的发育状况

现在，胎宝宝的顶臀长约23厘米，体重约910克。

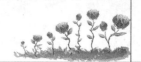

胎宝宝的肺部在继续发育。随着胎儿体积的不断增加,子宫里的空间开始显得局促。

为了支撑不断发育的身体,胎宝宝的脊柱越来越坚固和柔韧。他(她)能用手抓住小脚丫或握成拳头,10 个手指已经齐备,出现了眼眉和睫毛。尽管肺里没有空气,但是胎宝宝会做出呼吸样动作,这会促进肺的成熟,以便在出生时进行扩张。

如果是个男孩儿,睾丸中能够制造睾丸激素的细胞正在不断增加。

通过对胎儿脑部活动的研究显示,胎宝宝能够对外界的触摸和声响做出反应。当听到声音时,胎儿的脉搏会加快,甚至能随着音乐的节奏而摆动身体。如果父亲将头贴近母亲腹部,则能听到胎宝宝的心跳。

准妈妈的生理变化

到了这周,子宫底在肚脐上 6 厘米处可以触及,宫高约 26 厘米。如果准妈妈饮食得当,营养均衡的话,体重可较妊娠前增加 6.5～8 千克。随着腹部增大,体态越来越臃肿,行动也变得笨拙,还会有一些不适,如腰背痛、盆腔压迫感、大腿痉挛和头痛等,极少数的孕妇还会出现偶尔的心律失常。不过,准妈妈不必担心,这些不适将随妊娠结束而消失。

准妈妈的保健与护理

1. 抑郁症的防治

对于大多数女性来说,妊娠是件充满喜悦的事情,孕育生命的美妙感和自豪感,以及妊娠时得到丈夫和家人的分外呵护,让准妈妈觉得这是生命里一段难忘的幸福时光。然而,也有相当一部分的准妈妈(大约占孕妇的 10%),在孕期会感觉到程度不同的抑郁。这种抑郁因为找不到特别的诱因,常为医生和家人所忽视。

准妈妈的抑郁其实是"事出有因"的。妊娠期间体内激素水平的显著变化,可以影响大脑中调节情绪的神经传递介质的变化。在妊娠 6～10 周时,这些变化会首次出现,到了妊娠后期身体开始为分娩做准备时,会再次体验到这些变化。激素的变化将使准妈妈更容易感觉焦虑,情绪波动很大,一点小事就耿耿

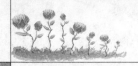

于怀,这些都是妊娠期间的正常反应,准妈妈应该认识到这一点,自觉地调整心态,放松心情,以免陷入痛苦和失望的情绪中不能自拔。

对于一些家族或本人有抑郁史的准妈妈来说,妊娠后患上抑郁症的机会就更大了。工作压力大、配偶关系紧张等都是促发抑郁症的因素。对于那些妊娠中出现异常情况、有过流产经历或者曾遭受过精神创伤的准妈妈,患上妊娠抑郁症的比一般人多一些。

长时间的抑郁一方面不利于母婴的健康,另一方面,抑郁症如果没有得到充分重视,不断加重,将影响孕妇照料自己和胎儿的能力,还潜在一定的危险。因此,必须及早发现妊娠抑郁症并给予重视。在一段时间(持续2周)内准妈妈有以下症状并超过4种,则可能已患有孕期抑郁症。如果有其中的1或2种情况,那么可能有抑郁症倾向,应及时纠正:

☆不能集中注意力。

☆焦虑。

☆极端易怒。

☆睡眠不好。

☆非常容易疲劳,或有持续的疲劳感。

☆不停地想吃东西或者毫无食欲。

☆对什么都不感兴趣,总是提不起精神。

☆持续的情绪低落,想哭。

☆情绪起伏很大,喜怒无常。

防止抑郁症的发生更多的是靠准妈妈自己调整心态。

一是要尽量使自己放松,准妈妈要明白,恶劣的心情于事无补,只会适得其反,所以要尽快通过自己或求助他人来化解不良情绪。看一些有关妊娠与分娩方面的书,消除恐惧与担忧心理,不要"捕风捉影"地怀疑自己或胎儿不正常,要相信产前检查,学会调控情绪。做好有得必有失的心理准备:这里的"失"主要表现在准妈妈开始失去一些和外界的联系,如不能和丈夫一起参加聚会,与好友的感情似乎也正在淡化,准妈妈感到孤单……但这也正是准妈妈为一个小生命所必须付出的,有付出才会有得到。及时提醒自己采取转移烦恼、宣泄积郁、积极社交等方式,尽量多做一些感觉愉快的事情,保持一种平和恬静的心态。

二是多和丈夫交流,倾诉是释放心理压力的一个好方法。孕期中,准妈

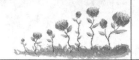

妈的注意力可能更关注胎儿的生长,而丈夫则继续一边关注事业,一边关注家庭。这个时候,妻子应该对丈夫说出对于未来的恐惧和担忧,明确地告诉他现在的感觉。准妈妈处在妊娠的非常时期,更需要爱人和朋友的精神支持,而只有当他们明了准妈妈的一切感受时,他们才能给予必要的安慰。通过沟通,丈夫可以帮助妻子解决一些准妈妈个人能力无法解决的问题。作为丈夫要充分理解妻子在这个特殊阶段的心理需要,多抽些时间陪伴妻子,同时体谅妻子妊娠的辛苦,生活上给予尽可能的照顾,让准妈妈有安全感。

三是尽量回避工作和生活中的压力,有些不必急需面对的问题不妨先放下,这时,准妈妈和胎宝宝的健康才是最重要的。无法排解不良情绪时,可以尝试深呼吸,还可以考虑参加孕期瑜伽练习班,这种古老而温和的运动,可以帮助孕妇保持心神安定。

另外,充足的睡眠和营养也有利于保持好心情。

如果以上种种措施仍不能帮助准妈妈摆脱抑郁的困扰,建议寻求医生的帮助,也可以通过产科医生为准妈妈推荐一位这方面的医学专家或精神治疗专家,以免延误病情,给自己和胎儿带来不良后果。

2. 癫痫的防治

妊娠前、妊娠期间或上一次妊娠中曾有过癫痫发作史,必须告知医生。

癫痫的发作一般事前无任何征兆。癫痫发作时,人失去对身体的控制。对于孕妇来说其最严重的后果是导致腹内的胎儿受到伤害。

癫痫有许多不同类型。一般可分为大发作和小发作两种。大发作时伴有意识的突然丧失,患者通常躺倒在地,口吐白沫,有时伴有大小便失禁;发作后,人的意识逐渐恢复,称为发作后阶段,约持续几分钟,当昏厥后,通常出现神志不清、头痛和嗜睡。另一种癫痫发作是癫痫小发作,也是无任何征兆,它只是手脚的小范围摆动,通常出现短暂意识丧失,持续几秒钟。其他的癫痫类型,本书不作详述。明确诊断为癫痫是要观察到发作并有上述症状。脑电图对于诊断癫痫是必要的。

如果采取治疗来控制和防止癫痫发作,那么在刚妊娠时就要向医生咨询。孕期可以服药控制癫痫,但一些治疗方法要比另一些安全得多。例如,苯妥英钠可能引起胎儿畸形,主要是面部发生异常、小脑发育异常和胎儿发育迟滞。其他治疗癫痫的药物在孕期可以使用,常用药为苯巴比妥。

无论在妊娠期还是在其他时候,癫痫都是一个严重的病症,要注意防治。

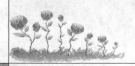

语言胎教

宝宝生下来似乎就能辨认妈妈的声音,当他(她)哭闹时,妈妈把他(她)抱在胸前,轻言细语地哄哄,多半能起到安抚的作用,这是因为宝宝听到熟悉的声音(母亲的心跳声或说话声)感到安全与舒适。这说明,这个小生命在胎儿期就已经具备了出色的记忆和学习能力。胎儿在母体内的生命时间虽然短暂,但对其一生影响巨大。因此,在胎儿期父母经常与胎儿对话,能促进宝宝出生以后的语言及智力方面的良好发育,为出生后的教育打下良好基础。

目前,教育界和医学界都认可"语言胎教"的作用。语言胎教,其实就是给胎儿期的大脑新皮质输入最初的语言印记,为宝宝后天的学习打下基础。

和胎儿对话可从5～6个月时开始。首先,父母可给腹中的胎儿取一乳名,每次和宝宝说话前先呼唤他(她)的名字。父母经常呼唤胎儿的乳名,胎儿会记忆深刻。胎儿出生后,当呼唤其乳名时,他(她)听到曾经熟悉的名字时,可有一种特殊的安全感,烦躁、哭闹明显减少,有时会露出高兴的表情。

对话应每天进行直到宝宝出生,对话的内容不限,可以问候,可以聊天、讲故事、朗诵诗词、唱歌等,但应以简单、轻松、明快为原则。在开始的时候,未来的父母可以向胎儿重复一些简单的字,如奶、干、湿、尿、口、鼻、水等。以后,除了重复单字练习外,还可以对胎儿进行系统性的语言诱导,如早晨起床前轻抚腹部,说声:"早上好,宝宝,你睡好了吗?"日常生活的每个细节都可以不厌其烦地向胎儿解说,如喝牛奶的时候可以跟宝宝说:"牛奶好香,我们一起喝吧。"当准妈妈感到胎儿在腹中活动时,可以抚摩着腹部跟他(她)说:"宝宝你是在做游戏吗?"下雨的时候,准妈妈对胎宝宝说:"宝贝,你听到了吗? 这滴滴答答的声音是在下雨呢!"

母亲的说话声不但可以传递给胎儿,而且胸腔的振动对胎儿也有一定影响。因此,孕妇要特别注意自己说话的音调、语气和用词,以便给胎儿一个良好的刺激印记。对话的内容不宜太复杂,最好在一段时间内重复某一两句话,以便使胎儿大脑皮质产生深刻的记忆。

对话胎教要求父母双方共同参与,因为男性的低音比较容易传入子宫内,久而久之,也不失为一种良性的声波刺激。就寝前可由父亲通过孕妇的腹部轻轻地抚摸腹中的胎儿,并实施对话:"哦,小宝宝,爸爸来啦,这是小脚丫,这是小手,让爸爸摸摸。……好了,宝宝,我们到时间睡觉了,晚安吧!"胎儿特别喜欢父亲的声音,因为男性的声音低沉、浑厚。心理学家特别指出,让父亲多对胎儿讲话,这样不仅增加夫妻间的恩爱,共享天伦之乐,还能将父母的爱传到胎儿那里,这对胎儿的情感发育也有很大的好处。

孕期提示

1. 胎动的检测

胎儿在腹内的活动会令每一个母亲感到放心和愉悦。遗憾的是,丈夫只能通过爱妻的腹部来感受胎儿的活动。孕妇经常询问医生胎儿活动的次数多少为宜,想了解当她们的胎宝宝活动过多或过少时应做些什么。这些问题很难回答,因为每个孕妇的感觉是不同的,每个胎儿的胎动也是不相同的。通常胎动比较频繁,但是有时胎儿安静下来不活动的时候稍微多一些,这也不是异常状况。

如果孕妇因为繁忙的工作分散了注意力,可能没有注意到胎动,可以侧躺以便观察胎儿是活动的还是静止的。许多孕妇常感觉晚上她们的胎儿活动频繁,被弄醒后难以入眠。

胎儿出现胎动令母亲放心。如果胎宝宝总是保持安静或者活动次数太少,应该去看医生,对胎儿心跳进行监测以确保胎儿正常发育。

胎动是胎儿生命存活最客观的征兆之一,是胎儿存活的表现,也是胎儿给母亲发出的信号。随着孕周的增加,胎动也在增加,孕 36～38 周活动度最高。临近预产期,由于胎头入盆,胎动相对减少,正常的胎动数为每小时大于 3 次。

胎动可受很多因素的影响,妊娠月份、羊水多少、孕妇的姿势等都能使胎动有所改变,这属于正常范围。孕妇通过自我监护经常掌握胎动情况,可以了解胎儿的安危,及时发现问题,是保护母婴健康非常重要的一环。

从 28 周开始,准妈妈需要每天自我监测胎动,可在每天早、中、晚固定一个最方便的时间数 3 次胎动,每次 1 小时。连续的胎动自然算作 1 次,有停顿的按停顿的次数算。由于饭后胎动会比较明显,因此比较适合胎动计算。具体方法是在安静状态下,取卧位或坐位,注意力集中,双手置于腹部,用纽扣或硬币做标记,胎动 1 次放 1 粒纽扣在盒子中,1 小时后,盒子中的纽扣数即为 1 小时的胎动数。再将 3 次胎动数加起来,乘以 4,即得 12 小时的胎动数。如果每日

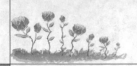
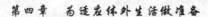

做不到 3 次测定，可选择晚上临睡前固定的时间测定 1 小时，然后乘以 12，正常值应为 30 次或 30 次以上。

如果自测胎动开始得早，孕妇自然而然会摸索出一个常数，以此为标准自行监护胎儿在宫内的安危。当胎盘功能发生障碍、脐带绕颈，孕妇用药不当，遇外界不良刺激时，则可能引起不正常的胎动。孕妇会发现胎动次数突然减少，甚至胎动停止，就预示着胎儿健康状况不好或出现了异常问题，应尽快到医院检查。若在 12 小时内胎动次数少于 20 次，或 1 小时内胎动少于 3 次，往往是因为胎儿缺氧，小生命可能受到严重威胁，有人把这种现象称为"胎儿危险先兆"，孕妇决不能掉以轻心。胎儿从胎动消失至胎儿死亡，这一过程一般需 12 小时至 2 天左右的时间，而多数在 24 小时左右。因此，孕妇如能及时发现胎动不正常，并及时到医院检查治疗，往往可使胎儿转危为安，免除不幸的发生。当然，胎动还只是一种主观感觉，还可受到孕妇对胎动的敏感度、羊水量的多少、腹壁的厚度、服用镇静药或硫酸镁等药物的影响。

胎儿的胎动计数，只能作为反映胎儿安危的一个标志。至于胎儿的发育情况，有无畸形和其他异常情况，则需要结合其他医疗仪器等检查方法，加以综合分析，才能作出准确无误的判断。

2. 缓解肋骨和下腹疼痛的对策

有些孕妇由于子宫日益膨大，并且压迫了腹腔内其他器官（主要是压迫了小肠、膀胱和直肠），所以胎动都可感到肋下和下腹部疼痛。

对于胎动引起的疼痛和压迫，最好的办法是侧身躺着休息，这会帮助孕妇减轻压迫。如果觉得右边肋骨被压迫得太厉害，可换到另一侧。如果压迫太厉害导致疼痛，必须向医生咨询。

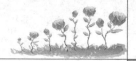

第27周　眼睑睁开味蕾现
子宫升高胃胀感

胎宝宝的发育状况

现在胎宝宝的顶臀长约 24 厘米,全身长度约 38 厘米,体重约 1 000 克。

随着最后一层视网膜的形成,眼睛的发育基本完毕。原先闭合的眼皮开始时常睁开。睫毛已经完全长出,从现在开始,睫毛将终生保护脆弱的眼球。

随着皮下脂肪的增加,胎宝宝开始变得丰满起来。肺仍在发育,大量的味蕾出现在舌头上,并开始发挥作用。

尽管许多专家都认为胎儿在宫腔内会眨眼,但超声波扫描所见到的胎宝宝眨眼是偶尔进行的。

当眼睛尚在发育过程中时,眼睑的始终闭合状态保护着视网膜,而视网膜在大约第 24 周发育完毕后,眼睑便张开了。子宫内一片黑暗,在大部分时间里胎儿的眼睑是闭合的,不过也会经常间歇性地睁开。在妊娠的第 33 周时,瞳孔具有收缩功能,这时的胎宝宝能够分辨出一些模糊的形状。

眼睑的张开和闭合会促进眨眼反射的形成。当胎宝宝出生后,眨眼反射将保护眼球免受突然靠近的物体伤害;另外,还能为脆弱的眼角膜遮蔽有害的光线,并保持眼球的湿润。这时如果有什么东西碰到他(她)的鼻梁,或是有股空气吹到他(她)的面孔时,新生儿都会立即闭上眼睛。很多新生儿所具有的条件反射都将随岁月而消失,不过眨眼反射却将伴随他一生。

准妈妈的生理变化

本周准妈妈的子宫底在肚脐上约 7 厘米的位置上,宫高约 27 厘米。由于子宫的升高占据了腹腔的位置,致使一些脏器位置暂时性上移,压迫心脏和呼吸器官,加上随着妊娠月份的增大,母体功能负荷加重,有些准妈妈会出现心悸或呼吸困难的现象。而子宫对胃部的压迫,让准妈妈很容易有饱胀感,一次进

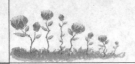

食的量有所减少。由于身体日益笨重,身体重心偏移而容易出现不平衡。

乳房在妊娠期间会发生一些变化,在妊娠早期,乳房可能有触痛或酸胀感,而且这些不适将随着乳房的增大而加剧。

准妈妈的保健与护理

1. 警惕摔跤损伤

孕期不慎滑倒经常发生,幸运的是这不会对母亲和胎儿造成太大的损害,这是由于子宫位于骨盆内,骨盆起到了很好的保护作用,这一点在妊娠早期尤为明显,另外由于羊水的缓冲作用使胎儿不会受到外力的严重冲击,同时子宫壁和腹壁也起到了保护作用。

(1)摔跤后应注意的问题:摔跤后有一些症状应引起准妈妈的重视,它们可能引起严重的后果如:①出血。②阴道内流出液体,可能预示破膜。③严重的腹痛。④胎盘破裂。是摔跤和受伤后发生的最严重的情况,容易导致流产。⑤摔伤后造成骨折。

摔跤后仍能感受胎动,这表示胎儿还是正常的,但应注意以上症状。

(2)检测胎心:如果摔了跤,立即与医生联系做详细的体检,并对胎儿进行监测,听到胎心音后可以使孕妇松一口气。

(3)处理:腹部轻微的损伤可按一般原则处理,尽量避免 X 射线拍照。超声检查是必要的,这项检查通常根据个人情况来判断,可以观察是否有严重的并发症或受伤的程度。

由于妊娠导致平衡机制的某些变化,此期的孕妇可能会感到头晕,因此笨重的身体保持平衡性是必要的,应注意避免摔跤,以免伤及自身与胎儿。许多孕妇曾经从楼梯上摔倒过,尤其是在冬天湿滑结冰的路面上,或某些光滑的地面也易使人滑倒,在这些地方一定要特别注意。

当腹部越来越大时,孕妇应该尽量缓慢活动,记住,再也不能像以往那样跳跃和飞速地转弯了。

2. 预防妊娠高血压综合征

妊娠高血压综合征(简称妊高征)以往又称为妊娠中毒症,是由于全身小动脉痉挛,致全身各脏器功能障碍的一种妊娠期特有的症候群。

(1)临床表现:本病多发生于妊娠 5 个月后,临床表现主要有水肿、高血压、

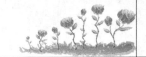

蛋白尿,严重者出现头晕、头痛、眼花、黄疸,甚至抽搐昏迷。其发生率为10.32%,围产儿病死率为16.6%。由于症状严重,妊高征目前仍是孕产妇死亡的重要原因。因此,妊高征的防治是极为重要的。

(2)发病原因:妊高征的发病原因在医学上至今尚未完全明确,根据流行病学调查发现,发病可能和以下几种因素有关:

①精神过分紧张或受刺激致使中枢神经系统功能紊乱。

②寒冷季节或气温变化过大,特别是气压高时。

③年轻初孕妇或高龄初孕妇。

④有慢性高血压、肾炎、糖尿病等病史的孕妇。

⑤营养不良,如低蛋白血症者。

⑥体形矮胖,即体重指数[体重(千克)/身高(厘米)^2]>24者。

⑦子宫张力过高,如羊水过多、双胎、糖尿病巨大儿及葡萄胎等。

⑧家庭中有高血压史,尤其是孕妇之母有妊高征史者。

(3)体征和分类:妊高征多发生在妊娠后半期。主要体征是高血压、水肿、蛋白尿。严重的可发生搐搦、昏迷,甚至导致母亲与胎儿死亡。根据孕妇的症状严重程度,临床分为轻度妊高征、中度妊高征、重度妊高征。

①轻度妊高征主要临床表现为血压轻度升高,一般不超过 17/12 千帕(130/90 毫米汞柱),可伴轻度蛋白尿和(或)水肿。水肿多由脚踝部开始,渐延至小腿、大腿、外阴部、腹部,按之凹陷,称凹陷性水肿。踝部及小腿有明显凹陷性水肿,经休息后不消退者,以"＋"表示;水肿延及大腿,以"＋＋"表示;"＋＋＋"指水肿延及外阴和腹部;"＋＋＋＋"指全身水肿或伴腹水者。此阶段可持续数日至数周,或逐渐发展,或迅速恶化。

②中度妊高征指血压不超过 21.3/14.6 千帕(160/110 毫米汞柱),并伴有尿蛋白、水肿,或有头痛或无自觉症状。

③重度妊高征血压可高达 21.3/14.6 千帕(160/110 毫米汞柱)或更高;尿蛋白(＋＋)或以上;可有不同程度的水肿,并伴有头痛、眼花、胸闷、恶心、上腹不适或呕吐等一系列症状。此阶段可分为先兆子痫和子痫。

(4)防治:妊高征,特别是重度妊高征,往往可发生肾功能障碍、胎盘早剥、胎儿宫内发育迟缓、胎儿窘迫等母婴并发症。准妈妈一旦患了妊高征,应积极治疗,防止病情发展,以保障胎儿和孕妇的健康。

做好产前检查及处理,可使妊高征引起的孕产妇病死率明显降低。为了预

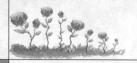

防和减少妊高征的发生，孕期保健非常重要。

①注意保持营养均衡，饮食中保证足够的蛋白质（以豆类及鱼、牛奶、鸡蛋等脂肪少的优质蛋白质为主）、足够的热能及铁、维生素以满足各阶段胎儿生长的需要；饮食以清淡为宜，避免过咸；烹调使用植物油。可选用花生油、植物性人造黄油等植物油，不要用猪油、黄油。

②保证有足够的休息和睡眠时间，保持心情愉快。

③做好产前检查。妊娠早期应测血压，检查尿蛋白和体重。自妊娠4个月开始按期进行产前检查，密切注意血压、水肿及体重改变，以便早期发现妊高征并早期治疗，防止病情发展。

④注意既往病史。初产妇、双胎、羊水过多、原发性高血压、慢性肾炎或糖尿病患者，因容易并发妊高征，更应注意。

⑤及时纠正异常情况。如发现贫血，应及时采用补铁等治疗方法，下肢出现水肿，要增加卧床休息时间，血压偏高时要按时服药。

(5)防治妊娠高血压食疗方

①冬瓜皮水。冬瓜皮50克，赤小豆50克，加水煎服，每日1次，可利尿降压。

②鲤鱼赤小豆汤。鲤鱼1条（约250克），赤小豆60克，鲤鱼去鳞及内脏，与赤小豆同放在锅内用慢火炖，待鱼熟豆烂时进服，每日1次，连服3～5日，有利尿降压的作用。

③芹菜蜜。鲜芹菜500克，用水洗净，捣烂取汁，再加蜂蜜50毫升调匀即可。每日1剂，分3次饮服。或用芹菜连根120克切碎，加水250毫克，煮成粥，经常服用，15日为1疗程，有降压作用。

抚、按、拍、运胎教法

1.胎儿爱抚法

这个方法可以在妊娠3个月就开始进行，以后在胎儿发脾气而胎动激烈时，或在各种胎教之前都可以使用。

(1)姿势：以自身感觉舒适为宜。孕妇可以仰卧在床上，头不要垫得太高，全身放松，呼吸均匀，心平气和，面带微笑，双手放在胎儿身上。也可将上身垫高，采取半仰姿势，每次2～5分钟。

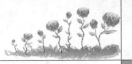

（2）方法：双手从上至下，从左至右，轻柔缓慢地抚摸。胎儿动时可想象自己双手真的爱抚在可爱的小宝宝身上，有一种喜悦和幸福感，深情地默想或轻轻地说："小宝宝，妈妈真爱你"、"小宝宝快快长，长成一个聪明可爱的小宝贝。"

2. 胎儿指按法

此法在母亲有胎动感觉时即可开始应用，每次时间在 3～5 分钟为宜。

（1）姿势：同爱抚法。

（2）方法：做完爱抚法后，孕妇用食指或中指轻轻触摸胎儿，然后放松即可。开始时，胎儿一般不会做出明显反应。待母亲手法娴熟并与胎儿配合默契后，胎儿就会有明显反应。如遇到胎儿"拳打脚踢"的强烈反应时，孕妇应停止动作。

8 个月时，胎儿的头和背已经可分清，此时如胎儿发脾气，母亲可用爱抚法抚摸胎儿头部，安抚胎儿，一会儿胎儿就会安静下来，用轻轻蠕动来回答。此法应定时做，一般在每天睡觉前（晚上 9～10 点钟）胎儿活动频繁时做为宜。

3. 胎儿拍打法

也叫"踢肚游戏"。适用于妊娠 5 个月的孕妇，每天早、晚共进行 2 次，每次 1～5 分钟。

（1）姿势：同爱抚法。

（2）方法：当胎儿踢肚子时，母亲可轻轻拍打被踢部位，然后再等待第 2 次踢肚。一般在 1～2 分钟后，胎儿会再踢，这时再拍几下，接着停下来。如果准妈妈拍的地方改变了，胎儿会向改变的地方再踢，注意改拍的位置离原来踢的位置不要太远。这样可锻炼胎儿的运动能力。

4. 胎儿运动法

适用于妊娠 6 个月的孕妇，一般先做爱抚法或拍打法后，接着做此法。

（1）姿势：同爱抚法。

（2）方法：做完爱抚法或拍打法后，用双手轻轻推动胎儿，帮助胎儿在宫内"散步"。

训练时，手法要轻柔，要循序渐进，不可急于求成，即使在妊娠 7～8 个月的训练高峰期，每次也不能超过 5 分钟，否则只能是拔苗助长，适得其反。思想一定要集中，心中有幸福喜悦的感受。有些孕妇对此法怀有戒心，生活中常看到一些孕妇用手捂住肚子等待胎儿反应，好像害怕锻炼会损害胎儿似的。其实，

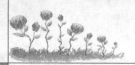

这种担心是多余的。胎儿在 4 个月时,胎盘已经很牢固,胎儿在羊水中活动,不会受到直接冲击,因而也不会受到任何伤害。相反,经常采用运动法会收到很好的效果。

5. 注意事项

指按法、拍打法和运动法,对妊娠 3 个月以内和临近产期或有早期宫缩者,都不宜进行。

孕期提示

分娩前去听课学习不失为一个好主意,因为这样可以使孕妇有机会练习学到的东西,但千万记住不能在即将分娩前才去学习。

妊娠期间,孕妇可以通过向医生咨询了解在分娩时可能出现的情况,也可以通过医生给的资料或书刊来了解。

请教医生和护士,让他们引荐适合孕妇的学习班,他们知道什么样的学习班对孕妇最好!育儿常识学习班一般可通过很多方式传授,大多数医院在妇产科开设了产前学习班,通常由助产士来讲授。学习班力图使孕妇和她的丈夫明白他们将要面对的事情,在医院等待分娩。有些夫妇认为这是一个夫妇双方参与分娩过程的良好机会,丈夫会觉得自己在妻子妊娠过程中也出了力,感到踏实,令他更主动地参与这一过程,在分娩中给予更大的帮助,包括在妊娠期间。

产前学习班除了回答在孕期和分娩中可能出现的问题,孕妇们还能学到更多的知识。连续 4～6 周,每周一节课的产前学习班,孕妇可以了解想知道的一切事情,如:

☆需要会阴切开吗?

☆胎儿监测仪必需吗?

☆需要灌肠吗?

☆到了医院后应做什么处理?

☆是硬膜外麻醉还是其他麻醉方式?

这些都是非常重要的问题,如果学习班内不能给予完满的解释,那么就应向医生咨询。

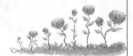

第 28 周 胎儿此时会听声
孕妇留意数胎动

胎宝宝的发育状况

现在胎宝宝的顶臀长约 25 厘米,体重约 1.1 千克。

虽然这时的胎宝宝体重近乎达到出生时的 1/3,肺已经具有呼吸功能,但是如果胎宝宝在这个时候出生,还是会发生呼吸困难。这时的胎宝宝已经具有周期性的呼吸动作,虽然这种动作使羊水进入到主要的支气管,但并非整个肺部,羊水的进出将有助于肺泡的发育。有时胎宝宝会呃逆,母亲将感到胎儿在腹内轻微地跳动。

胎宝宝的皮肤呈红色,被胎脂完全覆盖和保护,皮下脂肪在继续增加,肌肉组织正在发育。头发也在继续增加,尤其在脑后部位。随着听觉神经的发育完善,胎宝宝能听到更多的声音,并且对声音十分感兴趣。他(她)也很喜欢吸吮自己的手指头。

此时,男孩儿的睾丸差不多已经下降到阴囊部位;女孩儿的阴唇仍很小,还不能覆盖阴蒂,在妊娠的最后几周两侧的阴唇将逐渐靠拢。

准妈妈的生理变化

本周子宫底到达了肚脐上约 8 厘米,大概是肚脐到横膈膜之中间点的位置。宫高大约 28 厘米,羊水量为 600~800 毫升。准妈妈的体重较妊娠前增加7.2~9.0 千克。

现在准妈妈已经能很明显地感觉到胎动了。准妈妈应每天数数胎动,胎动每 12 小时在 30 次左右为正常,如果胎动少于 20 次则应上医院就诊。

1. 不同时期胎盘的重量

胎盘对于胎儿是一个非常重要的器官,在胎儿的生长发育及分娩过程中,它的作用至关重要。我们已经非常详细地讲述了胎儿是如何变化的,同样胎

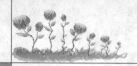

盘也以极快的速度生长着。孕 10 周时的胎盘重约 20 克,在妊娠 20 周时,胎盘重约 170 克,再过 10 周,增长到 430 克,在足月时,即妊娠 40 周时,胎盘重量可达 650 克。

2. 绒毛膜的作用

胎儿的血管与胎盘的连接物出现在妊娠第 2 周或第 3 周,在妊娠第 3 周时,胎盘基底部的绒毛膜就已经紧紧地植入子宫内膜了。妊娠期间,这些绒毛膜有着重要的作用,它们漂在母体血管内,从那里吸取胎儿必需的营养及氧气。这些物质通过脐带中的脐静脉进入胎儿体内,胎儿体内的代谢产物通过脐动脉排入母体循环,胎儿就是这样清除代谢废物的。

3. 胎盘的功能

胎儿通过胎盘吸入氧气,排出二氧化碳,也通过胎盘给胎儿输送营养,排泄胎儿的代谢废物。胎盘还可以分泌激素,这些激素对于维持妊娠十分必要,其中一种激素是人绒毛促性腺激素,它在妊娠 10 天后就可以从母体血液中检测出,意味着妊娠试验阳性,在妊娠第 7～8 周时,胎盘还可以产生雌激素和孕激素。

4. 胎盘的形态

足月正常的胎盘是一个平滑的类似饼状或舌状的圆盘样组织,直径为 15～20 厘米,厚度为 2～3 厘米,重量为 500～650 克,为胎儿体重的 1/6。胎盘的形态及大小多种多样,当孕妇有梅毒或胎儿有红细胞增多症时,可能会出现巨胎盘,但是有时没有明显的病因也会出现这样的情况。正常孕妇可能会出现小胎盘,但胎盘过小多数是由于胎儿宫内发育迟滞造成的。

胎盘与子宫相连的一面比较粗糙,而与胎儿相连的一面则是光滑的,因为上面覆盖有羊膜和绒毛膜。胎盘一般呈红色或棕红色,分娩时,胎盘可能出现白色区域,这是由于钙化或纤维化所造成的。

5. 胎盘与脐带相连

多数孕妇只有 1 个胎盘,但个别的单胎孕妇会出现双胎盘和胎盘分叶的情况,不过所有胎盘均通过脐带与胎儿相连。对于多胎孕妇来说,一般都具有 1 个以上的胎盘,也可能出现 1 个胎盘与几条脐带相连。通常情况下,双胞胎具有 2 个羊膜腔和 2 条脐带。脐带是连接母体与胎儿的血管索,内有脐静脉和脐动脉,脐带长 30～100 厘米,通常呈白色并含有大量血管。

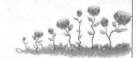

胎盘在孕期也会出现一些问题,包括胎盘剥离、胎盘前置,分娩后还可能出现胎盘滞留。

准妈妈的健康饮食

妊娠 7 个月时常出现肢体水肿。因此,首先要少饮水,减少盐的摄入量,每天盐的摄入应控制在 10 克以下;其次要选富含 B 族维生素、维生素 C、维生素 E 的食物,增强食欲,促进消化,并有助于利尿和改善代谢的作用;再者,多吃新鲜的水果蔬菜,少吃或不吃难消化的、油炸的、易胀气的食物(如白薯、土豆等),忌吸烟、饮酒。孕妇不宜吃桂圆,因为桂圆是温热、大补之品,有可能引发流产、早产、胎动不安等。

1. 准妈妈不宜饮水过多

虽说准妈妈与胎儿都需要水分,但其饮水也应有一定限度,并非是多多益善。若准妈妈摄入过多水分,又无法及时排出,多余的水分就会潴留在体内,引起或加重水肿。准妈妈每天喝 1～1.5 升水为宜,但也不能太绝对,应据不同季节、气候、地理位置及准妈妈的饮水情况等酌情增减,但不可超过 2 升。

2. 妊娠水肿宜吃西瓜和冬瓜

准妈妈由于下腔静脉受压,血液回流受阻,在妊娠后期,踝部常出现体位性水肿,经过休息后消失。如果休息后水肿仍不消失,或水肿较重又无其他异常时,即为妊娠水肿。

(1)西瓜:瓤多汁甜,有"瓜果之王"的美称。富含水分、果糖、维生素 C、钾盐、苹果酸、氨基酸、胡萝卜素等营养成分,具有清热解毒、利尿消肿的作用,历来被人们称为"天然白虎汤"。

(2)冬瓜鲤鱼汤:取鲜冬瓜 50 克,活鲤鱼 1 条,加水煮成冬瓜鲜鱼汤,味道鲜美,可治妊娠水肿及小便短赤。

3. 妊娠高血压常吃芹菜和鱼好

妇女妊娠前无高血压病史,妊娠 24 周以后血压增高至 17.5/12 千帕,或者与基础血压(指妊娠前或者妊娠 24 周前的血压)相比较,收缩压升高 4 千帕,舒张压升高 2 千帕以上,无水肿及蛋白尿时,即为妊娠高血压。妊娠高血压可影响孕妇的健康及胎儿的发育。

(1)芹菜富含胡萝卜素、维生素 C、烟酸、甘露醇及粗纤维素等,可镇静降

安胎养胎必读

压、醒脑利尿。常吃对于妊娠高血压、妊娠水肿、缺铁性贫血疗效比较显著。

（2）鱼富含优质蛋白质与优质脂肪，其所含的不饱和脂肪酸比任何食物中的都多，不饱和脂肪酸是抗氧化的物质，可降低血中的胆固醇和三酰甘油，抑制血小板凝集，从而有效地防止全身小动脉及血栓的形成。所以，鱼是准妈妈防治妊娠高血压综合征的理想食品。

这里为准妈妈提供几个预防和减轻下肢水肿的利水消肿食疗方：

黑豆赤豆粥

【原　料】黑豆、赤小豆各 300 克，粳米 50 克，水、白糖各适量。

【制　作】用沙锅煮洗净的黑豆、赤小豆、粳米，待将煮成烂粥时，放入白糖调匀。

【用　法】每日随意服食。

【营养功效】健脾胃，利小便。适用于妊娠水肿及慢性肾炎小便不利。

赤小豆陈皮鲤鱼汤

【原　料】鲤鱼（或鲫鱼）400 克，赤小豆 200 克，陈皮 10 克，大蒜 1 头。

【制　作】鲤鱼宰净去肠杂，大蒜剥皮拍烂，上 4 味共入锅，加水适量同煮至豆熟烂即成。

【用　法】吃鱼饮汤，分 3 次吃完。

【营养功效】适用于妇女妊娠后腿、脚肿胀。

白术茯苓粥

【原　料】白术 12 克，茯苓 15 克，陈皮 3 克，生姜皮 1 克，砂仁 3 克，粳米 100 克，水适量。

【制　作】上述 5 味药煎汁去渣，加入粳米同煮为稀粥。

【用　法】每日分 2 次，早、晚温热服食。

【营养功效】健脾行水。适用于脾虚所致妊娠面目、四肢或全身水肿。

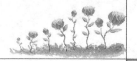

准妈妈的保健与护理

1.防治妊娠腰背痛和坐骨神经痛

妊娠进入中期后,骨盆中以往稳固的关节开始松弛、慢慢张开,脊柱、骨关节的韧带松弛,为分娩做准备,这时,部分准妈妈会觉得腰背疼痛;加上随着妊娠月份的进展,子宫不断增大,身体重心渐渐向前移,在站立或走路时,为保持重心平衡,准妈妈只能将身体后倾,这种姿势加重了腰背部的韧带和脊柱的负荷,也会导致或加重腰背痛;此外,增大的子宫对腰背部神经的压迫,也是造成腰背疼痛的另一个原因。进入妊娠末期,腰背痛的现象更明显。

腰背痛不是每个准妈妈都会发生,而且痛的程度也因人而异。一般来说,体质敏感、身材苗条、骨盆窄小的准妈妈;干体力活、需要提东西、经常弯腰的准妈妈;怀双胞胎或胎儿发育较大的准妈妈;妊娠期体重增加过多的准妈妈容易感到腰背痛。

(1)预防措施

①从孕早期开始坚持散步等运动,以加强腰背部的柔韧度。

②注意保暖,避免腰背部受凉。

③避免睡过软的床垫(棕榈床垫比较合适);穿轻便的低跟软鞋行走,鞋跟不应超过2.5厘米。到了妊娠中后期可对腰背部进行按摩。

④保持一个良好的姿势。走路时应双眼平视前方,把脊柱挺直,并且把身体重心放在脚跟上,让脚跟至脚尖逐步落地;避免长时间站立;坐下时可在腰部的位置上放一个软枕,增加腰部的承托力,或将两腿提高,或将脚放在小凳上,双腿弯曲;睡觉时,若为侧卧位,需将双腿一前一后弯曲起来,若为平躺位,在躺下时,可以先将双腿弯曲,支撑起骨盆,然后轻轻扭动骨盆,直到调整腰部舒适地紧贴床面为止。

⑤避免提重物,需要弯腰取物时,保持背部挺直,弯曲下肢,抓起东西然后伸直双腿站起,避免腰部弯曲用力。

⑥适当控制体重的增长,避免胎儿过大或准妈妈过于肥胖,以减少脊柱及腰脊肌的负荷。

⑦有意改善一些生活细节,有助于预防腰背痛,如,使用长柄的拖把或扫帚,将办公椅的高度调整到最舒适的位置等。

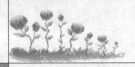

（2）治疗：一旦发生腰背痛应注意休息，避免长时间地站立和步行。腰痛严重的，可用腹带托起增大的子宫，减少腰肌张力。某些体操也可以缓解腰背痛，准妈妈不妨试试。值得注意的是，如果准妈妈在腰痛的同时伴有右下腹部疼痛，并且疼痛延伸到右侧大腿，同时出现尿频、尿急等症状，应及时就医；如果腰痛的同时伴有小腿抽筋，要当心是否发生了低钙症。

同样，由于妊娠期准妈妈的骨盆及相关的关节和韧带放松，有少部分的准妈妈在妊娠的后期出现坐骨神经痛，表现为下肢麻木疼痛，甚至伴随着针刺样的感觉，刚开始可能是在臀部，后来会辐射到大腿。然而随着胎儿体位发生改变，疼痛也许会突然消失。如果准妈妈以前曾有过腰肌的劳损和扭伤，出现坐骨神经痛的可能性更大，这种坐骨神经痛一旦发生，往往持续存在，准妈妈应立即就医。患有坐骨神经痛的准妈妈，当疼痛发生时，可做局部热敷以缓解疼痛；平时避免弯腰和久站，并注意保暖。下面是防治腰背痛食疗方：

杜仲猪肾汤

【原　料】猪腰子1对，桑寄生30克，杜仲20克。

【制　作】猪腰子剖开去筋络，洗净切块。桑寄生和杜仲用清水洗净后，与猪腰子一起放入锅中，加水约3 000毫升，煮沸后转小火，熬至约1 500毫升，且猪腰子熟烂，调味即可。

【用　法】分2次，食猪腰子，饮汤。

【营养功效】壮腰健肾，改善腰酸背痛。

花生核桃猪尾汤

【原　料】猪尾骨400克，花生仁和核桃仁各50克，食盐、水各适量。

【制　作】猪尾骨洗净切块，核桃仁经浸泡去皮。先将适量的水煮沸，加入猪尾骨、花生仁和核桃仁，重新烧开后，转小火熬1.5～2小时，调味即可。

【用　法】食花生仁、核桃仁、猪骨肉，饮汤。

【营养功效】壮腰健肾，补钙，改善腰酸背痛。

2. 防治妊娠水肿

妊娠中晚期有不少准妈妈都会出现不同程度的小腿水肿，用手指压之可出现局部凹陷。这种水肿一般是傍晚最明显，卧床及夜间休息后可消退。

（1）原因：这是由于妊娠后体内内分泌的改变，使水、钠潴留所致。另外，子宫增大压迫下腔静脉,使血液回流受阻,下肢静脉压升高,孕妇在久站或久坐时,水分在下肢积聚,也可出现凹陷性水肿。

(2)症状:一般水肿发生于下肢远端,孕妇做站立的工作更为明显。单纯的下肢水肿不是病理现象,不需治疗。但如果下肢水肿经过 6 小时以上,休息仍不能消退,且逐渐向上发展,而且大腿以上也出现水肿,那就不正常了。如果同时合并有心脏病、肾病、肝病、高血压、营养不良等更应引起高度重视,因为这些并发症会对孕妇及胎儿产生严重后果。

(3)预防:轻度的下肢水肿属于妊娠的正常现象,但由于酸胀给孕妇带来一定的痛苦,所以通过建立良好的饮食和生活习惯预防和缓解下肢水肿是必要的,主要有以下措施:

①调整工作和日常生活节奏,不能过于紧张和劳累。要保证充足的休息和睡眠时间。上班地点没有条件躺下休息的可以在午饭后将腿举高,放在椅子上,采取半坐卧位。

②注意均衡的营养,摄取高蛋白、低糖类的饮食。体重在整个妊娠期间增重 11 千克左右比较理想。

③多吃清淡食物,保持低盐饮食。但不是完全禁盐,因为妊娠后期体内增加了排钠的激素。

④每天适当散步(最好不超过 40 分钟),不要站立太久,以免加重下肢的肿胀。同时防止情绪激动和避免较剧烈或长时间的体力劳动。

⑤出现腿部肿胀酸痛的准妈妈,晚上睡觉前可请丈夫按摩腿部,可减轻酸痛的感觉。睡觉的时候,腿脚部稍微抬高一点,有利于消除肿胀。

⑥定期产检,出现严重的肿胀现象应检查血压和尿液,如发现异常,及时治疗。

(4)利水消肿食疗方:正常的下肢水肿在产后会基本消失,准妈妈在做好日常保健的同时也不必过于忧虑。某些食物有助于预防和改善下肢水肿,如冬瓜、西瓜、赤小豆、黑豆、玉米须等都有利尿消肿的功效,民间也有一些食疗方对此有辅助疗效,有需要的准妈妈可以选用。

卤鸡肝猪肝

【原　料】鸡肝 4 副,猪肝 200 克,花椒 1 茶匙,八角 2 粒,姜 3 片,葱 2 根,生抽 2 汤匙,老抽 1 汤匙,料酒 1 茶匙,糖 1 汤匙,水 1 杯,植物油适量。

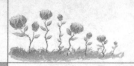

【制　作】猪肝、鸡肝洗净，沥干水分待用。以油爆香姜、葱，加入清水，再放入花椒，八角及调味料，以小火煮约 45 分钟。先放猪肝于卤水中，煮约 20 分钟后，再放下鸡肝，煮约 10 分钟后即成。将猪肝及鸡肝盛起切片即可。

【用　法】佐餐随意食用。

【营养功效】卤制食物很方便，烹调的方式也不易破坏营养成分。鸡肝、猪肝最能补血补肝，对于水肿症状也有帮助。

赤小豆粥

【原　料】赤小豆、粳米各 100 克，白糖 100 克，水适量。

【制　作】将赤小豆拣去杂质，淘洗干净，用清水浸泡过夜后捞出，待用。把粳米淘洗干净，直接放入锅内，加入赤小豆，清水适量，先用旺火煮沸，再用小火煮至豆、米熟透，以白糖调味，稍煮片刻即可。

【用　法】随意食用。

【营养功效】利水消肿，健脾养肝，益气固肾。适用于孕妇妊娠水肿、脚气水肿、肾炎水肿等症。健康人常食能减肥，也可以用于治疗肥胖症。

熟三鲜炒银芽

【原　料】绿豆芽 150 克，熟瘦猪肉、熟鸡肉各 85 克，熟火腿丝 50 克，猪油、香油、食盐、白糖、味精各适量。

【制　作】先将绿豆芽放入清水中去外壳，洗净，沥干水分待用。炒锅置于火上，起油锅，放入少许食盐，绿豆芽入锅，用旺火快速煸炒数下，加入肉丝、鸡丝、火腿丝煸炒，点入白糖、味精、食盐调味，淋上香油拌和即可。

【用　法】佐餐食用。

【营养功效】清热消毒，利尿消肿。孕妇食之，可以增加营养，防治妊娠期水肿等症。

赤小豆花生大枣粥

【原　料】赤小豆、砂糖各 60 克，生花生仁 50 克，大枣 8 枚，粳米 100 克。

【制　作】将赤小豆、花生仁分别洗净，用清水浸泡 1 小时后捞出；把大枣剔去核，用水冲洗干净，待用。将粳米淘洗干净，放入锅内，加入清水，赤小豆、花生仁、大枣，置于火上，先用旺火煮沸，改用小火熬至粥成，以砂糖调味，稍煮

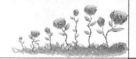

片刻即可。

【用　法】随意食用。

【营养功效】止血安胎,利水消肿。适用于胎动不安、孕妇水肿及虚弱、营养不良等病症。

对话胎教

妊娠第 7 个月,胎儿感觉声音的神经系统已经接近完成阶段。这时胎儿越来越大,几乎要碰到子宫壁。由于母亲腹壁变薄,所以胎儿可以听到外界的各种声音。因此,这个月的胎儿,除了继续听音乐外,准妈妈宜多对胎儿说话或讲故事。胎儿经常听到母亲的声音,出生后,对于母亲所说的话会有安全感。母亲对胎儿的爱,可以通过声音传递,并在妊娠期间与胎宝宝建立良好的联系。

孕期提示

1. 存在危险因素的孕妇须谨慎

临床资料显示,以下 9 种孕妇在孕产期比一般孕妇更容易发生流产、早产、畸胎和难产:

(1)高龄初产、多胎妊娠和非婚妊娠:高龄(35 岁以上)初产发生滞产的可能性较大;多胎妊娠比正常妊娠容易发生难产,胎儿和新生儿的病死率较高;非婚妊娠因孕产妇的心理压力大,精神紧张,对分娩不利,而且非婚妊娠者大多不能按时进行产前检查,故母子的安全得不到保障。

(2)拒绝产前检查或产前检查不认真:至今,仍有孕妇不相信科学,拒绝产前检查。另外,还有相当多的孕妇因害羞或嫌麻烦而不认真检查。这是一种冒险行为,往往会使许多妊娠并发症和胎位不正等异常不能及时发现和治疗,造成严重后果。

(3)粗心大意的糊涂孕妇:有些孕妇对妊娠粗心大意,不仅记不住自己的预产期、初次胎动时间,而且在日常生活和工作中也大大咧咧,不注意保护腹里的胎儿,这种糊涂孕妇极容易发生问题。

(4)好吃懒动的孕妇:孕期应该比平时多吃些富含蛋白质、无机盐、维生素的食物,以满足胎儿生长发育的需要,但又不能填鸭式无节制的吃,因为吃得过

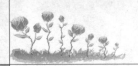

多易引起肥胖。有些孕妇认为休息越多越好,不上班也不做家务,更不参加体育活动,这种懒动的孕妇比一般孕妇更容易发生滞产。

(5)带病妊娠的孕妇:患有心脏病、肝脏病、肾脏病等严重器质性疾病的妇女妊娠,孕妇及其胎儿都有危险。

(6)盲目保胎的孕妇:孕妇或其家属若愚昧无知,常常会干出一些蠢事,盲目用保胎药等,造成严重后果。

(7)不讲精神卫生、心绪不佳的孕妇:孕妇长期精神不佳,不仅影响孕妇的食欲和睡眠,还会影响到腹中的胎儿,对胎儿的正常生长发育不利。

(8)不节制性生活的孕妇:妊娠初期及后期,特别是妊娠前3个月和产前2个月内,若不节制性生活,容易引起子宫内感染、胎膜早破等异常,增加流产和早产的可能性。

(9)嗜烟、酗酒的孕妇:孕妇大量吸烟可祸及胎儿,增加畸胎、流产和低体重新生儿的发生率。另外,孕妇早孕期酗酒对胎儿的危害也很大,可导致胎儿头小、面丑等畸形,妊娠晚期酗酒则容易发生早产。

准妈妈们可以对照以上危险因素,做自我检查和修正,最大限度地避免流产、早产、畸胎和难产的发生。

2. 外用药也要慎重使用

作为有一定医学常识的现代准妈妈,普遍都知道在妊娠期间不能随便吃药,否则会造成胎儿畸形、流产等不良后果。然而对于外用药物,有些人认为反正不吃到肚子里面去,使用起来不会特别注意。其实在妊娠期对外用药也应慎用,因为一些外用药能透过皮肤被吸收入血液,引起胎儿中毒,造成胎儿或婴幼儿神经系统器官的损害。需慎用的外用药有:

(1)杀癣净:其成分是克霉唑,多用于皮肤黏膜真菌感染,如体癣、股癣、手足癣等,动物实验发现它有致胚胎中毒的毒性作用,其药物成分还可以分泌入乳汁,虽然临床上未见明显不良反应和畸变报道,但为了健康生育,此药应该慎用。

(2)达克宁霜:含硝酸咪康唑,一般均有局部刺激。如果皮肤局部较为敏感,易发生接触性皮炎,或者因局部刺激发生灼热感、红斑、脱皮起疱等。用药时如出现上述反应,应及时停用,以免皮损加重或发生感染。

(3)百多邦软膏(莫匹罗星):是一种外用抗生素软膏,在皮肤感染方面应用较广泛。但有不少专家认为,妊娠期最好不要使用该药。因为此膏中的聚乙二醇会被全身吸收并蓄积,可能引起一系列不良反应。

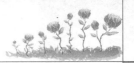

（4）阿昔洛韦软膏：属抗病毒外用药。抗病毒药物能抑制病毒核糖核酸（DNA）的复制，但同时对人体细胞的 DNA 聚合酶也有抑制作用，从而影响人体 DNA 的复制。所以，妊娠期在使用各种抗病毒外用药时应慎重。

（5）糖皮质激素类药：应用于皮肤病较多。这类药具有消炎、抗过敏作用，用于荨麻疹、湿疹、药疹、接触性皮炎等。但是，妊娠期妇女大面积使用或长时期外用时，能通过透皮吸收，可造成胎儿肾上腺皮质功能减退，小剂量也可分布到乳汁中。此外，这类药还可造成妇女闭经、月经紊乱，故欲生育妇女最好不用。

总之，在孕期、哺乳期的妇女无论是使用口服药物还是外用药物，都应该在医生的指导下使用才能保证用药安全、有效。

第29周　各项感官更敏感　注意异常和早产

胎宝宝的发育状况

现在胎宝宝的顶臀长约 26 厘米，身长约 43 厘米，体重约 1.25 千克。

子宫内空间越来越狭小，胎宝宝很难像以前那样做各种"杂技动作"了，但仍会设法活动四肢，偶尔还在母亲的腹部踢上一脚。通常每天早上母亲都会感到 10 次以上的明显踢动。随着胎儿体重的增加，头部与身体的比例更加匀称。

大脑的发育程度令人欣喜。颅骨非常柔软，以适应大脑的迅速发育需要。在大脑的表面，出现了越来越多的不规则褶皱和沟痕，即大脑的沟回，它们是神经细胞建立联系的结果。现在，大脑功能相当完善，能够控制呼吸和体温，不过，如果胎儿在这个时候出生，仍需要在保育箱里进行特殊护理。

胎宝宝的各项感官更加敏感。睡觉时，他（她）的眼睛会不时地移动，同时他（她）对光线、声音、味道和气味也非常敏感。头发比原来也长了许多。

准妈妈的生理变化

本周子宫底增大至肚脐上 7.5～10.2 厘米的位置上,宫高约 29 厘米。准妈妈的体重较妊娠前增加 7.6～9.5 千克。27 周以后,有些准妈妈会觉得肚子偶尔会一阵阵地发硬发紧,这是假宫缩,是这个阶段的正常现象。妊娠后期,应注意早产、胎盘异常或妊娠高血压等异常现象。

准妈妈的保健与护理

1. 胎位不正怎么办

(1)胎儿的胎位:胎儿在子宫内的位置叫胎位。羊水中的胎儿,由于头比身体重,所以胎儿呈头下臀上的姿势。正常的胎位为胎体纵轴与母体纵轴平行,胎头在骨盆入口处,并俯屈,颏部贴近胸壁,脊柱略前弯,四肢屈曲交叉于胸腹前,整个胎体呈椭圆形,称为枕前位(头位)。当胎儿横卧在宫腔,称横位;臀在下方,坐在宫腔里,叫臀位。横位和臀位,都是胎位不正;即使胎头向下,但胎头由俯曲变为仰伸,也是胎位不正。胎位不正中以臀位的比例最高。因为胎位不正是造成难产的主要原因之一,所以宝宝的胎位是否正常是准妈妈很关心的一件事。

(2)胎位不正的原因:胎位不正的几率约为 3%。引起胎位不正的原因有子宫发育不良、子宫畸形、骨盆狭小、盆腔肿瘤、胎儿畸形、羊水过多、胎儿生长过慢、脐带太短、胎盘不正常、多胎等因素,故发现胎位不正后必须详查胎儿与准妈妈的身体状况是否正常。异常胎位在分娩时可引起难产,多需手术助产,如处理不当,则可能会危及母亲及胎儿生命。

事实上,离分娩前 3 个月的胎儿处于浮游状态,无时无刻不在变换姿势,所以妊娠 6 个月之前的胎儿,约有一半胎位不正,直到 32 周以后,胎位不正的比例就降到 10%。所以,胎位不正在妊娠 8 个月前颇为常见,准妈妈无须担心,因为大部分宝宝在 8 个月之前,多会自动转为枕前位。在产科的处理方面是以 9 个月(36 周)妊娠仍为胎位不正时,就诊断确定为胎位不正。当然,仍有极少数产妇在临盆前出现胎位改变。

(3)胎位不正的纠正方法:一般而言,在妊娠 7 个月前胎位不正,只要加强观察便可。因为宫内羊水较多，胎儿有活动余地，会自行纠正胎位。若妊娠7个月以后胎位仍不正，便要纠正了。下面以最常见的臀位为例介绍两种矫正方法：

①膝胸卧位操纠正。准妈妈先排空膀胱，松解腰带，跪在铺着棉絮的硬板床上，双手前臂伸直，胸部尽量与床贴紧，臀部上翘，大腿与小腿成直角。每天早、晚各1次，开始时每次3～5分钟，以后增至每次10～15分钟。胸膝卧位可使胎臀退出盆腔，增加胎头转为头位机会。

②外转胎位术。这是由医生操作为胎儿施行"转向"。如果在妊娠32～34周时，胎儿仍未转向，医生就要考虑为孕妇实行外转胎位术，让胎儿翻转，使孕妇能顺利分娩。进行人工外转胎位时，医生通常会给予孕妇以子宫放松的药物，然后由医生在B超监测下行外转胎位术。值得注意的是，外转胎位术有一定的风险性。操作时，会导致脐带缠绕或胎盘早剥。因此，在有条件进行剖宫产的情况下，极少采用这种办法。

（4）区分对待不同胎位：如果到了临产胎儿仍然不能转成正常的枕前位，那么，是不是就一定不能自然分娩呢？胎位不正的孕妇，并非100%不能经阴道分娩。不同情况应区别对待，一般来说：

①单臀位（即胎儿臀部朝下，双髋关节屈曲，双膝关节伸直）的孕妇，如骨盆腔宽大，且胎儿体重在3 500克以下，仍然可以考虑经阴道分娩。必须特别注意：由于胎儿的臀部通常比头部要小，所以下降可能较快，但仍存在因头部分娩困难，引起胎儿损伤的危险（如颅内出血、臂丛神经损伤、新生儿窒息等），因此，医生常在胎臀自然娩出到脐部时，实行臀助产术。若有任何产程延长，则必须及早剖宫分娩。

②胎儿盘膝坐、单腿或双腿直立的臀位不适宜阴道分娩，否则易导致在产程中脐带脱垂，引起胎儿缺氧，甚至导致死胎。对于这样的胎位，一般采用剖宫产分娩。孕妇需要在胎儿足月前后住院待产。

③有些因胎头旋转或俯曲不良而引起的胎位异常，如持续性枕横（后）位、面先露、高直位、前不均倾位等，均在分娩中才会被发现。临床医生会根据产妇骨盆、胎位、胎儿大小等情况综合考虑继续分娩的方式，必要时需实施紧急剖宫产。

④胎儿身体其他部位先露所引起的胎位不正，如肩先露、复合先露等，常见于腹壁松弛的经产妇或骨盆狭窄者，经阴道分娩的危险性更大，甚至会引起死

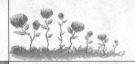

胎或产妇子宫破裂。对于这样的孕妇,一般用剖宫产的方式进行分娩。

总而言之,为避免分娩时因胎位不正造成的严重后果,准妈妈应做好产前检查,预先诊断出胎位不正,及时治疗,如未转为头位,则先做好分娩方式选择,提前住院待产。以现代的医疗技术,即使采用剖宫产的方式分娩也是非常安全的,准妈妈不必过于担心。

2. 警惕衣原体感染

(1)衣原体的发生:目前衣原体感染已引起广泛关注。衣原体是一种常见的性传播疾病(STD)的病原,估计每年有 300 万～500 万人遭受感染。对是否已受到衣原体感染很难判别,因为衣原体感染无任何症状。20％～40％性活动频繁的妇女会发生衣原体感染,如果不经治疗,衣原体感染会造成很严重的后果。

衣原体感染是由沙眼衣原体引起的。它可侵入到某些正常细胞内,感染通过性活动传播,包括口交。

衣原体感染更容易在多个性伙伴中发生,也可在有其他性传播疾病的妇女中发生。有些医生认为口服避孕药的妇女更易受衣原体感染。采用屏障避孕措施,如使用隔膜或避孕套,配合使用杀精子药,能够防止衣原体感染。

(2)并发症:衣原体感染所引起的盆腔炎症(PID)包括子宫、输卵管、卵巢等生殖器官的严重感染性疾病。它可能是由衣原体感染后未采取相应治疗措施而引起的,衣原体是造成盆腔炎的主要病因。如果造成持续感染或复发,生殖器官、输卵管和子宫就会受到损伤,需要进行手术修补,如果输卵管受到损害,会发生异位妊娠,宫外孕的风险则会增加。

(3)新生儿的感染:妊娠期间,孕妇可在新生儿通过产道时将衣原体传染给婴儿。这些新生儿中衣原体感染的几率是 20％～50％,导致新生儿眼部受到感染,不过比较容易治疗,较严重的并发症是导致肺炎,需要住院治疗。

(4)衣原体的检查及治疗:衣原体可通过培养法检查,现在采用的新检测方法要比过去使用的培养法快得多,被称为快速诊断试验,在办公室就可以操作,提供结果非常迅速。

然而,50％以上的衣原体感染者并没有任何症状,症状大多为生殖器有烧灼感或瘙痒,阴道分泌物增加,尿痛或尿急,或盆腔疼痛。男性也可表现出相应症状。

衣原体感染大多采用四环素进行治疗,然而,孕妇不能使用四环素,红霉素

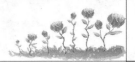

是比较好的替代药物。治疗后，医生还会做一下组织培养以判断感染是否已治愈。

如果准妈妈担心可能患上衣原体感染，那么就去看医生。

运动训练和游戏胎教

1.运动训练

通过一段时间的抚摸、按压胎教，胎儿能适应母亲的手法，随着母亲手法的变化，做出轻柔的蠕动，这时母亲便可以引导胎儿做运动的训练。

(1)运动训练的具体方法：母亲平卧，休息片刻，做些放松动作，如闭上眼睛，让全身的肌肉放松，用鼻子进行有意识的呼吸，吸气时默念"1"，而呼气时自然放松保持一定的节律。这样持续做3～5分钟。再想象美好的事物，想象自己腹中胎儿的美好形象，然后进行。方法有以下几种：

①抚腹。从上到下，从左到右抚摸约3分钟。

②压腹。用手指在腹正中反复按呼吸的节奏轻轻地压腹部一下、歇一下，连续做2分钟左右。

③推腹。用手在腹部左侧轻轻推5次，再在右侧轻轻推5次，使胎儿借助外界的力量在母腹内上下、左右运动。

④拍腹。母亲用手在腹部同一个地方轻轻拍腹壁3～5次，再换一个地方轻拍，一共约3分钟。

⑤转体运动。母亲缓慢地转动身体做左侧卧位5分钟，然后复原。

(2)运动训练的注意事项：训练手法要轻柔，动作要简单。开始时可以试着做，时间短一点，先做第1种，然后再做第2种、第3种，直到第5种。时间可逐渐加长，运动量逐渐加大。胎儿适应后可以选做不同的方法，时间最多不能超过5分钟。

在孕中期(4～6个月)，是进行运动训练的大好时机，因为这时的胎盘已经很牢固地附着在母亲的子宫里，而且胎盘内羊水较多，羊水环绕着胎儿，可以起到缓冲的作用，保护胎儿不致受到外力的伤害。但在妊娠后期，胎儿7个月的时候就不要再做挤压、推腹和侧卧等动作，只能做抚摸和轻拍动作。胎儿8个月以后，子宫腔有限，胎儿在胎盘内的活动空间相对变小，而且羊水也少多了，不便于运动，这时最好不要做运动训练，以免损伤胎儿。

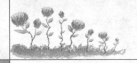

2.帮助胎儿做操

给胎儿做体操，可以激发胎儿运动的积极性，使胎儿的身心发育更好一些。研究表明：胎儿活动的差异能预示他们出生后活动能力的强弱。在正常情况下，胎儿期活动力强的，出生后动作发展更快些。

胎动是胎儿主动运动的表示，一般从妊娠第 7 周起就开始自己活动。小至吞咽、眯眼、吮拇指、握拳头，大至伸展四肢、转身、翻筋斗，胎儿都可以做到。大约在 16 周之后，母亲便可以感到胎动。法国心理学家贝尔纳蒂斯认为，父母都可以通过动作和声音，与腹中的胎儿沟通信息。这样做，可以使胎儿有一种安全感，使他感到舒服和愉快，孩子出生后也愿意同周围的人交流。同胎儿沟通信息，还能促进胎儿发育和增强智力。在母腹中进行过体操锻炼的胎儿，肌肉活动力比较强，出生后翻身、抓、握、爬、坐等各种动作的发展，都比没有进行过体操锻炼的要早一些。

（1）给胎儿做体操的具体方法：孕妇躺在床上，全身尽量放松。在腹部松弛的情况下用双手捧住胎儿，轻轻抚摸，然后用一个手指轻轻一压再放松，这时胎儿便会做出一些反应。胎儿的情况不一样，反应的速度也有快有慢。如果此时胎儿不高兴，就会用力挣脱，或者蹬腿抵抗，这时应该马上停止。在刚开始的时候，胎儿只做出响应，过几个星期后，胎儿对母亲的手法熟悉了，一接触妈妈的手就会主动要求"玩耍"。胎儿 6～7 个月时，母亲就能感觉出他（她）的形体，这时就可以轻轻地推着胎儿在腹中"散步"了。8 个月时，母亲可以分辨出胎儿的头和背了。胎儿如果"发脾气"，用力顿足，或者"撒娇"，身体来回扭动时，母亲可以用爱抚的动作来安慰胎儿，而胎儿过一会儿也会以轻轻地蠕动来感谢母亲的关心。

（2）产生的效果：经常抚摸胎儿的孕妇有时会收到意想不到的效果。有一产妇难产，胎儿的心律失常，医生正准备抢救胎儿。这时，产妇突然想到她经常抚摸胎儿并同他（她）做游戏的事。于是，这位产妇立即开始抚摸胎儿，很快一切都正常了，胎儿平安降生。如果能够和着轻快的乐曲同胎儿交谈，与胎儿"玩耍"，效果会更好，可以帮助胎儿发育得更健康。

（3）注意事项：需要注意的是，给胎儿做体操应该定时。比较理想的时间是在傍晚胎动频繁时，也可以在夜晚 10 点钟左右。但不可太晚，以免胎儿兴奋起来手舞足蹈，使母亲久久不能入睡。每次的时间以 5～10 分钟为宜。有早期宫缩者不宜用这种办法。

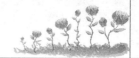

3. 游戏训练

父母趁胎动时给胎儿做游戏,不但可以增加胎儿的活动能力,且有利于胎儿的智力发展。专家们在研究胎儿的生长情况时曾用超声波加以观察。在荧屏上看到胎儿往往在醒来时会伸个懒腰,打个哈欠,调皮地用脚蹬蹬妈妈的肚子。有时会用手抓一抓,偶尔抓到漂浮的脐带玩一玩,还会设法把脐带送到嘴边,一边玩,一边眨眨眼睛,表现出很快乐的样子。这说明胎儿是乐于做游戏的。

据国外报道:有个天才儿名叫迭戈,他的父母从妊娠第 3 个月起,就开始与他做游戏训练。爸爸往往轻轻敲妻子的肚子,看胎儿有什么反应。经过一段时期的训练,小迭戈会和爸妈逗着玩了。当爸爸敲他妈妈的肚皮一下,他也敲一下,敲两下,他也敲两下。经过游戏胎教,小迭尔出生后表现出非凡的智力。

现在美国"胎儿大学"的运动课中就有一种"踢肚游戏"。方法也就是趁胎动时,轻轻拍母亲被胎儿踢的部位,等待胎儿有反应了,再轻轻地拍,反复做几次。等胎儿适应了这一游戏后再变换着位置拍,但改变位置不要离原来胎动的位置太远。如此,每天进行 2 次,每次 5 分钟左右。这种游戏做熟练后,可以进一步做数字游戏。即妈妈在腹部拍几下,要求胎儿同样踢几下,如此反复多变地进行训练。

孕期提示

早产会增加婴儿身体和精神方面损害的风险,同时还会增加婴儿的病死率,早产儿的体重往往低于 2 500 克。

1. 防早产

(1)造成早产的原因

①子宫形状异常。

②子宫巨大,有多个胎儿。

③羊水过多。

④胎盘异常,如胎盘早期剥离或胎盘前置。

⑤羊膜破裂。

⑥子宫颈功能不全。

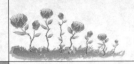

⑦胎儿异常。

⑧胎儿死亡。

⑨宫内避孕器尚未取出。

⑩妊娠期内实施过流产措施(包括以前妊娠期间)。

⑪孕妇患有严重疾病。

⑫妊娠时间推算有误。

在多数情况下,导致早产的原因并不十分清楚,很难做出明确的诊断。很多妇产科研究人员都在努力探索导致早产的原因。另外,在发生早产时,有些问题必须先搞清楚,它包括:胎儿是继续留在宫内还是分娩出来好;妊娠日期是否计算得正确。

有早产预兆的孕妇必须看医生,做产前检查。按医生的指导去做有助于避免早产的发生。

(2)早产的处理方法

①卧床休息。这是发生早产时最常使用的处理方法。孕妇最好躺在床上,采取侧卧的姿势。只要觉得舒服哪一侧都行。卧床休息可有效地阻止宫缩和避免胎儿提前分娩。

②治疗先兆子痫。硫酸镁可以防止癫痫发作。通常是静脉给药,口服也可。

③β肾上腺素能类药物。是用来治疗早产常见的药物。β肾上腺素能类药物能使子宫肌肉松弛,抑制子宫收缩。在这类药物中只有羟苄羟麻黄碱(利托君)得到美国食品与药物管理局(FDA)的批准可用来治疗早产。

羟苄羟麻黄碱有3种不同的给药方式:静脉给药,肌内注射和口服。羟苄羟麻黄碱适用于妊娠20周以上及36周以下的孕妇。直接口服主要适用于有早产史或多胞胎史的孕妇。使用羟苄羟麻黄碱所产生的不良反应会导致孕妇心跳加快、低血压、恐惧感、胸部憋闷或胸疼、心电图发生改变及肺水肿;还会给孕妇的代谢带来问题,如血糖升高、低血钾,甚至血液性酸中毒,类似于糖尿病样的反应。同时,还会出现并发症,有头疼、呕吐、寒战、发热,乃至出现幻觉等表现。胎儿也会出现一些类似的问题。

④特布他林。和羟苄羟麻黄碱一样也是一种较常用的治疗早产的药物。现已证实特布他林是一种十分有效的药物,特布他林和羟苄羟麻黄碱的不良反应比较相似。

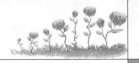

镇静药或麻醉药可在治疗早产的早期使用,可注射吗啡或派替啶(杜冷丁),这虽不是个长久的解决办法,但对治疗早期早产却较有效果。

(3)避免早产的好处:避免早产的好处是可以减少胎儿患病的风险,并可减少早产分娩所带来的一些问题。如果曾有过早产史,必须经常看医生,医生会用超声或无负荷试验来监测妊娠情况。

2. 胎儿生长迟滞

宫内生长迟滞(UVCR)是指胎儿在子宫内的生长并不像它应该生长的那样快,患有宫内生长迟滞的婴儿更易患一些严重的疾病,导致胎儿死亡。

"迟滞"这词会使那些即将做母亲的人感到担忧。这里"迟滞"并不是指婴儿的大脑功能发育迟钝,也不意味着婴儿将会有智力迟钝,而是指胎儿的生长速度较慢,其体形和大小增长迟缓。

第30周 胎毛逐渐在消退 母体色素渐增多

胎宝宝的发育状况

现在胎宝宝的顶臀长约 27 厘米,全身长度约 43 厘米,体重约 1.36 千克。

胎宝宝的胎毛(早期的体毛)正在逐渐消失,几周之内逐渐脱落,但某些部位的小片胎毛将一直残留到出生后,头发开始变得浓密。由于胎儿脂肪的堆积,胎宝宝的皮肤不再那么褶皱,身体更加圆滚,手指甲和脚趾甲正在生长。

骨骼已经取代了肝脏的造血功能,肌肉和肺部继续发育成熟。如果是个女孩儿,现在阴蒂会显得很突出,这是因为两侧的阴唇很小,还不能覆盖它。如果听到声响,胎宝宝会以踢腿来回应。胎宝宝每天活动眼睛的次数越来越多,并且能够做出有节奏的呼吸动作。

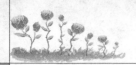

准妈妈的生理变化

这一期间,孕妇子宫底上升到胸与脐之间,大约肚脐上 10 厘米的位置,宫底高度约 30 厘米。准妈妈体重增加 8.0～10 千克,随着子宫的增大,会出现腹部、腰背部和盆腔的不适感。子宫不断增大使腹壁绷紧,腹部出现明显的浅红色或暗紫色的妊娠纹,有的出现在乳房及大腿部位。在脐下至阴部之间出现一条着色较深的纵线,该纵线在产后数月内将自行消失。有的孕妇体内黑色素分泌增多,面部可出现妊娠斑,同时乳头周围、下腹部、外阴部皮肤颜色也逐渐发黑,属正常现象。因为身体负荷的增加,准妈妈变得容易疲倦,傍晚容易下肢水肿,早上起来手指发麻。个别准妈妈还会出现妊娠高血压综合征、贫血、眼花、静脉曲张、痔疮、便秘、抽筋等,如出现这些症状,孕妇要及时就医诊治,坚持每 2 周到医院检查 1 次。

为分娩做准备

随着妊娠的进程,孕妇最好为分娩做些准备。从本周开始,抽出时间来做运动,这有利于孕妇掌握分娩时采取适当的姿势,并使孕妇懂得如何放松。

1. 分娩的姿势

(1)下蹲式:分娩时下蹲式是最好的方式,因为这种姿势利用了重力的牵拉作用,使胎儿顺产道而下。下蹲运动会使骨盆开至最宽,有助于会阴部(肛门和阴道之间的区域)伸展,防止在分娩过程中撕裂会阴。令人遗憾的是,大多数妇女在日常活动中很少下蹲,因此最初练习下蹲较为困难。孕妇可以先坐在矮凳子上来练习下蹲动作,把双脚的间距放宽,身体前倾,背部挺直,用力将膝关节和肘关节一起向外展开。一旦骨盆联合处变得柔软有弹性,孕妇也适应了这种姿势,便可以不借助矮凳子用自己的双腿下蹲,以承受自身的体重。也可以利用椅子下蹲,用它来帮助平衡,如果脚后跟不能落地,用卷起的毯子或毛巾垫在脚后跟下。

(2)盘膝坐式:这个姿势能加强大腿的韧性,也有益于保持下蹲姿势持久,还能改善骨盆的柔韧性。如果一开始时采用这种姿势有困难,可以用一个垫子支撑在大腿下面,或将身体靠墙挺直。当孕妇处于这一姿势时,请把注意力集中在呼吸和放松技巧上。挺直背坐着,双脚脚底靠在一起,把脚跟朝会阴方向牵拉,并用双臂将大腿往下压。

2. 增加顺产的方法

常言道:谋事在人,成事在天。顺产与否虽然不能百分之百地人为控制,但准妈妈有足够的防范意识,还是有一些方法可以帮助增加顺产的可能性。

(1)选择合适的受孕时机:包括妊娠的年龄和准父母的健康状况等。23～30岁为最佳生育年龄,超过35岁属于高龄初产妇,妊娠与分娩的危险系数随着年龄的增长而升高。另外,孕前夫妻双方做一次健康检查,排除不利于生育的因素,做好身体和心理两方面的准备再妊娠。

(2)孕期合理营养,控制体重:一方面,如果准妈妈患有和营养、体重有关的妊娠合并症,如重度贫血、妊娠高血压、妊娠糖尿病等都有可能增加难产的机会;另一方面,胎儿的体重超过4千克(医学上称为巨大儿),分娩时不容易通过产道,难产率会大大增加,而不得不做剖宫产。为了控制新生儿的体重,在妊娠期间,孕妇应适当增加运动量,多吃新鲜蔬菜和含蛋白质丰富的食物,少吃含糖类、脂肪量很高的食物。最理想的妊娠体重在孕早期妊娠3个月以内增加2千克,中期妊娠3～6个月或末期妊娠7～9个月各增加5千克,前后共12千克左右为宜。如果整个孕期增加20千克以上,就有可能使宝宝长得过大。

(3)孕期体操:孕期体操不但有利于控制孕期体重,还可以增加腹肌、腰背肌和骨盆底肌肉的张力和弹性,使关节、韧带松弛柔软,有助于分娩时肌肉放松,减少了产道的阻力,使胎儿能较快地通过产道。当然,妊娠毕竟是个特殊的生理过程,准妈妈在练体操时要注意运动时间、运动量、热身准备,防止过度疲劳和避免宫缩。另外,有习惯性流产史、早产史、此次妊娠合并前置胎盘或严重内科合并症者不宜做孕期体操。

(4)定时做产前检查:定期检查能连续观察各个阶段胎儿发育和孕妇身体变化的情况,如胎儿在子宫内生长发育是否正常,孕妇营养是否良好等;也可及时发现孕妇常见的合并症,如妊娠高血压、糖尿病、贫血等疾病,以便及时得到治疗,防止疾病向严重阶段发展而影响胎儿经产道分娩。

(5)矫正胎位:在妊娠期间,胎位也可发生变化,如果及时发现,就能适时纠正。胎位不正是难产的主要原因之一,因此在妊娠后期,通过膝胸卧位操或外转胎位术等方法进行纠正非常重要,如纠正无效,则有可能需要施行剖宫产分娩。

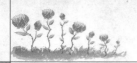

安
胎
养
胎
必
读

（6）做好分娩前的准备：准妈妈应通过孕妇课程、科普读物或咨询产科医生了解有关分娩的知识，消除对分娩的恐惧，掌握分娩时的一些技巧，建立顺产的信心。妊娠末期尤应放松心情，注意休息，避免劳累和独自外出，并及早准备好入院分娩的物品，以免临产时延误了到医院的时间，增加难产的可能。

（7）陪伴分娩：如果分娩时有一个妇产科的专业人员，一对一地全程陪伴产妇，随时观察产妇的情况，在分娩的每个步骤指导产妇如何配合，同时对产妇进行精神安抚和心理疏导的话，对产妇缩短产程，顺利分娩无疑是大有帮助的，这就是新兴的分娩方式——"导乐分娩"。当然，到目前为止，"导乐分娩"还未广泛普及，只有某些大城市的部分医院开设了。即使没有条件进行"导乐分娩"，丈夫和家人如果能够一直在产妇身边，给产妇照顾和鼓励，也是很重要的。

塑造性格的胎教

人的性格好坏，对于一生的事业有着很大的影响。我国有句俗话："江山易改，本性难移，"说明性格一旦形成是不容易改变的。许多研究表明，孕妇的精神状态、情感、行为、意识可以引起体内激素分泌异常，影响胎儿的性格形成。如果孕妇有忧郁心情，缺乏活力，所怀孩子出生后会感委屈，长时间啼哭，长大后感情脆弱、郁闷。如果孕妇能正确对待因孕期反应带来的烦恼，积极、坚强地与医生配合，克服妊娠后期和分娩中的痛苦，这种坚强的意志会影响胎儿，为胎儿出生后能有自尊自强、勇于与困难作斗争的好性格打下基础。对于胎儿性格的塑造，除了母亲的胎教外，还需要一些有意的精神刺激，主要由丈夫协助妻子完成。

1. 母亲以身作则，塑造胎儿性格

胎儿接受母亲的影响是自然而然的。特别在胎儿6个月以后，能把感觉转换为情绪。这时胎儿的情感与母亲息息相通。因此，在妊娠过程中，要时刻注意当好胎儿的老师，塑造胎儿美好的性格。

2. 有意识地进行精神刺激

这种方法由丈夫主持。刺激不能过分，实际是丈夫逗着妻子玩的喜闹剧，使妻子的情绪有片刻的波动，让这种波动影响胎儿，使他（她）得到锻炼。但实施这种教育时要注意：

（1）要在妻子心情最好的时候，如果心情不好，也许会使妻子烦恼，不利于胎儿。

（2）要在妻子毫无心理准备，也不知丈夫要干什么的情况下，使她感到意外的惊喜和激动。

（3）给妻子精神上的刺激只能是小小的，时间是短暂的，愉悦的心情是浓浓的。

3. 不同妊娠期的精神抚慰

（1）妊娠早期：在妻子妊娠早期，恶心呕吐、厌食时，丈夫可以偷偷地做上一份酸甜可口、色香味俱全的美餐，用精美的礼品盒装好，亲昵地放在妻子面前说："你不想吃东西，我特地为你和我们的小宝宝备了一份好吃的，你看。"妻子一看礼品盒是某厂家生产的，便厌恶地责怪丈夫太不了解她，为什么买这类食品？丈夫此时仍要无所谓地劝妻子打开礼品盒看看，当妻子无可奈何地打开礼品盒时，看到竟是丈夫亲自为她做的她平时最爱吃的美餐，于是，她一阵惊喜，并为丈夫对她和胎儿的关爱感到无比的欣慰，食欲大增。

（2）妊娠中期：在妻子妊娠4个月以后，由于胎动开始了，胎儿有时文静，有时又乱踢乱动。这时妻子往往会产生各种猜测，是男是女想得最多，最怕生了女孩丈夫不高兴，家人不喜欢。这时丈夫可以出题和妻子讨论，如猜猜是男还是女，丈夫可以先装出喜欢男孩，讨厌女孩的表情，刺激妻子，然后再解释，无论生男生女都非常高兴。男孩可以继承父业，女孩也可以大有作为，比男孩更能关爱父母。又如，可以与妻子讨论为孩子取名，各自陈述理由，在反复的思考中体现出了父亲对胎儿的亲情，母亲思想不断地活跃，使胎儿的神经系统也得到了锻炼。

（3）妊娠后期：丈夫还可以趁妻子不备时给将要出生的孩子买件漂亮的衣物，给妻子买一件纪念品，不动声色地放在床头，等妻子发现后得到一个意外的惊喜。在临产时，丈夫更要多方帮助和鼓励妻子克服分娩时的紧张情绪，坚信分娩顺利。这种坚忍的意志和自信心，将给胎儿日后坚强、自信的性格奠定基础。

孕期提示

防胎膜早破。"胎膜早破"其实就是"早破水"，指未进入产程之前，羊膜已自然破裂而导致羊水流出。胎膜早破是妊娠晚期较为常见的异常现象，准妈妈

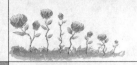

们应加以提防。

1. 胎膜早破的危险性

在正常情况下，破水是在宫口开全前后，由阴道流出的一股羊水，之后还会不断地向外渗出。早期破水是产科的并发症，也就是说，它是一种不正常的状况。胎膜早破很容易并发宫腔感染，接着可导致胎儿感染，而且早破时间越长，则感染机会越多；胎膜早破还容易导致脐带脱垂，使胎儿血液循环中断，导致胎儿突然死亡——这是胎膜早破最危险的并发症；羊水过早流干了，分娩时产道得不到润滑，有可能导致产程延长。对母体来说，胎膜早破最严重的后果在于感染，表现为发热、白细胞升高、子宫压痛、胎心加速及羊水有臭味等。致病菌来自阴道或外阴部位，常伴菌血症现象。所以，如果破水时妊娠已满 36 周，胎儿已经成熟，医生一般在 24 小时之内让孩子出生，因为超过 24 小时以后，细菌感染的几率增加，胎儿发生败血症或母亲发生感染的几率都会相对提高。假使有其他的妊娠并发症，如胎儿的心跳不稳、胎位不正等原因，可以直接做剖宫产让胎儿娩出。若妊娠未满 36 周，胎儿发育不够成熟，便会出现早产儿。

可见，胎膜早破可导致早产率升高，围生儿病死率增加，宫内感染率及产褥感染率皆升高，是一种绝不可掉以轻心的妊娠及分娩期的严重并发症。

2. 造成胎膜早破的原因

造成胎膜早破的可能原因主要有：创伤；宫颈内口松弛；妊娠后期性交产生机械性刺激或引起胎膜炎；下生殖道感染，可由细菌、病毒或弓形虫等引起；羊膜腔内压力升高（如多胎妊娠、羊水过多）；胎儿先露部与骨盆上口未能很好衔接（如头盆不称、胎位异常等）；胎膜发育不良等。

3. 预防胎膜早破

预防胎膜早破的发生重点在于积极预防和治疗下生殖道感染，重视孕期卫生指导；妊娠后期禁止性交；避免负重及腹部受撞击；妊娠后期避免过度劳累；宫颈内口松弛者，应卧床休息，并于妊娠 14 周左右施行宫颈环扎术。在妊娠中后期，一旦发现阴道流水，应疑为早破水，立即躺下，为了避免羊水流出过多和脐带脱垂，臀部稍垫高一些，同时由家人联系产科医生，尽快送往医院。

4. 检查羊膜破裂的方法

阴道分泌物增加或当胎儿压迫孕妇膀胱时，有少量尿液排出也是很常见的。医生可通过做两种检查了解羊水是否已破裂：

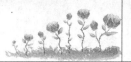

（1）硝嗪试验，将羊水滴在试纸上，纸的颜色会发生改变。这个试验是以检测羊水的酸碱度即 pH 值为机制。然而，即使无羊水流出，血也能改变硝嗪纸的颜色。

（2）做涂片，用棉签在阴道口取样，涂在玻璃片上在显微镜下观察，羊水干燥后呈现出蕨类植物或松树枝状，要比观察硝嗪纸颜色变化更有助于明确诊断。

第31周 宝宝活跃眼睑张 胃不舒服皮肤痒

胎宝宝的发育状况

现在胎宝宝的顶臀长约 28 厘米，体重约 1.59 千克。胎宝宝的体重仍在增加，除了肺和消化管道之外，大部分器官都已成熟。脑部的神经连接继续建立。眼睛出现了一点颜色，不过真正的颜色要在出生后的第 6～9 个月后才会形成。在此期间，胎宝宝的眼睛已经开始为出生进行准备了，眼睑常常在胎宝宝活跃时张开，而在睡觉时则闭合。

准妈妈的生理变化

这时准妈妈的子宫底已上升到了横膈膜处，距肚脐约 11 厘米，子宫底高度约 31 厘米。准妈妈的体重较妊娠前大概增加了 8.5～10.5 千克。准妈妈会感到呼吸更加困难，喘不上气来，吃下食物后也总是觉得胃里不舒服。但 2～3 周后这种情况会有所缓解。有些准妈妈的皮肤变得敏感，腰部附近瘙痒，皮下组织增厚。

准妈妈的保健与护理

1. 放松练习

如果妊娠期间情绪紧张、焦虑,肌肉就会变得僵硬、紧绷,这会使孕妇不舒服并影响胎儿。有研究指出:婴儿出生后若表现出紧张和焦虑的情绪,往往是由于他们的母亲在妊娠期间常处于紧张的状态。学会放松自己是为分娩做好准备,分娩时孕妇的肌肉会因子宫收缩而自行绷紧,放松有助于应对分娩时的疼痛,并使情绪镇定,还有助于保持精力,不至于很快就疲倦。产前训练班一般都有放松和呼吸练习课程。

(1)放松练习要领:穿上宽松的衣服,以轻松的姿势躺在床上、地板上或沙发上,用枕头或靠垫将身体垫好。由下往上开始做放松练习:先收紧脚掌上的肌肉几秒钟然后放松;接着逐一收紧、放松小腿、大腿、臀部、腹部、手掌、手臂的肌肉。最后是脸部,紧闭双目皱起眉头,再睁开双眼舒展眉头;尽力张开下巴然后放松。再做1次同样的练习,只是这一次是从脸部开始向下做,完成这套练习后,身体会感到十分沉重无力。这套练习每天至少要做1次。让丈夫按摩妻子疼痛的脚或其他难以触及的部位以帮助放松。

(2)呼吸练习:安静的时刻,一人独处,读书或听听音乐,有利于孕妇舒展心胸,放松紧张的情绪。妊娠期间学一点呼吸技巧,控制好呼吸有助于分娩时放松紧张的情绪,免于恐慌。练习用鼻子深吸气,然后慢慢从口中呼出,呼气时尽量放松肌肉,不能憋气,否则会紧张。

2. 自我监护和保健

(1)卧床休息,减少活动:妊娠期间,尤其是妊娠晚期,医生会建议准妈妈卧床休息,避免不必要的活动。

(2)睡眠姿势:最好按时休息,侧卧。如果孕妇不是采取侧卧的睡眠姿势,也许会造成水潴留,而侧卧很快会感觉好一些。

(3)看医生:定期去看医生是非常重要的。医生可通过观察一些指征来了解准妈妈是否有麻烦,如血压、体重的变化及胎儿生长情况等。

3. 警惕先兆子痫

先兆子痫是由高血压、蛋白尿、全身水肿和反射变化引起的。子痫指有先兆子痫的妇女发作或抽搐。孕妇不一定都有癫痫发作史。先兆子痫,也叫毒血

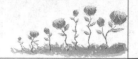

症或妊娠高血压综合征,指妊娠期间或分娩后发生的各种状况。在以下的讨论中,将用"先兆子痫"这个词以便简化问题。

先兆子痫,实际上是一组综合症状,包括:①全身肿胀。②蛋白尿。③高血压。④反射方面变化。⑤其他一些非特异性次要的症状,如右侧肋骨疼痛、头痛、视力变化等。出现这些情况应马上看医生,尤其是在妊娠期间血压出现问题就更应如此!

大多数孕妇在妊娠期间都有些水肿。腿部水肿并不说明有先兆子痫。诊断为先兆子痫必须伴有其他的症状,此外妊娠时没有先兆子痫,也可能会有高血压。先兆子痫常在妇女第一次妊娠时发生,30 岁以上才第一次妊娠的妇女患高血压和先兆子痫的危险性较高。

每次产前检查都要测血压,这是孕妇看医生应询问的重要内容。体重增加也是先兆子痫发生或加重的一个表现,所以每次产前检查都需要称体重。水潴留增加是引起先兆子痫体重增加的一个重要原因,水肿、血压升高、蛋白尿都是先兆子痫的症状。还会有一些其他不明显的表现,如果准妈妈发觉有这类症状,应尽快与医生联系。

治疗先兆子痫可以先在家卧床休息,不要进行体力劳动或长时间行走,侧卧而不要仰卧,以便使肾发挥最佳功效,并保证子宫的供血。适量喝水,少吃盐或含盐多的食物,否则会造成水潴留。不能用利尿药治疗先兆子痫。如果准妈妈不可能在家卧床休息或症状没有改善,就需要住院治疗或将胎儿娩出,分娩后先兆子痫可痊愈。然而,如果早产胎儿尚未发育成熟,最好在严密监护下,尽可能待胎儿发育成熟后娩出。

若症状得不到改善或进一步恶化,在 3 种情况下需要提前将胎儿娩出:①为了孕妇的健康。②为了防止癫痫发作。③为了胎儿的健康。分娩时和分娩后可静脉给予硫酸镁治疗先兆子痫。高血压症状可用降压药治疗。如果有先兆子痫已经发作,应立刻和医生联系。

4. 妊娠高血压

先兆子痫和妊娠毒血症目前又被称作妊娠高血压综合征,这种高血压只在妊娠期间才会出现。正常人血压是 16/9.3 千帕(120/70 毫米汞柱)。妊娠高血压患者,收缩压常在 18.7 千帕(140 毫米汞柱)以上或血压比妊娠前高 4 千帕(30 毫米汞柱)以上;舒张压则在 12 千帕(90 毫米汞柱)或血压较妊娠前高 2 千帕(15 毫米汞柱)以上。如果妊娠前血压是 13.3/8 千帕(100/60 毫米汞柱),而到妊娠晚期血压却达到 18.5/12 千帕(139/90 毫米汞柱)时,就应考虑妊娠高血压症或先兆子痫。

做产前检查时,每次都需要测量血压。

准爸爸与胎教

胎儿和母亲之间的关系是血肉相连,心心相印的,照理说,孩子出生后应该同母亲的感情最深。但奇怪的是,许多婴儿对父亲的欢迎程度远远超过母亲,这已是近年来较为普遍的现象。

人们在实验中发现:胎儿特别喜欢听爸爸的讲话声,在爸爸的唱歌声和抚摸下,能用似乎"陶醉"了的轻轻摇晃动作来表示他的满意心情。婴儿出生后哭闹时,母亲往往不能使其安静下来,而父亲却可以通过唱婴儿熟悉的歌曲和抚摸动作使其尽快安静下来或入睡。这大概与胎儿不喜欢高、尖、细的声音(这种声音常会造成胎动增加),而喜欢低沉、宽厚的声音有很大的关系吧。所以,一些心理学家提出一项极为有益的建议:请爸爸给胎儿讲话,创造那种与出生后的婴儿建立亲切、深厚的感情的先决条件。

爸爸对胎儿讲话,这首先是父爱的一种具体表示,胎儿能通过听觉和触觉,感受到不仅有母爱,而且还有父爱的温暖,这对于胎儿的感情发育具有莫大的好处。父亲抚摸胎儿并同他说话,这对做母亲的在心理上也是一种极大的安慰。这种天伦之乐是孕育、养育、教育孩子的最好气氛。

爸爸与胎儿的玩耍,一般以谈话为其主要的内容。有一位做父亲的就是这样同胎儿谈的:小宝宝呀,你的小手在哪儿?伸出来爸爸摸摸吧。你的小脚在哪儿?会不会蹬?蹬蹬让爸爸瞧瞧吧。你的大脑袋呢?现在长头发了吗?妈妈经常为了你吃核桃和黑芝麻,你的头发一定是又黑又亮的,对吗?今天又有什么新本事呢?噢,会推了。那就轻轻地推一下吧,可千万别把妈妈推疼了。刚才听音乐了吗?……极为有趣的是,这个常与爸爸对话和玩耍的胎儿,每天晚上到了 10 点钟就"急不可待"地动起来,仿佛是盼望与爸爸"游戏"时刻的到来。这个孩子出生后,同爸爸的感情非常好,同时,这个孩子的智力、能力发展水平远远高于同龄孩子。

爸爸同胎儿游戏所起到的作用是极其明显的,但为什么能起到这个作用的奥秘当前还难以弄清。希望将要成为父亲的人能够经常与胎儿玩耍,早日建立

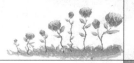

起情真意切的父子感情,并达到促进胎儿健康发育之目的。

孕期提示

1. 着装不能影响四肢的血供

孕妇穿衣及坐姿不妥会影响到四肢的血液循环,尤其是腿和脚部的血液供给,穿紧身衣可能妨碍末梢血液回流。腰、膝、踝、腕、肩、肘部较紧的衣服都有可能带来问题。特别是在妊娠末期,当脱下鞋后过一会儿再想穿上就有些困难,这主要和水肿有关。还会发现,当穿膝部较紧的尼龙长裤或较紧的袜子时,在双踝部会产生肿胀。

跷二郎腿能影响膝、踝等腿部的供血。为了改善循环,最好避免这种姿势。戴戒指和手表也可能引起四肢末端的血液循环,如果有水肿出现,孕妇最好不要戴戒指。

2. 灌肠

很多孕妇想知道在分娩时医生是否要按常规程序给其灌肠,因为过去许多医生和医院把灌肠作为常规,孕妇则没有多少选择的余地。分娩早期灌肠有很多好处,它能减少肠运动或分娩时粪便所造成的污染。如果孕妇做了会阴切开手术,灌肠对孕妇产后恢复也有好处。

第32周　膀胱开始滤尿液
分泌排尿均增多

胎宝宝的发育状况

现在胎宝宝的顶臀长约 29 厘米,体重约 1.8 千克。胎宝宝的视觉、听觉、味觉、嗅觉和触觉功能已开始展现,四肢和躯干继续生长,与头部的比例越来越匀称。内部器官继续发育,更加频繁的呼吸动作促进了肺的发育,膀胱也开始

安胎养胎必读

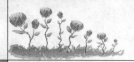

滤过尿液。脚趾甲完全长出,头发继续生长。如果是男孩儿,睾丸已经到达了阴囊内。

胎宝宝每天有 90％～95％ 的时间是在睡眠中度过的,但是在睡醒的时候特别调皮,并且频繁的睁眼、闭眼。即使在睡觉时,也会表现出活动(可能在做梦或处于活动睡眠),如转动眼球,或做呼吸动作。

为了出生前的准备,胎宝宝在子宫里开始呈头朝下的姿势,硕大的头位于母亲的骨盆底部,小脚经常会向上踢母亲。

准妈妈的生理变化

本周孕妇子宫底可在肚脐上约 12 厘米的地方触及,宫高约 32 厘米,羊水量 600～800 毫升。在这个时期,准妈妈的体重每周增加 500 克左右,因为现在胎儿的生长发育相当快,正在为出生做最后的冲刺。这时妈妈会感到很疲劳,休息不好,行动更加不便,因为胃部的不适食欲也有所下降。阴道的分泌物增多,排尿次数也增多了,下腹部的妊娠纹更密集而粗大。这个时期比较常见的是下肢水肿,上几周已经出现下肢水肿,现在或许更严重了。

准妈妈的健康饮食

进入孕晚期后,结合孕晚期的营养特点,应在孕中期饮食的基础上,进行相应的调整。首先应增加蛋白质的摄入,此期是蛋白质在体内储存相对多的时期,其中胎儿约存留 170 克,母体存留约为 375 克,这要求孕妇每日膳食蛋白质供给比未孕时增加 25 克,应多摄入动物性食物和大豆类食物。除了增加蛋白质的摄入外,必须供给充足的必需脂肪酸,此期是胎儿大脑细胞增值的高峰,需要提供充足的必需脂肪酸如花生四烯酸,以满足大脑发育所需,多吃海鱼有利于 DHA 的供给。胎儿体内的钙一半以上是在孕后期贮存的,因此也要增加钙和铁的摄入。在摄入含钙高的食物时,应注意补充维生素 D。维生素 D 可以促进钙的吸收,含维生素 D 的食物有动物肝脏、鱼肝油、禽蛋等。胎儿的肝脏在此期以每天 5 毫克的速度贮存铁,直至出生时达到 300～400 毫克的铁质,孕妇应每天摄入铁达到 28 毫克,且应多摄入来自于动物性食物的血红蛋白型铁。动物的肝脏和血液含铁量很高,利用率高,应每周进食 2 次左右。孕晚期需要充

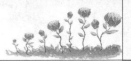

足的水溶性维生素,尤其是硫胺素(维生素 B_1),如果缺乏则容易引起呕吐、倦怠,并在分娩时子宫收缩乏力,导致产程延缓。维生素 B_1 主要存在于粗粮里,所以主食要粗细搭配。

在饮食安排上应采取少吃多餐的方式进行。如果恰逢夏天,准妈妈可以多吃西瓜,因为西瓜中含有胡萝卜素、维生素 B_1、维生素 C、糖类、铁等大量营养素,可以补充孕妇体内的损耗。同时,西瓜还可以利尿消肿,降低血压,这对于防止下肢水肿、妊娠高血压也有一定的帮助。

打算母乳喂养宝宝的准妈妈,自然很关心怎样才能有足够的奶汁让宝宝吃饱,这里提前给准妈妈推荐几个催乳食疗方,供准妈妈们产后选用:

章鱼猪蹄汤

【原　料】章鱼 150 克,猪蹄 1 只,大枣 10 颗,花生仁 100 克。

【制　作】章鱼洗净,切片;猪蹄切成 6～8 块,与章鱼片、大枣、花生仁一起放入锅中,加水淹没;用旺火炖至熟烂后调味即可。

【用　法】肉汤同吃,连服数日。

【营养功效】补血,活血,健腰脚,添精髓,通乳汁。适合于产后体虚、缺乳的产妇。

花生鸡脚汤

【原　料】鸡爪 400 克,花生 100 克,姜片少量。

【制　作】鸡爪剪去爪尖,洗净下锅,加入花生米、水、姜片,煮沸后转小火熬 2 小时后,调味即可。

【用　法】吃鸡爪、花生,喝汤。

【营养功效】养血,益肤,通乳。

黄酒炖鲫鱼

【原　料】活鲫鱼 1 条(约 500 克),黄酒适量。

【制　作】将鲫鱼去鳞及内脏洗净,加水适量,煮至半熟,加黄酒清炖 1 小时,调味喝汤。

【用　法】吃鱼喝汤。

【营养功效】理气下乳。治产后气血不足、乳汁不下。

黄花菜瘦肉粥

【原　料】黄花菜 50 克，瘦肉、大米各 100 克，食盐、葱、姜各适量。

【制　作】黄花菜洗净，与大米同煮成粥；瘦肉切片，粥成后加肉煮熟，调味即可。

【用　法】吃肉喝粥。

【营养功效】生津止渴，利尿通乳。适用于产后乳汁不足症。

木瓜鲜鱼汤

【原　料】半熟木瓜 1 个（约 500 克），鲜鱼 500 克（鲫鱼、牛鳅鱼或鲩鱼尾均可），姜片少量。

【制　作】木瓜削皮切块；鲜鱼洗净后入油锅稍煎，加木瓜及生姜片少许，放适量水，先以大火煮开，再转小火炖约 1 小时，调味即可。

【用　法】吃木瓜、鱼，喝汤。

【营养功效】此汤含丰富的维生素 A 和维生素 C、蛋白质和无机盐，可补体虚，通乳汁。

为宝宝准备用具

现在市面上婴儿用品琳琅满目，花式品种多得让准爸妈们眼花缭乱，在宝宝的衣物和寝具的选择上，除美观的因素外，更要考虑实用性、安全性和舒适性。

1. 衣物的准备

新生儿皮肤娇嫩，毛细血管丰富，对冷热的调节功能差，抵抗力弱。所以，其衣服以冬天保暖，夏天散热，穿着舒适，不影响生理功能（皮肤出汗、手脚的运动等）为原则。最好选用纯棉布、薄棉布、薄绒布等质料缝制，能经多次洗涤也不至于发硬或变形。婴儿服应宽大、质地柔软、装饰物少、洗涤方便、颜色宜浅，以便容易发现污物。衣服的接缝要少，内衣接触皮肤的地方不要有粗的针脚或凸起的接口，避免使用纽扣，以免擦伤孩子幼嫩的皮肤。衣服的胸围和袖口要宽松，以便穿脱。新生儿颈短且软，不适合穿有领子的衣服，所以上衣的式样以斜襟为宜。新生儿不宜穿毛衣，天冷时可穿无领斜襟棉袄。前身要盖过肚脐，后身可以稍微短一些,以防尿湿。也可以穿后开口的小棉袄,不必穿裤子。夏装可穿睡裙式单衣,高温天气可用布的兜肚,为防汗湿,还要多准备几个布兜肚,及时更换。冬天要有蓬式拉链袋和婴儿帽,以备外出时用。新生儿衣服买回后,在分娩前数天洗净,在太阳下暴晒,存放在洁净干燥的柜子内。不要和大人的衣服混在一起,存放时不要放樟脑丸、卫生球等防虫剂。

新生儿的衣服不必准备太多,因为孩子长得很快,可能过不了多久就不能穿了。

(1)内衣:5套左右,棉质,摁扣或系带式。裤子开裆或裆位上设活动纽扣,方便换尿布。

(2)护脐带:2套,夏天再准备3~4个兜肚。

(3)尿布:30~40条,要柔软、吸水力强。

(4)尿裤:3~4条,内层是隔水材料做的,给孩子垫上尿布后,再穿上尿裤就不会尿湿衣物和被褥。

(5)袜子:4~5双,注意袜口处松紧合适。

(6)围嘴:3个月以内婴儿可用纱布代替围嘴。

(7)外套:3套以上,冬天还需另备3~4件厚的夹棉衣或棉袄。

(8)纸尿裤:2大包,防止尿疹用的一次性隔尿垫巾1包。

(9)披风或包被:厚薄各1条,在外出时,包裹宝宝用。

2. 寝具的准备

(1)婴儿床:内设可拆卸摇篮、蚊帐,围栏高度要大于60厘米,防止宝宝较大时翻越摔伤,还要用布条把床栏裹起来。栏杆之间距离要小于6厘米,防止宝宝头部伸出受伤;各活动连接处螺栓牢固,不易被摇晃导致松动脱落。买回来后放在通风处吹散油漆味。

(2)被褥:新生儿应有专用被褥,不可与成人共用。被面和里子均为棉制,厚薄适中,大中小各1床。棉花透气性好,容易吸汗,太阳晒后,比较柔软和蓬松。被子要易于拆洗,可以装在被套内。为使宝宝的脊柱正常发育,褥子不宜太软,应该舒适整洁,边角完好。如果父母有过敏症史,那么,在选择宝宝的褥垫、被子时要格外注意其用料,以防引起各种过敏症。

(3)枕头:新生儿的枕头约36厘米长。不宜装得太高,否则会使头颈弯曲,影响新生儿的呼吸和吞咽。其实,新生儿可以不用枕头,吐奶和呃逆会不断弄湿枕头,3个月以内可用折叠的毛巾代替枕头,3个月以后用婴儿专用的固定头

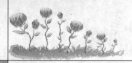

形枕头。

（4）防水床单：防止尿液渗透到床垫上。

（5）毛巾被、床单：2条以上，棉制，吸湿性强。

3. 其他用品的准备

除了衣物和寝具外，有些新生儿的用品也是需要准妈妈在分娩前准备好。

（1）小方巾：喂奶喂水时做围嘴使用，准备5～6块。

（2）盥洗用具：洗脸、洗屁股、洗澡盆各1个，毛巾2条，浴巾2～3条。此外，还要准备婴儿香皂、面霜、小儿爽身粉、护臀霜、润肤油各1盒。棉花棒若干，水温计1支。

（3）婴儿背带：选用既可后背又可放在前面抱着的两用型，肩带要粗一些的，既不会勒着宝宝的腿，大人背起来也较为轻松。

（4）婴儿车：坐躺两用式较好。

分期实施胎教要点

1. 妊娠早期

这段时间，胎儿的各种器官迅速发育，需要安静平和的发育环境，不宜接受额外的刺激。母亲的情绪波动对胎儿的发育生长不利，而胎教主要是通过母亲的身体力行来实施的，因此母亲要有稳定的愉快的情绪及战胜孕期各种烦恼的信心和毅力，乐于交往，友好待人，在搞好工作的同时，多为孩子的发育成长想想；合理饮食，适当参加体育锻炼，注意劳逸结合，使生活有规律，空闲时间多听悦耳的音乐，阅读有益的书报等，向胎儿进行塑造性格和规范行为习惯的胎教，以及心灵美的熏陶；同时可以进行想象胎教，加强母子亲情，为孩子的形象做美好的塑造。

2. 妊娠中期

此时期胎儿的神经系统基本形成，能对来自母体内外的各种刺激做出不同的反应，是胎教的重要时期，可以采取多种方式实施胎教。

从妊娠16周开始，孕妇可以开始对胎儿实施抚摩胎教、运动胎教、对话胎教等，同时，还可以将想象胎教、音乐胎教结合进行。在进行各种胎教训练时，孕妇应将自身感觉详细记录下来，如做什么胎教训练时胎动增加或减少，是大动还是小动，是肢体动还是躯干动等。在实施胎教一段时期后总结一下，找出

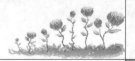

胎儿对各种刺激产生反应的规律,这有助于进一步胎教。妊娠7个月时,运动胎教可停止,可开始做游戏胎教,而抚摸胎教仍可进行,但按压胎教最好停止。

3. 妊娠后期

适宜做较文静的胎教,不宜做动作过大的如运动胎教,着重进行对话、语言、音乐等胎教,强化胎儿记忆,同时要多到树林、田野、公园散步或小憩,呼吸新鲜空气,并进行大自然胎教。学习临产分娩知识,接受医生对分娩的指导,做出分娩计划,间接地对胎儿进行母子配合分娩的胎教。

孕期提示

1. 巨大胎儿的潜在隐患

人们向准妈妈祝贺的时候,常常会说:"祝您生个白白胖胖的宝宝!"孩子养得白白胖胖,是妈妈们的心愿,也是她们的骄傲。于是,有些爱子心切的准妈妈便不遗余力地让肚子里的宝宝长胖、再长胖! 其实,这不是明智的做法,因为胎儿越大并不意味着就越健康。相反,胎儿过大出生时有可能遇到一些比正常儿更多的潜在麻烦,如易患肥胖症、糖尿病、性功能障碍、智力发育落后等。胎儿太大,容易造成难产,不仅使妈妈饱受痛苦,还容易使胎儿因产程太长而发生窒息。胎儿窒息生下来后,即使经抢救脱险,也可能因缺氧或颅内出血造成将来智力发育迟缓。对巨大儿,医生无奈只好使用产钳或做剖宫产手术,但钳产和剖宫产对胎儿和母亲可能产生的损伤比自然分娩要大。

多重的宝宝是最合适的呢? 按照国际通用的定义,新生儿可分为早产儿、低体重儿、正常体重儿和巨大儿4种情况。体重在2 500克以下者为低体重儿,4 000克以上者为巨大儿。无论是男是女,新生儿的体重在3 000～3 500克之间比较理想。

2. 巨大胎儿的发生原因

近年来,巨大儿出生的比率呈上升趋势,这和孕妇营养过剩、脂肪摄入过多、身体锻炼偏少有关。当然,形成巨大儿的原因还与民族、人种、地区、生活习惯、营养状况等因素有一定的关系。据临床报道,孕妇身高超过1.7米以上者,巨大儿的发生率明显升高;孕周时间过长者,胎儿生长的时间充足,发生巨大儿的机会增多。从产妇的年龄来看,孕妇28岁以上者发生巨大儿的比例显著上升。已发生巨大儿的产妇中,经产妇发生率偏高。孕妇患有糖尿病也是形成巨

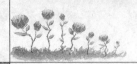

大胎儿很常见的原因。随着母体血糖的升高,胎儿的血糖也会持续增高,并刺激胎儿胰腺分泌过多的胰岛素,这就势必造成脂肪、蛋白质和糖原在胎儿体内蓄积过多,从而导致胎儿长得大而肥胖。

3. 预防措施

一般来讲,食欲好的准妈妈,容易营养过剩。如果准妈妈吃得多而活动又过少,往往使营养吸收与消耗失去平衡,增加了妊娠期肥胖和巨大儿的发生率。为预防和减少巨大胎儿的发生,准妈妈应根据胎儿生长发育的特点和母体的健康状况科学地摄入营养。

(1)妊娠早期:在妊娠头 3 个月,胚胎尚小,这一阶段膳食中应增加富含 B 族维生素和无机盐的易消化食物,以谷物、蔬菜、水果为主,进食适量糖类。

(2)妊娠中期:胎儿生长迅速,各器官处于分化成熟阶段,孕妇的热能消耗和所需要的蛋白质比正常人增加 10％～20％,因此食物要以乳品、肉类、蛋类、豆类、蔬菜、水果为主,但脂肪不宜过多。

(3)妊娠晚期:在妊娠晚期,胎儿骨骼发育、皮下脂肪积蓄,胎儿的体重一半是在这个阶段增加的。根据这一特点,孕妇除了摄入适当足量的糖类、蛋白质类食物外,可适当增加脂肪性食物,此时还特别需要补充一些钙、铁、磷等无机盐,如动物肝脏、骨头汤、海鲜等均为很好的来源。准妈妈适当控制食量的同时还需每天保持一定的运动量。对易发生巨大儿的孕妇,要做到定期检查,特别是检测葡萄糖耐量,以排除妊娠性糖尿病。对于超过预产期时间过长,又无可能顺产者,应及早采取剖宫产等方案,以保障母婴健康。

第33周　宝宝骨骼发育全
　　　　妈妈下肢水肿重

胎宝宝的发育状况

现在胎宝宝的顶臀长约 30 厘米,全身长度约 43 厘米,体重约 2 千克。

由于大脑的迅速发育,胎宝宝的头围在本周增加了大约 9.5 毫米,已接近

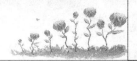

了身体的正常比例。骨骼已经发育完全,钙、铁、磷等物质仍在骨骼内积淀,但骨质硬度还较软。调节体温的系统开始运行。虽然胎宝宝的肺部能够有节奏地做呼吸样动作,但是肺仍没有成熟。胎宝宝现在的皮肤由红色变成了粉红色,脂肪继续堆积。胎宝宝对周围的环境开始逐渐熟悉,如母体外面的各种噪声,或子宫内部的羊水世界。

准妈妈的生理变化

本周准妈妈的子宫底在肚脐上约 13 厘米处,宫高约 33 厘米。准妈妈的体重较妊娠前增加 9.3～11.5 千克,子宫、腹部增大,准妈妈的行动变得笨重迟缓,行卧起坐尤应当心。越靠近后期,准妈妈出现下肢水肿的现象会越重,用手指按压脚踝稍上的位置,凹陷下去的地方需要一段时间才能平复,这是正常的,如果水肿发展至大腿以上,则是病理现象了。此时阴道分泌物较多,仰卧时腰背痛较明显。

习惯胎教

孕妇的行为和习惯也同样会影响胎儿。据国内外的研究证实:新生儿的睡眠习惯是在妊娠后几个月内由母亲的睡眠决定的。习惯早起早睡的母亲生下的孩子也会和母亲一样有早起的习惯;晚睡晚起的母亲生下孩子也会有晚睡的习惯。常熬夜,生活无规律的母亲,生下的孩子也会睡眠无规律,爱吵闹。

几年前,美国一个名叫罗伯特克洛宁格的精神病医生经过大量调查提出一份报告,说明如果父母在犯罪期间怀下的孩子,即使从小给别人喂养,成长以后比没有犯罪行为的父母生下的孩子,犯罪的可能性大 4 倍。因此,孕妇如果静心养性,品行端正,会给胎儿以良好的影响。

对胎儿进行行为习惯的胎教主要是母亲身体力行,处处给胎儿做好榜样。此外,可以通过给胎儿讲故事的方法进行。讲故事的形式可以多种多样,可以由丈夫或妻子讲,也可以通过放幼儿录音带来讲。选一些富有教育意义的,如龟兔赛跑、骄傲的小公鸡、小猫钓鱼、狼来了等,还可以自编自讲,内容要简单扼要。一个故事可以多次讲,讲一段时间以后再换一个,这样可以加深胎儿的记忆。讲故事时,最好选在胎儿醒来时,可先用手轻轻拍拍胎儿,给胎儿提个醒,

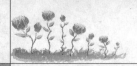

说："宝宝,妈妈现在给你讲故事了,你要好好听啊!"然后便用轻柔而缓慢的语调讲述,每次以 3～5 分钟为宜。

孕期提示

1.胎盘剥离的危险

胎盘剥离是指胎盘从子宫壁上脱落下来。正常情况下,除非在分娩后,否则胎盘不会从子宫壁上脱落下来。如果在产前发生胎盘剥离,对胎儿十分不利,甚至会导致胎儿死亡。

每 80 个孕妇中有 1 例会发生胎盘剥离。我们没有更为精确的统计数字,发生胎盘剥离的时间不同,对胎儿危害也就不同。如果在分娩时发生胎盘剥离,婴儿则能够安全娩出。若在妊娠期间发生胎盘剥离,就有可能造成严重后果,如失血过多或有死胎。

2.胎盘剥离的原因

造成胎盘剥离的原因尚不清楚。一些因素也许会增加胎盘剥离的发生率,包括:①孕妇受到损伤,如遇车祸。②脐带太短。③子宫大小发生突然改变(分娩或羊膜破裂)。④高血压。⑤缺乏营养。⑥子宫异常,胎盘不能正常附着。研究表明,叶酸缺乏会导致胎盘剥离。

过去有胎盘剥离史的孕妇很可能再发,复发率可高达 10％左右。

3.胎盘剥离的症状和体征

发生胎盘剥离时,胎盘可以全部从子宫脱离下来,也可部分仍附着于子宫壁上。在胎盘和子宫壁间常常发生流血,从阴道流出,并伴有腹痛;也可能不出现流血现象,血液淤积于子宫壁和胎盘间。并伴有缺乏胎动、胎儿死亡、子宫或腹部触痛、子宫痉挛等表现。

超声检查有助于诊断胎盘剥离,胎盘如果附着在子宫后壁,超声检查就不容易发现胎盘剥离,也就无法确诊。

若孕妇患有较严重的疾病,如休克,也能导致胎盘剥离的发生。短时间内大量失血会引起休克。另外,还可能发生弥漫性血管内凝血(DIC),这会出现较大的血凝块。

胎盘剥离时症状、体征各不相同,75％病例有阴道出血,60％病例有子宫压痛,60％的病例所生胎儿有心脏病,另外 34％病例有子宫痉挛,20％病例发生早

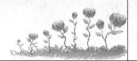

产,而死胎的发生率为15%左右。

4.胎盘剥离的治疗

根据诊断及孕妇和胎儿的状况,采用不同的治疗手段。失血过多,就应将胎儿娩出,挽救孕妇和胎儿的生命。如果失血较慢,就采取较为保守的治疗方案,这取决于胎儿是否存活,是否会马上发生危险。

如果有必要将胎儿迅速娩出,就需要做剖宫产。孕妇失血过多就需要输血治疗。若胎儿已经死亡,最好将胎儿从产道正常娩出,以免剖宫产引发失血。总之,治疗需因人而异。

胎盘剥离是妊娠4~9个月出现最严重的疾病,一旦有症状,应尽快与医生联系。

第34周 胎儿变为头朝下孕妇腹压觉增大

胎宝宝的发育状况

现在胎宝宝的顶臀长约32厘米,全身长度约44厘米,体重约2.3千克。

为抵御感染,胎宝宝的免疫系统正在迅速发育。胎宝宝的手指末端非常小,但是指甲锋利。皮肤变得更加粉红,并且不再褶皱,表面仍能见到大量的胎儿皮脂。尽管全身的其他骨骼都在硬化,但颅骨的骨缝却依然较宽,这样能使胎儿的头部在阴道娩出时更加顺利。由于子宫里空间越发局促,胎宝宝不能继续在羊水里漂浮,动作也比以前更加粗放而缓慢了,姿势也变为头朝下"倒立"了。

准妈妈的生理变化

在胎儿的头部开始下降,进入骨盆,到达子宫颈后,子宫高度会因胎儿头部下降至母体骨盆腔预备出生而降至横膈膜以下。子宫底在肚脐上约14厘米的

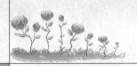

位置,宫高约 34 厘米。这时准妈妈会觉得呼吸和进食舒畅多了,而腹部的压力明显增大,有的准妈妈觉得盆腔、膀胱、直肠等部位有压迫感,甚至出现"针刺样"的感觉,可以通过采用侧卧位等方式减轻这些不适感。现在准妈妈的肚脐凸出在皮肤外面。子宫不规则的、无痛性宫缩的次数增多。由于腹壁变薄,有时在准妈妈的肚皮外面都能看到胎宝宝在动。

沉重的腹部使准妈妈更加懒于行动,更易疲惫,但还是要适当活动。也许这时准妈妈的腿脚肿得更厉害了,但也不要限制水分的摄入,因为母体和胎儿都需要大量的水分,准妈妈应减少盐的摄入,避免长时间站立,坐和卧时尽量抬高下肢。如果手或脸突然肿起来,那就一定要去看医生了。

了解分娩的过程

对于第 1 次怀孕的准妈妈来说,对分娩带来的疼痛和危险难免有些恐惧,下面我们一起来认识一下分娩的大致过程。当准妈妈了解了正常的分娩全过程,并记住了应该做的事,走进产房后会发现,分娩并非像原来想象中的那样令人恐惧。

1. 分娩的 3 个阶段

分娩的全过程大致上可分为 3 个阶段:

(1)分娩第 1 期:从规则性的阵痛开始到子宫颈口全开为止,是分娩的第一期。此时会出现规律性的腹部阵痛,随着子宫颈口的开大,疼痛的时间越来越长,而间歇的时间越来越短。由子宫颈口从未开到开至 3 厘米要花比较长的时间,开至 3～4 厘米之后有一个子宫颈口扩张加速期,初产妇平均 1 小时可以多开 1 厘米。由于子宫颈口张开缓慢,在分娩过程中,第 1 期的时间最长。初产妇需 8～16 小时,经产妇只需 3～6 小时。子宫颈口开始张大时,子宫颈壁同时变薄,子宫内口附近,包住胎儿的卵膜会从子宫壁剥离,此时会有少量出血,即"见红"。随着子宫口开大,阵痛越来越剧烈,卵膜会破裂,羊水流出即"破水"。

分娩第 1 期准妈妈一般不需要特别的护理,只需待在病房里,医生会随时检查宫口张开的情况。此时,产妇应当放松心情,宫缩时可用浅快式呼吸法或深呼吸法减轻腹痛,可以在阵痛不剧烈时,尽量吃一些东西,如果睡得着可睡一觉,辛苦的时刻还在后面,现在养精蓄锐才是最重要的。

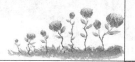

（2）分娩第2期：从子宫颈口全开（10厘米），到胎儿娩出为止，为分娩的第2期。初产妇需2～4小时，经产妇只需1小时，阵痛越加剧烈，从每隔2～3分钟到每隔1分钟，这时阵痛浪潮如排山倒海般，一波一波袭击而来，准妈妈要配合阵痛的浪潮，像排便一样用力向下使劲。阵痛使劲时，胎头即开始显露，这时产妇通常会有强烈的便意感，会有一股无法克制的冲动想要用力。即使等到子宫收缩停止，胎头也不会缩回去，此称为先露。随着产妇用力和胎头挤压的结果，阴道口会逐渐扩大，致使阴道与肛门之间的会阴部伸展变薄。孕妇必须听从助产医生的指导做深呼吸并用力。大部分产妇都要接受会阴切开术，便于胎头娩出。头部娩出后，宝宝的头开始顺时针回转。然后经过一段时间娩出右肩，接着左肩娩出。头部娩出后，只经过2～3分钟，胎儿全身就会娩出，母亲即突然感到一阵轻松。宝宝出生后，医生会剪断脐带，并将其身体清理干净。然后裸体放在产妇前胸下，进行早吸吮。

（3）分娩第3期：从胎儿出生后，到胎盘排出为止为分娩第3期。这个阶段无论初产妇或经产妇都需20分钟左右。婴儿诞生后，子宫会迅速缩小，胎盘自然会从子宫壁剥落然后娩出。胎盘娩出后，子宫缩小变硬，子宫壁出血停止。医生将会阴伤口缝合，分娩过程大功告成。

不可否认分娩有一定的危险性，但绝大多数人的分娩都是顺利的。当产妇能够了解分娩过程种种的生理变化，对分娩抱着平静的心情，坚强地面对分娩阵痛的来临，并运用产前掌握的一些呼吸和用力的技巧，相信准妈妈一定能顺利、平安地生下可爱的小宝宝！

2. 决定分娩的4大因素

十月怀胎一朝分娩，分娩是胎儿告别母体成为独立生命的过程，从医学角度，分娩是指从临产发动至胎儿及其附属物从母体全部娩出的过程。决定分娩有4个因素，产力、产道、胎儿和精神因素。如果4因素均正常并能相互协调，胎儿顺利经产道自然娩出，为正常分娩。

（1）产力因素：产力是指将胎儿及其附属物从子宫内逼出的力量，包括子宫收缩力、腹肌及膈肌收缩力和肛提肌收缩力。子宫收缩力是贯穿整个分娩过程的主要产力，是具有规律性的阵发性收缩。每次阵缩总是由弱渐强，维持一定时间，临产开始时，宫缩持续约30秒，间歇期5～6分钟，随着产程进展，宫缩持续时间逐渐延长，间歇期逐渐缩短。通过宫缩推动胎头下降并使胎儿通过产道。腹肌及膈肌收缩力（腹压）是第2产程时娩出胎儿的重要辅助力量。每当

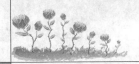

宫缩时,前羊水囊或胎先露部压迫骨盆底组织及直肠反射性的引起排便动作,产妇主动屏气,喉头紧闭向下用力,腹肌及膈肌强有力的收缩使腹内压增高,促使胎儿娩出。腹压在第3产程还可促使胎盘娩出。肛提肌收缩力有协助胎先露部在骨盆腔进行内旋转的作用。当胎头枕部露于耻骨弓下时,还能协助胎头仰伸及娩出。胎儿娩出后,胎盘降至阴道时,肛提肌收缩力有助于胎盘娩出。

(2)产道因素:胎儿娩出的通道叫做产道,分为骨产道与软产道两部分。骨产道指骨盆,是产道的重要部分,其大小、形状与分娩关系密切。软产道是由子宫下段、宫颈、阴道及骨盆底软组织构成的管道。一旦产期临近,由于激素的作用,软产道周围的肌肉和韧带就会变软伸展,骨盆的耻骨结合处也会松弛,并稍微张开。这样的变化,是为了在妊娠晚期胎儿可以顺利地通过。

(3)胎儿因素:胎儿能否顺利通过产道,除产力和产道因素外,还取决于胎儿大小、胎位、有无畸形。胎儿通过产道时,几块颅骨轻度重叠使头部变小或变长,这叫做变形功能。为适应产道的曲线,胎儿自然地进行旋转,叫做回旋,然后婴儿顺利地降生。产道为一纵行管道。如果胎儿为纵产式(头位或臀位),胎体纵轴与骨盆轴相一致,容易通过产道。注意,头位难产与臀位难产也是经常见到的。横位时,妊娠足月的活胎不能经过产道。胎儿畸形,即胎儿某一部分发育异常,如脑积水、联体儿等,由于胎头或胎体过大,通过产道常发生困难。

(4)精神因素:分娩对于产妇是一种持久而强烈的应激源。分娩应激既可以是生理上的应激,也是精神心理上的应激。产妇精神心理因素能够影响这种应激反应,从而影响机体内部的平衡、适应力和健康。有些初产妇从亲友处听到有关分娩时的负面诉说,害怕和恐惧分娩,怕疼痛、怕出血、怕发生难产、怕胎儿性别不理想、怕胎儿有畸形、怕有生命危险,致使临产后情绪紧张,常常处于焦虑、不安和恐惧的精神心理状态。产妇的这种情绪改变会使机体产生一系列变化,如心率加快、呼吸急促、肺内气体交换不足,致使子宫缺氧收缩乏力、宫口扩张缓慢。胎先露部下降受阻,产程延长,致使产妇体力消耗过多,同时也促使产妇神经内分泌发生变化,交感神经兴奋,释放儿茶酚胺,血压升高,导致胎儿缺血、缺氧,出现胎儿窘迫。

在分娩过程中,4个因素同时发生作用,其中任何一个因素异常都将影响分娩进行。

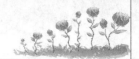

感官刺激胎教

1. 妊娠第 9 个月的胎教

胎儿到了 9 个月大,由于已有了视觉能力,对光有了反应,因此可让胎宝宝通过自己的腹壁,享受一些阳光。

在晴朗的日子里,最好到公园散散步。散步时,可将手放在腹上,轻轻地和胎宝宝说:"宝宝,你知道现在的阳光多好吗?"适量的光线和母亲温柔的声音,对即将出生的胎儿而言,是一种良性的刺激。除了充分利用阳光进行胎教外,母亲这个月一定要做好分娩的准备。同时要防止便秘。

这时已接近整个妊娠的尾声,面临最后的"冲刺",孕妇在做好胎儿教育的同时,要积极进行分娩前准备。要特别注意精神应激因素对妊娠的影响,尤其是那些高危孕妇,往往忧虑胎儿是否健康,能否顺利分娩。如果情绪高度紧张,容易导致心理上的不平衡,甚至使整个安胎、养胎与胎教的过程功亏一篑。因此,要求孕妇要保持乐观的精神状态,全身心地期盼着与小宝宝见面。

2. 情绪反映

9 个月大的胎儿脑功能虽未完全成熟,可是部分功能已经非常发达。对于外界的刺激,不仅会传递至身体各感觉器官,也可通过脸部显现喜欢或讨厌的表情,这就是胎儿已有"情绪"反应的证明。

从羊水镜中,可以清楚地看到胎儿的表情,有时像在微笑,有时像在皱眉,有时像是在哭泣。

到了妊娠第 9 个月,如果使用强光照射孕妇腹部,胎儿为了避免受到光线刺激,会将脸转到一旁,或合上眼睑。在母亲腹内,胎儿的视神经和视网膜都尚未成熟,强光对胎儿而言,的确太刺眼了,会成为一种非常不舒服的刺激。而弱光会使胎儿有眨眼的动作,并且会感兴趣地将头部转向光源的位置。室内不太刺眼的光线随着昼夜转换而周期性变化,可给予胎儿脑部适度的明暗周期的感觉,刺激脑部的发育。但并非用光线刺激胎儿就会生出聪明的孩子。对胎儿而言,他最喜欢的亮度为透过母亲腹壁进入子宫的微弱光线。

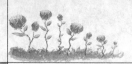

孕期提示

1. 腹部较前轻松

在分娩开始的前两个星期，孕妇也许就会觉得腹部有一些逐渐出现轻松的变化。医生检查后也许会发现孕妇的子宫在脐上及耻骨联合上缘，与上一次检查结果相比显得小些，这是因为胎儿的头部已进入盆腔。另外，羊膜虽然没有破裂，羊水减少或流失也可造成这一现象。这个变化常称之为孕腹轻松。

孕妇要是没有孕腹轻松，感觉胎儿下坠，也不必担忧，因为并不是每个孕妇和每次妊娠都会有这种感觉。通常，在分娩期间或分娩前胎儿才会下降。

出现腹部轻松后，既可以带来好处，也有可能产生问题。好处就是上腹部空间增大，肺有了充分扩张的余地，便于呼吸。然而，胎儿下降过程中，盆腔、膀胱、直肠压力增加，会让孕妇觉得更不舒服。

2. 可能出现的不适感

大多数孕妇常述说有胎儿要"掉出来"的感觉，这种感觉与胎儿在产道内下降所造成的压力有关。一些孕妇就将其称为压力增加的感觉。

如果对此感到担心，可以请教医生或做盆腔检查，了解胎儿头部位置在哪里。大多数情况下，胎儿现在的位置要比过去低，所以造成的压力感比较明显。

在本周，随着压力感的增加，还会出现另一种感觉，有些孕妇将其形容成"针刺感"。这种针刺感及盆腔、盆腔周围的压力感或麻木感都是由胎儿的压力引起的，这很常见，不必担心。这种感觉直到分娩时才会缓解和消失。孕妇可以侧卧以减轻对盆腔和盆腔周围的血管和神经的压迫。若问题变得严重了，应尽快找医生，不要试图自己移动胎位或娩出胎儿，否则对孕妇和胎儿都会有危险。

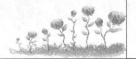

第35周　脂肪增加胎儿胖
腰酸腹坠行动缓

胎宝宝的发育状况

现在胎宝宝顶臀长约33厘米,体重约2:55千克。

随着脂肪的增加,宝宝越来越胖,这将有助于出生后维持体温。子宫内空间越发狭小,胎儿很难再四处移动。随着神经中枢系统的发育成熟,胎儿比过去更易惊醒。消化系统的发育即将完成,肺部也已近乎完善。

准妈妈的生理变化

本周,准妈妈的子宫底位于肚脐上约14厘米的位置,宫高约35厘米。准妈妈体重比妊娠前增加10.0～12.5千克。由于胎儿增大,并且逐渐下降,相当多的孕妇此时会觉得腹坠腰酸;下降到骨盆的胎儿影响肠道的蠕动,常发生便秘和痔疮。同时,由于胎儿压迫骨盆内侧的神经,会引起腹股沟疼痛抽筋,行动变得更为艰难。临近分娩时,准妈妈会出现明显的情绪波动,自控能力差,易怒、易失眠等,对分娩、对腹中的宝宝的健康状况、对产后如何带宝宝,会有些莫名其妙的忧虑,这是正常的,准妈妈应学会自我调节,不要让自己沉溺在坏情绪中。

1. 妊娠晚期的情绪变化

当准妈妈进入妊娠最后阶段,临近分娩时,准妈妈和她的丈夫会对将要发生的事情更感焦虑。准妈妈的情绪会莫名其妙地出现大的波动。许多夫妇回想起这一时期,那种不稳定的情绪常常给他们的夫妻关系带来不快。

种种的焦虑都将使准妈妈忐忑不安。看着大腹便便的自己,不能做一些以前常做的事,会极为不适,甚至无法入睡。准妈妈可能为一些不必要的事担心,担心在最后的几周里孩子的健康状况和生长发育状况,考虑自己是否能够经受住分娩的痛苦,并且怎样使分娩顺利,甚至开始操心自己能否做个好母亲,是否

安
胎
养
胎
必
读

有能力抚养孩子健康成长。所有的这一切都使准妈妈的情绪起伏波动。

2. 如何面对情绪变化

以上情绪变化都是很正常的，所有的孕妇和她们的丈夫都会有同样的不安。

孕妇要提前为这些情绪变化做好准备，与丈夫交谈，向他倾诉所有的担心和疑虑，使他了解妻子的感受和所有的改变。妻子会发现丈夫也在为妻子和体内的胎儿担心，为分娩过程中他所承担的角色担忧。通过这类交流，会让丈夫更好地理解和体谅妻子的变化——情绪波动、哭泣和其他非正常表现。

孕妇可向医生谈谈自己的疑虑和不安，他们会向孕妇解释这些均是正常的表现。确信所有的这些表现都是正常的，这会让孕妇感觉好些。医生会及时告诉孕妇什么是不正常的，以及怎样避免情绪的变化。如果有条件，还可以参加产期培训班，向专家咨询，了解更多有关妊娠和分娩的知识。

准妈妈的保健与护理

1. 做好分娩的准备

很多孕妇和她们的家人都很关心什么时候应该看医生，什么时候该住进医院。在检查时，医生会告诉孕妇们应注意哪些变化，临产前出现哪些征兆要及时住院。

要明确子宫收缩的征兆。通常它是很有规律的，持续时间会越来越长，收缩力度会越来越强。记下宫缩的发生频率和持续的时间。何时住院要根据宫缩的情况而定。有时会出现胎膜破裂过早，使分娩提前，表现为自阴道内不断流出羊水。

在妊娠的最后几周，将孕妇的衣物打好行李，做好随时住院的准备，一旦分娩开始，孕妇所需要的物品都已准备就绪。做好了自己临产前该做的一些事，孕妇就会轻松很多，不会过分担心分娩了。

2. 谨防宫内感染

我们都知道，子宫是一个通过阴道和体外相通的空腔器官，妊娠后胎膜将羊水和胎儿包裹在子宫内，形成相对封闭的环境。加上子宫颈上具有抗菌作用的黏液层的屏障作用，使胎儿处于双重保护之下，因此在整个正常的妊娠过程中，子宫内可保持无菌，胎儿不发生感染。但在某种情况下，有些致病菌可通过孕妇,使胎儿在子宫里受到感染,我们称之为宫内感染。

(1)宫内感染的途径:一般有 2 种途径:一种是病原体通过血液循环,经胎盘感染胎儿,如乙肝病毒、风疹病毒、梅毒螺旋体等;二是母亲阴道或子宫颈病原体逆行污染羊水而感染胎儿,如巨细胞病毒、单纯疱疹病毒,以及李斯特菌、大肠杆菌感染等。

(2)宫内感染的危害:如果感染发生在妊娠早期,可致胚胎发生多器官畸形而致流产;发生在妊娠中晚期多导致胎儿宫内发育迟缓、早产或死产。有宫内感染的胎儿出生后,发现先天性缺陷的情况远高于正常儿。

(3)引起宫内感染的原因:很多宫内感染通常发生在妊娠末期。一般情况下,胎儿受到胎膜、羊水等的保护,而羊水具有抗菌能力,细菌即使进入子宫腔也不能生存,从妊娠 20 周至足月,羊水的抗菌能力会随孕月而增加,妊娠 40 周以后抗菌能力就减弱了。引起宫内感染的主要原因:

①临产后子宫颈口扩张,羊膜囊与胎儿先露部又将扩张的子宫口盖住,这时如胎膜早破,超过 24 小时以后未临产或产程延长,以及产妇贫血体弱,抵抗力差,则容易引起宫内感染。

②也有少数的孕妇、产妇的羊水抗菌能力较差,阴道内的致病菌可乘虚突破胎膜和羊水的防线进入子宫内,引起胎盘、羊水、胎儿在子宫内发生感染。

③严重的子宫脱垂也可导致子宫内感染。

④产妇其他部位如有急性感染,细菌也可随血液循环进入子宫内导致子宫内感染。

(4)感染后的症状:由于感染发生于宫腔内,早期感染时产妇可没有任何症状,随着病情的发展,孕妇会出现体温升高,白细胞增多,心率加快,子宫体有压疼。胎膜已破者,可有混浊的羊水流出,味臭。由于胎儿在混浊的羊水中生活,其身心发育受到影响,当临产羊水流出时,胎心可增快,每分钟达 180次以上。

(5)治疗措施:要根据感染的不同时期和感染状况积极采取相应的治疗措施。

①开展孕期宫内感染的筛查,对血清 IgM 检测阳性的孕妇要进行重复测定,以确定宫内感染的诊断。

②对已确诊感染的孕妇要针对不同的致病微生物选用有效的抗生素,以控制感染。

③经治疗后仍未见明显疗效者,要利用羊水胎儿细胞或绒毛组织进行宫内感染的产前诊断,以确定胎儿是否受到感染。

④经产前诊断确定胎儿已受到感染者,可建议孕妇进行宫内给药治疗,或建议孕妇终止妊娠。

⑤如果孕妇愿意继续妊娠,应严密观察胎儿健康状态,如经 B 超检查发现胎儿有发育畸形,应建议孕妇终止妊娠。对未发现胎儿发育异常的孕妇,要严密观察分娩后的健康状态,对受感染的新生儿给予及时的治疗。

(6)宫内感染的预防

①准妈妈做好孕前检查,一旦发现可能引起宫内感染的疾病,应先治愈后再妊娠。

②预防病毒性疾病,准妈妈在孕前应进行风疹疫苗、乙肝疫苗的预防接种。

③做好围产期保健,发现胎儿受病毒感染或畸形可做人工流产或终止妊娠,母亲产道存在巨细胞病毒等可考虑剖宫产。

④妊娠末期,严禁性生活,注意休息、情绪和营养。当孕妇发现有阴道流水时应及时到医院检查,以便采取及时有效的防治措施。

孕期提示

脐带绕颈这个词,相信很多准妈妈都听说过。那么胎儿的脐带是如何绕到脖子上去的? 脐带绕颈又有什么样的后果呢? 这大概都是准妈妈们想知道的。

正常情况下,脐带的长度约为 50 厘米,长于 70 厘米为脐带过长,短于 30厘米为脐带过短。当脐带过长时,易出现脐带缠绕。脐带缠绕是指脐带环绕胎儿身体,通常以绕颈最为常见,其次为躯干和肢体。在我国,引起围产儿死亡的第一位原因就是围产儿窒息,而引起围产儿窒息的头号杀手就是胎儿脐带异常。脐带缠绕在分娩中的发生率高达 20%~25%。

胎儿在母体内不断变动体位,它可以在空间并不很大的子宫内翻滚打转,这个过程中,脐带就很有可能缠绕在颈部、躯干或手脚上。有时候,缠绕住的脐带可能会在母亲临产前松解;有时候,一直没有被脐带缠绕的胎儿,也有可能在最后几周发生缠绕现象。脐带缠绕多为 1~2 圈,3 圈以上者少见。缠绕的松紧与缠绕周数与脐带的长短、羊水量有关。同时还与是否临产有关。临产后,胎头往下分娩,会造成原先缠绕较松的脐带逐渐拉紧。对胎儿的影响视缠绕的

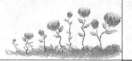

程度而不同。一般来说,被脐带缠绕1周或脐带搭颈的胎儿,因脐带缠绕及压迫程度较轻,是不会发生临床症状的,这种缠绕对母儿危险不大,母亲仍可经阴道将其顺利分娩。即使是脐带绕颈,由于胎头的活动性较小,只要脐带没有被勒紧,通常就不会危害胎儿健康。

在孕期,如果发现有脐带缠绕现象,只要胎儿继续在活动,孕妇就不需要太担心。然而,缠绕周数多及压迫程度重的胎儿,因脐带缠绕可导致相对性脐带过短,缠绕得紧,就会影响脐带血流,首先就会影响到胎儿氧气和二氧化碳的代谢,使胎儿出现胎心减慢;严重者,可能出现胎儿缺氧,甚至胎儿死亡,处理起来较为被动和棘手。

随着医学技术的发展,脐带缠绕在胎儿娩出前是完全有可能诊断的。严重的脐带缠绕可以引起胎心频率的改变,因此在胎位大幅改变时,利用胎心监护仪对胎心律的监测,就可以帮助医生早期发现脐带缠绕现象。

B超检查,特别是彩色多普勒超声检查,对于诊断胎儿脐带缠绕极有帮助。例如,脐带绕颈者,通过彩色多普勒超声检查可以清清楚楚地看到胎儿的颈部有脐带的血流。对于在产前或分娩中发现脐带缠绕者,临床上也有相应的处理措施,如选用产钳助产或剖宫产。

准妈妈对脐带缠绕要有一定了解,应该做的是加强产前检查,密切注意胎动情况,一旦发现胎动过少,应及时就医。

第36周 肝脏清理血中物 宫大体重达高峰

胎宝宝的发育状况

现在胎宝宝的顶臀长约34厘米,全身长度为45~50厘米,体重约2.75千克,已接近出生时的身长。子宫内空间更加狭小,胎儿的移动越来越困难,但踢腿的动作却更加有劲了。胎儿在绝大部分时间里用于增加重量,在这周之内将增加大约200克。

借助超声扫描仪,可看出一系列的面部表情,胎儿醒着的时间越来越长了,其肾脏发育完毕,肝脏也开始处理血液中的废物。手指甲已经完全覆盖了指尖。胎宝宝的脸蛋儿圆润饱满,如果出生时身上带有胎记,那么这种标志现在已完全形成了。

准妈妈的生理变化

本周,准妈妈的体重增长也已达到最高峰,增重 10.5～13.0 千克。子宫底到达肚脐上约 14 厘米的位置,宫高约 36 厘米,羊水量约 1 000 毫升。准妈妈会觉得子宫已胀大到肋骨位置,大得不能再大了。别担心,从本周起准妈妈的体重不会大幅增加了。乳腺有时会有奶汁排出,这叫做初乳,应轻轻用软布或棉花以清水拭擦保持清洁。有些准妈妈此时会出现反胃、胸口郁闷的感觉。从现在起应每周做 1 次产前检查,平时准妈妈也要密切注意胎动情况。

孕期提示

在前面我们已经说过,妊娠、分娩都是自然的生理现象,绝大多数人都能平安度过。但分娩的过程对产妇来说,是一场大量消耗体力和精力的"战役"。因此,准妈妈进入临产阶段后,应注意以下几点:

1. 不宜心理压力过重

不少孕妇由于缺乏常识,对分娩有程度不同的恐惧心理。这种不良心理,不仅会影响孕妇临产前的饮食和睡眠,而且还会妨碍全身的应激能力,使身体不能尽快地进入待产的最佳状态,因而影响正常分娩。事实上,在现代医学条件下,只要认真进行产前检查,分娩的安全性几乎接近百分之百。还有些准妈妈担心孩子的性别,而造成心理压力,其实,到了临产阶段,生男生女是已成定局的事情,不妨放开心情,否则消极的情绪可能影响顺利分娩。

2. 不宜着急

有些孕妇盼子心切,没到预产期就迫不及待地盼望能早日分娩,到了预产期,更是终日寝食不安。要知道在预产期前后 2 周内分娩都是正常现象。俗话说"瓜熟蒂落",不必着急。更不应擅自采取一些方式来加速分娩,有人认为性交和刺激乳房等方式能刺激分娩,这是很不可取的。

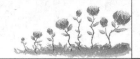

3.不宜漫不经心

与紧张型的孕妇相比,有一些孕妇却不太把分娩当一回事,抱着水到渠成顺其自然的心态,结果临产时常由于准备不充分而弄得手忙脚乱,尤其是见红、破水等临产征兆出现后,才急急忙忙向医院赶。

4.不宜操劳过度

这是指身体或精神上的过度劳累。到了妊娠后期,活动量应该适当减少,工作强度应适当降低,特别是要注意休息好,睡眠充足。只有这样才能养精蓄锐,使分娩时精力充沛。

5.不宜懒动

有些准妈妈妊娠早期担心流产,妊娠晚期害怕早产,因而整个孕期都不敢活动。有些准妈妈到妊娠后期因为身体笨重,行动不便而不愿意多活动。实际上,孕期活动量过少的产妇,更容易出现分娩困难。所以,正常的孕妇在妊娠末期应该坚持适度的活动,如散步等,不宜长时间地卧床休息。

6.不宜饥饿

产妇分娩时消耗体力很大,因此产妇临产前一定要吃饱、吃好。此时家属应想办法让产妇多吃些营养丰富又易于消化的食物。除非决定剖宫产,如果是自然分娩,在阵痛的间隙中应尽量进食,千万不要空着肚子进产房。

7.不宜远行旅游

我们不时听到一些产妇在火车、飞机上分娩的新闻,其实这是很危险的。一般来说,预产期的前2个月,就不宜远行了,尤其不宜乘车、船远行,因为旅途中的颠簸很可能促发胎儿早产。

8.不宜滥用药物促分娩

分娩是正常的生理活动,一般不需要用药。因此,产妇及亲属切勿自以为是而滥用药物,更不可随便注射催产药,以免造成严重后果。

安
胎
养
胎
必
读

第37周 大脑免疫发育快
子宫压迫尿便频

胎宝宝的发育状况

现在胎宝宝的顶臀长约 35 厘米,全身长度约 47 厘米,体重约 2.95 千克。

从现在起,胎宝宝随时都可能出生,但还没有人知道引发分娩的直接原因是什么。一些科学家曾经猜测,是一种由胎儿肾上腺所分泌的的物质促进了分娩的开始。

胎宝宝的体重和身高继续有所增加,大脑仍在发育。他(她)无法像过去那样伸展四肢,但通过蠕动身体也能达到活动目的。除了头发,大部分的胎毛已经褪去。胎宝宝的头发不再仅仅是后脑上稀少的几缕,而是长成约 2.5 厘米长的浓密乱发。

胎宝宝的免疫系统正在迅速发育,以便在出生后产生自我保护能力。目前他(她)还不能自己产生抗体,直到出生的几周之内,抵御感染所需要的抗体大部分都是由母体通过胎盘提供的。

准妈妈的生理变化

现在准妈妈的子宫底在肚脐上约 16 厘米处可以触及,宫高约 37 厘米。这时胎儿在母腹中的位置不断下降,下腹坠胀,不规则宫缩频率增加。由于子宫压迫,准妈妈常感到尿意和便意,便次增加,阴道分泌物也更多了。有些准妈妈的乳房还会分泌少量乳汁,为哺乳做好准备。如果此时还是胎位不正,应做好剖宫产的思想准备。准妈妈的睡眠质量或许会受影响,注意多休息。这段时间准妈妈尤应特别留意是否有下腹部痛、阴道分泌物带血等症状的出现,这些都是临产的征兆。

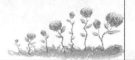

准妈妈的保健与护理

1. 前置胎盘及类型

正常情况下,胎盘附着于子宫体的后壁、前壁或侧壁。妊娠到了 28 周后,如果 B 超检查发现胎盘附着于子宫下段,甚至胎盘下缘达到或覆盖宫颈内口,其位置低于胎先露部,那么就属于前置胎盘了。前置胎盘是妊娠晚期出血的主要原因之一,是妊娠期的严重并发症,处理不当会危及孕妇及胎儿生命。

发生前置胎盘时,胎盘可完全覆盖宫颈内口(称为完全性前置胎盘),或部分覆盖宫颈内口(部分性前置胎盘),或者仅达到宫颈内口(称为低置胎盘或边缘性前置胎盘)。低置胎盘或前置胎盘在早孕的 B 超中常可发现,但大多随子宫增大胎盘位置上升。所以,低置胎盘或前置胎盘在妊娠 28 周后才能明确诊断。低置胎盘或前置胎盘因为不同程度地堵住了子宫颈口,这种不正常的胎盘位置会导致分娩发生并发症,如果子宫的进口完全被胎盘堵住,必须做剖宫产才能将胎儿娩出。

2. 警惕前置胎盘的信号——无痛性阴道出血

准妈妈如果在妊娠晚期或临产时,在没有特别原因的情况下,反复出现无痛性的阴道流血,很有可能是前置胎盘所致的。这是由于妊娠晚期或临产后子宫下段逐渐伸展,位于宫颈内口的胎盘不能相应的伸展,导致前置部分的胎盘附着处剥离造成出血。初次流血量通常不多,剥离处血液凝固后,出血可暂时停止。随着子宫下段不断伸展,出血往往反复发生,且出血量越来越多。阴道流血发生时间的早晚、反复发生次数、出血量多少与前置胎盘类型关系密切。各种类型的前置胎盘特点:

(1)完全性前置胎盘:往往初次出血时间早,在妊娠 28 周左右,反复出血次数频繁,量较多,有时一次大量出血就可使患者陷入休克状态。

(2)边缘性前置胎盘:初次出血发生晚,多在妊娠 37～40 周或临产后,出血量也较少。

(3)部分性前置胎盘:初次出血时间和出血量介于上述两者之间。由于反复多次或大量阴道流血,患者出现贫血,贫血程度与出血量成正比,出血严重者可发生休克,还能导致胎儿缺氧、窒迫,甚至死亡。

安
胎
养
胎
必
读

3. 发生前置胎盘的可能原因

前置胎盘的发生,可能和子宫内膜病变与损伤、胎盘面积过大、胎盘异常、受精卵着床位置不当有关,而多次生育、人工流产、引产都是引起子宫内膜炎或子宫内膜受损的原因。如果子宫内膜生长不全,当受精卵着床后,血液供给不足,为摄取足够营养,胎盘伸展到子宫下段,也会造成前置胎盘。

4. 预防措施

如前置胎盘引起的出血少,而胎儿尚未足月,可以卧床休息,必须绝对禁止性生活;如果出血停止,可允许走动;如果出血量多,不能控制,而胎儿已大于34周,应终止妊娠。终止妊娠以剖宫产为首选。

为预防前置胎盘的发生,女性应防止多产,避免多次刮宫、引产或宫内感染,减少子宫内膜损伤或子宫内膜炎。认真做好孕期检查。对妊娠期出血,无论量多少均须就医,以便及时诊断处理,减少危险。

孕期提示

1. 婴儿房的布置

最初几周婴儿可以睡在妈妈卧室中的摇床里或婴儿床里,这样应付频繁的夜间喂奶比较方便,医生也建议这样做以预防"婴儿猝死症"。不过,婴儿应该尽早睡在自己的房间里,他(她)所有的衣物和相关用品也可以放进去。

大多数父母都是怀着"孩子至少得住好几年"的想法来准备婴儿房的。因此,装饰婴儿房应采用既适合孩子的学步期,也符合学龄前阶段的风格。

研究显示,婴儿喜欢红、蓝、白等大胆的颜色及醒目的造型,而柔和的色彩和模糊的造型不太引起他们的注意。可以把形状有趣或是音乐风铃悬挂在孩子的摇床上方;大幅的动物图像,令人喜爱的卡通人物造型可以挂在墙上。

为了安全起见,婴儿房内的所有电源插座,都应该安上防儿童触摸的罩子,散热器也要安装防护装置。不应把婴儿床直接放在热源旁边,如果地上铺设有地毯,要确定地毯背面有防滑材质,以防滑倒。

2. 必备品准备

婴儿房要有一张齐腰、可移动、有抽屉的换装桌,以便存放尿布、擦巾和其他清洁用品;婴儿用品放在架子上,架子距离换装桌不超过一臂之遥,这样能确

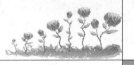

保妈妈将婴儿放在换装桌上时,不会在无人看护的情况下滚下来。还需要抽屉柜和橱柜放置孩子的衣物,用架子或大箱子摆放玩具,以后可以用来存放儿童书籍。

夜间哺乳时可使用台灯或安装有调光器的主灯,再加上一张舒适的摇椅,妈妈可以坐着给孩子喂奶。买一些高品质的窗帘或百叶窗,清晨喂奶或白天睡觉时阻隔阳光。买一个婴儿监视器,婴儿如果哭了,妈妈在另外一个房间就听得见。确保婴儿房的温度在 20℃左右,室内通风良好并安静。

第 38 周　胎毛胎脂渐脱落 压迫减轻食欲增

胎宝宝的发育状况

现在胎宝宝的体重约 3.1 千克,顶臀长不会有大的改变,仍旧为 35 厘米,全身长度约 47 厘米。

此时胎头增长缓慢,体重仍继续增加。胎儿的头进入准妈妈的骨盆后,腾出了更多的地方长他(她)的小胳膊、小腿、小屁股。现在胎儿身上原来覆盖着的一层细细的绒毛和大部分白色的胎脂逐渐脱落、消失,胎儿的皮肤变得光滑。这些物质及其他分泌物也被胎儿随着羊水一起吞进肚子里,贮存在他(她)的肠道中,变成墨绿色的胎便,在他(她)出生后的 1～2 天内排出体外。

在这周出生的宝宝就可以称为足月儿了(38～42 周分娩都称为足月分娩)。这也意味着,宝宝随时可能呱呱落地了。

准妈妈的生理变化

现在准妈妈肚脐和子宫底之间的距离有 16～18 厘米,宫高为 36～38 厘米。胎头下降后,准妈妈胃部的压迫感减轻,呼吸也顺畅了,食欲好转,时有饥饿感。因为胎头进入了骨盆,准妈妈感觉胎动会减少。几乎每天都有无痛性

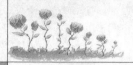

的、不规则的宫缩,导致腹部出现强烈紧绷感。阴道里白色透明的分泌物增多,并且常有尿意。准妈妈现在应该适当活动,充分休息,密切关注自己身体变化,留意临产征兆的出现,随时做好入院准备。

准妈妈的保健与护理

1. 咨询何时入院待产合适

妊娠进入了倒计时阶段,宝宝不知道在哪一天说来就来了,准妈妈们难免又多了一重疑惑:我到底什么时候去医院才适合呢? 入院太早,在医院吃住不习惯,特别是睡眠不充足,体力过早消耗,不利于分娩。其次,孕妇入院后较长时间不临产,会有一种紧迫感,尤其看到后入院者已经分娩,对她也是一种刺激。另外,产科病房内的每一件事都可能影响住院者的情绪。如果去医院太晚,又怕措手不及把孩子生在家里或去医院的途中,那对大人孩子都是危险的。选择适当的时机到医院待产,这既能使准妈妈有安全分娩的保障,同时也减少了宝宝降生的危险系数。因此,准妈妈自己掌握好入院的时机是重要的。

当出现以下临产症状时,准妈妈就要去医院待产了:

(1)规律性子宫收缩:孕妇感到腹部一阵阵发胀、发紧、腹部下坠,这就是子宫收缩。如果子宫收缩持续时间短,间隔时间长且无规律,即为不规律子宫收缩。当它发生得越来越规律时,就离分娩不远了。对于初产妇来说,由弱渐强的规律性子宫收缩一般要持续 8~10 个小时,正常分娩的产妇此时应入院待产。当出现规律性子宫收缩,宫缩间隔时间约五六分钟,每次持续时间为 30 秒钟左右,则标志着正式临产。

(2)见红:临产前有少量血性黏液从阴道内流出就称为见红。这是子宫收缩牵动宫颈,使子宫颈内附近的胎膜与子宫壁分离,毛细血管断裂,宫颈黏液栓脱落,血性黏液自阴道流出。见红后,准妈妈应立即到医院产科报到。

(3)破水:突然阴道流出像尿一样多的水,带点腥味,不能自己控制,这是破水。此时无论是否有宫缩都要及时去医院。在前往医院的路上,孕妇应平卧,臀部垫高,因羊水流出时可能脐带会随之脱出导致胎儿死亡。有时流出的羊水不多,有的孕妇会误以为是白带增多,如果孕晚期有这种情况,应到医院去检查确定是否已经破水,千万不要大意。

有的准妈妈到了预产期却还是没有任何的临产征兆,建议最好还是在预产期前后1～2天就到医院检查,由医生决定是否入院。

2. 需提前入院待产的孕妇

如果产前检查发现孕妇有某些并发症的,应按医生建议提前入院待产,以防发生意外:

(1)孕妇患有内科疾病,如心脏病、肺结核、高血压、重度贫血等,应提前住院,由医生周密监护,及时掌握病情,及时进行处理。

(2)经医生检查确定骨盆及软产道有明显异常者,不能经阴道分娩者,应适时入院进行剖宫产。

(3)中、重度妊娠高血压综合征,或突然出现头痛、眼花、恶心呕吐、胸闷或抽搐者,应立即住院,以控制病情的恶化,待病情稳定后适时分娩。

(4)胎位不正,如臀位、横位,多胎妊娠,需随时做好剖宫产准备。

(5)经产妇有急产史者,应提前入院,以防再次出现急产。

(6)有前置胎盘、过期妊娠者,应提前入院待产,加强监护。

孕期提示

虽然离预产期还有些日子,不过准妈妈应提前为分娩做些准备了——包括心理上和物品上的准备。

1. 入院分娩心理上的准备

首先是保持饱满的精神状态和良好的体力,以应付分娩时的消耗。因此,在预产期前几周内尤其要注意充分休息和营养,还有产前的心理健康也是十分重要的。准妈妈应对分娩的过程有所了解,消除对分娩的恐惧心理,通过书本或向产科医生学习掌握分娩时的呼吸、放松及用力的技巧。此时应该禁止性生活,妊娠末期的性生活往往是早产的罪魁祸首。还要注意保持身体清洁,每天洗澡。在外出时最好由家人陪伴,尤其应避免长时间的独自外出,以防突然临产。

2. 入院分娩所需物品的准备

下面列出一张分类的清单,供准妈妈们参考:

(1)入院所需的证件:包括身份证、准生证、本人日常病历、孕期保健手册、献血证、公费医疗证或医保卡(若自费者需带信用卡或现金)。

(2)孕妇所需的物品:日常用品包括换洗的衣物(包括哺乳时用的胸罩等)、

拖鞋、洗漱用品、护肤品,分娩后用品包括卫生纸、卫生巾、束腹带、卫生铺垫、溢乳垫、吸奶器、餐具、杯子、吸管,个人备用品包括手机、笔、记事本、闲暇看的书、随身听等。食物、饮料,包括饼干、牛奶、巧克力、葡萄干等。分娩前后,在两餐之间,产妇饿了可以吃些饼干、牛奶、巧克力和葡萄干等高能量食品,有助于产妇分娩前后补充体力。

(3)婴儿所需物品:包括湿纸巾、小杯、小勺、纸尿片、润肤露等。另外,准备婴儿衣服、帽子、婴儿包被或小毛毯、纱巾等,以备出院时用。

产妇住院和出院所需的物品、婴儿所需的物品都要分别整理放置在家里明显易见的地方,并告知家人,一旦临产,可以随时找到并带往医院。

第39周　最后成熟肺器官宫管柔软备分娩

胎宝宝的发育状况

现在胎宝宝的顶臀长约 36 厘米,全身长度约 48 厘米,体重约 3.25 千克。

胎儿现在还在继续长胖,这些脂肪储备将有助于胎宝宝出生后的体温调节。小家伙的身体各部分器官已发育完成,其中肺部是最后一个成熟的器官,在胎宝宝出生后才能建立起正常的自主呼吸。

准妈妈的生理变化

本周准妈妈的子宫底到了肚脐上 18～20 厘米的地方,宫高 36～39 厘米。此时,子宫和阴道变得更加柔软,子宫颈管逐渐张开为分娩做准备,阴道的分泌物也因此增多。一般情况下分泌物是白色的,一旦出现茶色或红色分泌物,就意味着进入临产阶段了。

现在准妈妈的体重基本稳定下来。由于子宫填满了整个骨盆和腹腔的大部分空间,准妈妈会觉得身体很笨重,而且腹腔内的一些脏器受到子宫的压迫让准妈妈感到不适。准妈妈在心理上会有分娩的迫切感,希望快快结束这种不适。别着急,漫长的孕期已经到了黎明时分,也许明天、后天胎宝宝就会降生了。

分娩时的技巧练习

1. 各产程中呼吸技巧的运用

(1)第 1 产程早期:宫缩很轻微,产妇可以在整个宫缩期间做深的均匀呼吸。对宫缩不要紧张而应做出欢迎的反应,对每次宫缩都要做均匀而缓慢的呼气。

(2)第 1 产程后期:开始呼气,然后在宫缩中进行轻轻的短促呼吸。当宫缩过后深吸一口气松弛一下,以对自己及周围的人给出宫缩已过去的信号。

(3)过渡阶段:试采用最浅表的呼吸——仅用口呼吸,不要换气过度,以免身体缺乏二氧化碳。如果觉得头晕眼花,接生助手会在产妇呼吸时用手作杯状蒙着孕妇的口、鼻部。

(4)第 2 产程:做深吸气并忍住,使气往下压,使得骨盆底往外膨出,使推力(产力)长而平稳。如宫缩仍强烈,再重复 1 次,宫缩过后要慢慢且轻轻地躺下。

2. 减缓疼痛的秘诀

当宫缩开始时,可做腹式深呼吸或腹部按摩。感到腰部胀痛时,做腰部按摩和用力深呼吸也能减轻疼痛。

(1)腹式深呼吸的运用:腹式深呼吸具有稳定情绪的效果(镇静效果),反复地做,可减弱因子宫收缩而引起的强烈刺激。此外,腹式深呼吸还可防止胎儿氧气补给功能的低落,借此项运动,可松弛产道周围肌肉的紧张,促进子宫口的扩张。一般而言,在分娩的第 1 期产妇容易焦躁不安,为了稳定情绪,可做腹式深呼吸,便能轻松、快速地度过第 1 期。

(2)仰卧腹式深呼吸的方法:两腿轻松地张开,膝盖稍微弯曲。两手的拇指张开,其余四指并拢,轻放在下腹部上,围成三角形。两手的拇指约位于肚脐的正下方。深吸气时,使下腹部膨胀般地鼓起。吐气时,使下腹部凹陷般地恢复原状。

(3)侧腹式深呼吸的方法:两膝轻松的弯曲,身体下方的手肘也弯曲,手掌

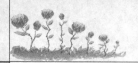

放在脸旁。身体上方的手,像是要抱住腹部似的向下腹部斜滑。深呼吸的方法、练习的秘诀等,与仰卧的情形相同。

(4)练习的秘诀:腹式深呼吸是最重要的基本动作,要反复练习,直到能持续30分钟左右也不疲倦为止。由于刚开始容易感到疲倦,所以逐渐延长练习时间即可。做腹式深呼吸时,胎动较为活跃,但不必担心。最初即使用力也无妨,只要尽量使腹部膨胀即可。当腹部膨胀至最大极限时,再慢慢地吐气,也就是反复"膨胀"、"吐气",多练习几次,就能做得很好。反复练到习惯时,只要一吸气,腹部就会自然鼓起。尚未习惯时,可能会做出肩膀用力、腹部稍稍鼓起、只有上腹部鼓起或胸部鼓起后腹部才鼓起等笨拙、不灵活的动作,但只要多练习几次,动作就会正确。

(5)腹式深呼吸时辅助动作的运用

①腹部按摩。子宫收缩增强时,也就是第1期过半之后,可并用此法以缓和收缩的感觉。腹式深呼吸的同时,可以一面用双手在下腹部做回转运动,一面轻轻地按摩,也可采用直线运动的按摩方式。侧卧时,则以单手做同样的回转或直线按摩。无论是仰卧或侧卧,都不可用力按摩耻骨正上方,如果过分刺激这个部位,可能会阻碍子宫口的扩张。另外,还有按摩腰部的方法,但自己无法做,必须借助他人。

②压迫法。这是在第1期过半之后,当子宫收缩逐渐增强,无法充分做腹式深呼吸的吸气及吐气时,所采用的一种辅助动作。做腹式深呼吸的吐气时,以拇指或其余四指压陷般的压迫腰内侧。此外,还可将拳头放在腰下,以缓和腰部的沉重感,但时间不可太长。

3.分娩时巧用力

当子宫口全开后,子宫收缩会使胎儿逐渐下降到骨盆的出口。此时如果加上用力的动作,可促进分娩,并缓和子宫收缩所引起的强烈刺激,使产妇轻松地度过这段时期。

所谓的"用力",与单纯的"使劲"、"用劲"不同。用力形成的腹压若不能顺着产道的方向,就毫无意义。简单地说,就是必须和排便时的用力方法相同。或许有人会认为"那太容易了",但分娩时是躺着而非蹲着的,所以用力并不简单,而且容易使人焦躁不安。

(1)仰卧时用力的方法:两脚充分张开,膝盖弯曲,后脚跟尽量靠近臀部。两手抓住床头的栏杆或两侧的把手。先充分吸气,从鼻子吐气的同时停止呼

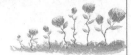

吸,几秒钟后再慢慢像是要排便或打开肛门似的逐渐用力。此时要紧闭嘴唇,直到最后都不要让空气漏出来。从吸气、用力到吐气完毕,大约需要 25 秒钟。

要确定用力的方法是否正确时,只要将手掌放在肛门附近,便可得知。方法正确时,手掌会被推向前;错误时,手掌几乎毫无感觉。此外,正确的用力力量十分平均,如果只感觉手掌的前半部或后半部受推挤时,就表示方法错误。练习中如发现有以下情况时,请加以改正:

①只有腹鼓起。问题在于吸满气后,在吐气之前没有暂时停止呼吸就突然开始用力,或是把停止的气送进腹部,因此造成这种情形。

②只有面颊鼓起。这也是停止呼吸的方法错误所造成的。与前项的情况相同,因吸、吐气间没有暂时停止呼吸,使气没有留在胸部,而跑到口中去了。

③身体向上滑。用力时,双手用力过度就会造成这种情形。有这种倾向时,只要双手稍微向下移,减弱手腕的力量,即可改正此项缺点。

④身体向下滑。与上面的情形相反,当双手用力往后推或手握的地方太低时,就容易发生这种情况,总之,手握的地方太高就往下移,握的地方太低就往上移,如此反复调整,就能找到适当的位置。

⑤背脊挺起。下腹部用力过度,或吸气时动用整个胸部想吸足气所造成的。

⑥臀部抬起。背脊、臀部、双脚应处在同一平面上。如果重心过分放在双脚,就会使臀部抬起。

⑦用力无法持久。吸足气后没有暂时停止就马上用力,用力自然无法持久。

用力的秘诀是,吸足气暂停几秒再开始用力。

(2)侧卧时用力的方法:侧卧时,身体下方的手肘轻轻弯曲,手掌放在脸旁。双脚并拢,膝盖尽量弯曲,手抱住身体上方的大腿靠近臀部的地方。用双手抱也可,只是侧卧时,在身体下方的手容易疲劳。头部不可弯得太低,背脊也不可拱起至眼睛看得到肚脐的程度。胸部先充分吸气,然后和仰卧的情形相同,暂停数秒后再用力。此时,背脊要挺直,不可拱起,臀部向后突出般地出力。头部弯得太低或不抱住臀部而抱住膝盖,都是错误的用力法。

这种用力的姿势就好像排便时的姿势一样,任何人都能轻易做到。因此,当产妇采用仰卧的姿势无法有效的用力时,不妨先以侧卧的姿势做,等感觉较顺时,再换回仰卧的姿势做。

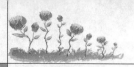

安胎养胎必读

（3）仰卧时抱住双腿的用力法：举起双脚，双手从外侧抱住膝盖的内侧，双腿尽量靠近下腹部的两侧，并充分地张开。此时，大腿如果充分张开，与其说是双手抱住双腿，不如说是用双手将双腿抱起来。双手不可握在一起，而要各自握拳，双腿才能充分张开。用力的同时，使下颏贴近胸口，双腿尽量张开。

如果双腿没有充分张开，反而并拢在一起，或是吸足气后马上用力，只有腹部鼓起时，用力效果自然不佳。原本应贴近胸口的下颌向上突出，或用力时支撑腿部的力量比抱住腿部的力量强，使得臀部下滑，如此都无法达到良好的效果。

真正需要用力的分娩第 2 期，初产需 2～4 小时，经产约需 1 小时。这段时期，每 2～3 分钟宫缩 1 次，1 次收缩约持续 1 分钟。

为了轻松地度过这段收缩期，使胎儿早点生出来，在持续 1 分钟的收缩时间内，必须至少用力 3 次。这是由于 1 次的用力，如前所述，从吸气开始之后，有 15～20 秒钟的有效时间。以 1 分钟收缩用力 3 次来计算，1 小时要用力 45～60 次，2 小时 90～120 次，4 小时 180～240 次。因此，为了避免消耗体力，必须尽量达到用力的效果，方法正确时，可使 4 小时的分娩缩短成 2 小时。方法错误时，即使经过 4 小时，分娩也可能只进行到 2 小时的程度。

分娩时，产道并非已完全扩张等待胎儿的通过，而是要靠母亲正确的用力方法，使胎儿以前进 2 步、后退 1 步的形式，逐渐向前进。如果用力的方法错误，无法产生前进 2 步的力量，而且又在此松一口气，变成进 1 步、退 1 步时，胎儿就会滞留原地不进不退了。

因此，在耗时的第 2 期，最好以"侧卧式"为主要的用力法，并可以采取左右交替的姿势来做。

当分娩进行顺利，开始消毒外阴部时，为了保护会阴，助产士会要求产妇改以"仰卧式"的用力法。如果以这种姿势无法有效用力时，可以先采取仰卧抱起双腿用力，没问题后，再放下双腿用力。

4. 短促呼吸的运用

胎儿的头部露出外阴后不久，头部最宽的部分就会通过外阴，之后靠子宫收缩的力量就已足够，不需再用力。产妇一旦用力或发出声音，就会使胎儿头部受压迫，而使伸展变薄的会阴部（肛门与阴道之间）裂开。为了防止这种情形，并方便助产士工作，可利用短促呼吸取代用力。

短促呼吸是在分娩第 2 期的最后阶段所做的动作，且只做 1 次（1 次 1 分

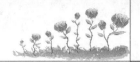

钟,有时必须反复做几次),由于时间短促无法修正,所以决不可轻视它的重要性。正确的方法如下:

(1)仰卧、膝盖弯曲、双腿充分张开、双手交叉握在胸前。

(2)依平常的方式吸足气后,立刻快速地吐气,再反射性地吸气、吐气……反复做短促急速的呼吸,如同长跑后,自然而然的急促呼吸。

做的时候要能听到"哈!哈!"狂乱急促的呼吸声。如果中途感觉呼吸困难,则是将"吐气—吸气"的顺序搞错了,而变成"吸气—吐气"所造成的。吐气量与吸气量必须相等,否则会感觉呼吸困难,此时要立刻中断。短促呼吸时,吐气量多半多于吸气量,所以吸气时要大口大口地吸。进入呼吸运动前的吸气,如果吸入的量比平常多,或以全身做运动时,下半身容易摇晃,造成助产士工作上的不便。

分娩前,只要记住秘诀,就能快速学会短促呼吸的方法。最主要的是,记住它的呼吸量与平时相同,只是速度较快而已。

如果还不会的话,请捏住鼻子、张开嘴巴,暂停呼吸数秒后再吸气,然后以这种状态呼吸,再稍微加快速度即可。

从妊娠第10个月初开始,最好每晚练习1次,等熟练之后再配合用力一起做,试着练习在用力的途中突然转做短促呼吸,直到配合良好为止。

5.各辅助动作的运用

第1期:以腹式深呼吸为主,必要时再加上按摩、压迫法等。从第1期结束开始,为缓和收缩刺激,可并用侧卧的方式轻轻用力。

第2期:前半段以侧卧式用力法为主,至临产状态看得见胎儿的头部时,则以仰卧式或仰卧抱起双腿的用力法为主。胎儿的头部出来后,再依助产士的提示,改做短促呼吸。

第3期:胎盘娩出时,要遵照助产士的提示,轻轻地用力。

一定要坚持练习,在分娩时会受益匪浅,否则,当躺在床上时后悔就来不及了。请相信,此秘诀一定会使孕妇顺利、轻松地度过各产程中的最痛苦时期。

孕期提示

克服对分娩的恐惧。作为第一次生育的准妈妈来说,对分娩有些恐惧是正常的,但过度的恐惧对分娩是极为不利的。心理因素是决定分娩是否顺利的条

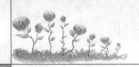

件之一，分娩是一个母婴都参与的应激过程，过度恐惧对准妈妈的分娩应激原的发挥有影响。所以，准妈妈在分娩前要调整好心态，减少对分娩的恐惧。

1. 对分娩恐惧的原因

造成恐惧的原因是多方面的，我们希望通过下面的分析帮助准妈妈们解开恐惧的心结。

（1）最常见的恐惧原因就是害怕分娩带来的危险：古时候说，"女人生孩子，生死隔层纸"，也就是说，生孩子的过程中意外死亡是随时可以发生的。其实，那是因为以前医疗条件极为落后的缘故，现在准妈妈都做产前检查，医生在了解母体和胎儿的情况后决定合适的分娩方式，发生危险的可能和以前不可同日而语。以我国现在的医疗技术，无论是自然分娩还是剖宫产，发生意外情况的几率都是非常低的。准妈妈们不要把分娩当作一件严重的事情来考虑，应该相信自己选择的医院和产科医生。

（2）害怕分娩痛是产生畏惧的又一常见原因："不经历风雨怎么见彩虹？"分娩的疼痛是难免的，也是剧烈的，但这种痛是一般人能够承受的，所以准妈妈要鼓励自己，产痛毕竟是有时限性的，要相信自己咬咬牙一定能挺过去。如果是对疼痛耐受力特别差的准妈妈，也可以预先和产科医生商量采用无痛分娩法。

（3）过度担心胎儿的健康：有的产妇到了分娩时刻更为紧张，这种紧张不但于事无补，反而影响自己的分娩状态；也有些准妈妈基于家庭压力或个人偏好，对胎儿的性别过于执著，也加重了对分娩的恐惧，其实是男是女，在精卵结合的一刹那已经决定，准妈妈应抱平和的心态接受现实。

另外，对分娩环境的陌生和不适应也无形中造成准妈妈心理上的不适。准妈妈可以在分娩前，找个时间到产科病房转转，初步有个了解。

2. 树立分娩信心

知而后有信。要建立对分娩的信心，减轻恐惧，准妈妈们要对分娩的过程及相关情况有所了解，可以通过一些科普读物、网络或者产科医生获得有关知识。了解整个分娩过程后，就会以科学的态度去取代恐惧的心理，同时，还可以学习一些放松和呼吸的技巧，减轻分娩时的疼痛。建立良好的社会和家庭的关系，解除因为分娩带来的生活和工作的后顾之忧。对生男生女均持"既来之则安之"的态度，全身心投入到分娩准备中去。作为家人，应给予准妈妈精神的支持和鼓励。有条件的产妇，可以考虑采用"导乐"者分娩，请有专业知识的"导乐"者在产前、产时及产后全程陪伴产妇，给予心理上的支持和帮助，以及精神上的安慰和鼓励,这是减轻产痛和消除产妇紧张情绪的一种很好的方法。轻松的心情是轻松分娩的前提,当准妈妈临近分娩的时候,要对自己说的就是放松、放松、再放松。

第40周　胎盘脐带尽使命 宝宝降临迎新生

胎宝宝的发育状况

现在胎宝宝的顶臀长约 38 厘米,全身长约 48 厘米,体重 3.4 千克左右。

从临床医学角度看,胎儿已经成熟,随时都可能出生。腹部的周长要比头部稍大,脂肪的比例占体重的 15%,身体内所有的系统都已经发育成熟。胎儿的肠道里堆积了墨绿色黏性物质,是胎儿所吞食的胎毛等物质的代谢废物,即胎便。

现在,胎儿的骨骼数量比成人的 206 块要多。出生后,部分骨骼会随着成长逐渐融合到一起;胎儿已经具备了 70 多种不同的反射能力,已做好迎接子宫外面新生活的准备。

胎宝宝的重要生命线——胎盘,正在老化,传输营养物质的效率在逐渐降低。羊水开始减少,和胎宝宝身长差不多的脐带也即将完成使命。

当胎宝宝出生后呼吸到第一口空气时,会激发心脏和动脉的结构迅速改变,使血液输送到肺里。

准妈妈的生理变化

到了这一周,准妈妈子宫的位置和高度和上周差不多,羊水减少了,有 600～800 毫升。妊娠全程,母亲体重比原来体重增加 10～14 千克。

现在,子宫颈和会阴变得更加柔软,以利于宝宝通过。准妈妈会觉得这等待的日子变得格外漫长,不规则的腹痛、下肢水肿、静脉曲张等症状更加明显。

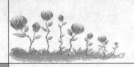

准妈妈要做好入院准备,随时留意见红、破水、阵发性腹痛等临产征兆,特别需要注意的是避免胎膜早破,使阴道中的细菌侵入子宫,给胎儿带来危险。一旦发现阴道有水流出,应立即去医院。

月经周期较长的人,预产期可能要延后。如果预产期超过1周仍没有分娩的迹象,应到医院检查。

准妈妈的保健与护理

1. 产后出血的原因及预防

每个产妇在产后3～7天内都会从阴道内排出一些类似于月经的血性分泌物,我们称之为血性恶露,也叫产露,这是正常的,不属于产后出血。医学上,产后出血是指胎儿娩出后24小时内阴道流血量超过500毫升。产后出血是产妇死亡的重要原因之一,在我国目前居首位。产妇一旦发生分娩后出血十分危险,休克较重且持续时间较长者,即使获救,仍有可能出现严重的后遗症。

(1)产后出血的原因

①子宫收缩无力。这是产后出血最常见的原因。在正常情况下,胎儿娩出后,由于胎盘从子宫壁上剥落,引起子宫出血,这时要依靠子宫肌肉的强烈收缩,使子宫壁上的血窦因受压而关闭,并使血流逐渐缓慢而形成血栓,使出血停止。如果胎儿娩出后宫缩乏力使子宫不能正常收缩和缩复,不能有效关闭子宫壁上正在出血的血窦,将引起产后出血。产妇精神过度紧张,分娩过程过多使用镇静药、麻醉药;异常头先露或其他阻塞性难产,致使产程过长,产妇衰竭;产妇子宫肌纤维发育不良;子宫过度膨胀,如双胎、巨大胎儿、羊水过多,使子宫肌纤维过度伸展;产妇贫血、妊娠高血压综合征或妊娠合并子宫肌瘤等情况,都有可能造成子宫收缩无力。

②胎盘剥离不全。在胎儿娩出之后,如果胎盘剥离不完全,一部分与子宫壁分离,其他部分尚未剥离,或大部分排出,还有一小部分未排出而滞留在子宫腔内,都可影响子宫收缩而出血不止。有时部分胎盘和子宫壁粘连,或植入子宫壁内,不能自然分离,而从其他已剥离部分出血,这种出血量往往很大。

③产道撕裂。在分娩过程中由于胎儿过大、急产或手术产时,使产道撕裂,也可发生大量出血。如果施行会阴切开后,不注意止血,也可造成出血过多。

④产妇本身患有全身出血倾向性疾病。如白血病、再生障碍性贫血、血小

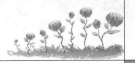

板减少性紫癜等,均可引起产后出血。重症病毒性肝炎,也可引起产后出血,但不多见。

(2)产后出血的预防:准妈妈在产前做好预防工作,可以大大降低产后出血的患病率。

①做好孕前及孕期的保健工作,对有胎盘异常、贫血、妊娠高血压综合征、子宫肌瘤、巨大胎儿等情况或孕妇本身有出血倾向的,应加强产前检查监护,不宜妊娠者,及时终止妊娠。有高危因素者应当提前住院待产。

②准妈妈在分娩过程中尽量保持心态平和,避免过度紧张和恐惧。

③产前掌握分娩时呼吸和用力的技巧,分娩中合理运用,避免过度疲劳。产前吃饱以保证有充足的体力分娩,分娩过程中要注意补充水分。

④分娩结束后,产妇应听从医生的安排继续留在产房观察 2 小时,有特殊情况应及时告诉医生。

⑤早期哺乳可刺激子宫收缩,减少阴道流血量。所以,当医生把宝宝抱到产妇身边时,无论产妇的乳房是否已经开始泌乳,都应让宝宝吸吮。

2. 多胞胎的特殊性

多胞胎妊娠很可能会出现自发流产。有时候发生某种现象,即个别胎儿死亡,其余的胎儿依旧存活。这时候就不容易看出来是多胞胎妊娠,这主要取决于这一情况是什么时候发生的。即使这样妊娠仍可继续,只是在分娩后,在胎盘表面常可以看到一个淡淡的影子,称之为纸状胎。与单胎相比,多胞胎可导致胎儿病死率上升。一些医院报道,多胞胎的胎儿病死率可高达 10% 或更多。

多胞胎引起的主要问题是造成早产。因胎儿数增加,妊娠期短,胎儿出生体重就会下降。双胞胎平均妊娠时间是 37 周,三胞胎则为 35 周左右。胎儿在母体内停留时间越长,出生体重就越重,器官和系统发育得也就越成熟。

多胞胎妊娠会导致胎儿畸形率增加,约是单胎的 2 倍。畸形在同卵双生儿中比异卵双生儿更为常见。怀有多胞胎的孕妇必须意识到多胞胎的妊娠会导致胎儿出生体重下降和早产的发生。为了减少胎儿的损伤和死亡,请按医嘱做,医生会为孕妇和胎儿的健康考虑。

对多胞胎妊娠采取措施的主要目的是尽可能延长妊娠时间,避免早产。最好的办法是卧床休息。在妊娠的全过程,不能像过去那样活动,否则会对胎儿不利,增加早产的可能。

多胞胎妊娠时,孕妇对热能、蛋白质、无机盐、维生素,以及必需脂肪酸的需求也随之增加。怀有多胞胎后,孕妇每天的能量消耗要比正常孕妇多 1 250 焦左右。多胞胎妊娠体重增长有重要意义。孕妇的体重会比正常情况增多 10～15 千克,这取决于多胞胎的数目。铁的补充是必需的,单胎妊娠时血中的铁就会下降,而多胞胎下降得更多,更需要补铁。

3. 多胞胎的分娩

对多胞胎的分娩方式目前还有争议,分娩方式主要取决于胎儿在子宫内的姿势。除导致早产外,分娩时可能还会出现:①胎位不正。②脐带脱垂。③胎盘剥离。④脐带结等原因引发的胎儿窒息。⑤产后大出血。多胞胎妊娠常会发生此类问题,因此在分娩过程中有更大的风险,在产前和分娩过程中就应采取预防措施。在医生和麻醉师在场的情况下,可以静脉给药,如果有儿科医生和其他医护人员照顾婴儿会更好。

双胞胎有可能出现各种胎位,既有可能是头先露,也有可能是臀先露,也可能是斜位。斜位,就是说有一个角度,既不是头先露,也不是臀先露。如果双胞胎都是头先露,最好试着经阴道分娩。也有可能一个胎儿正常娩出,而另一个胎儿由于脐带等原因或在第一个胎儿娩出时受到伤害,这时则需要剖宫产。

双胞胎或多胞胎分娩后,由于子宫形状变化较大,必须严防产后大出血。多胞胎妊娠子宫过度扩张,产后出血可静脉注入缩宫素,使子宫收缩,中止失血,防止孕妇失血太多。大量失血会导致贫血,需要输血或长期补铁。

双胞胎或多胞胎妊娠时,需要经常去看医生,还需要为分娩及照看婴儿仔细做好安排。

孕期提示

1. 到医院后会遇到的一些情况

当孕妇到医院去做临产前检查时一定不要难为情,认为这是给护士、医生添麻烦。这本来就是医护人员的职责,当感觉可能要临产,应告知医护人员。他们会告诉孕妇是否应入院。

(1)孕妇的详细情况及检查:入院后,多项检查指标可以确定孕妇的妊娠情况,医生的病历上会详细记录孕妇的重要情况及入院后的变化。

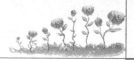

入院后,医生也许会问如下问题:

①是否破膜了? 什么时候?

②出血吗?

③有宫缩吗? 多长时间出现一次? 一般持续多久?

④最后一次进食在什么时候? 吃了些什么?

⑤另外,还会问及妊娠期间的一些重要情况,如妊娠大致经过,所服用药物,是否有药物过敏,是否出现过并发症如出血等症状。如有前置胎盘或胎位不正,应在入院时告知医护人员。

将要分娩时,就不要再进食,避免充满食物的胃受压,使孕妇感到恶心,出现呕吐,有时胃中只有少许食物也会出现这种情况。为了减轻空腹的不适感,医生可能会让孕妇服用一些抑酸药物。

在产房或检查室,孕妇会接受一些必要的检查,确定是否真的临产,明确是否有宫缩,发生的频度及强度。这一切通过体外胎儿监护器完成。将胎儿监测器放置在孕妇的腹部,可以显示孕妇宫缩的发生及持续时间。医生通过触摸孕妇的腹部也可估计宫缩的情况。

另一个需检查的重要指标是宫口是否开大及扩张程度。此项检查极为重要。评估、确定孕妇是否处于临产不是几分钟内就可知道的事,需要一定的时间确认。

入院后孕妇要填写 1 份表格。这是为了让医生及麻醉师确认孕妇已了解入院分娩要承担一定的意外风险后,同意接受护理和治疗而设定的。还有一些其他具体事项,在不同的医院有不同的规定。

(2)证实破膜的方法

①孕妇的主诉,如大量液体从阴道口流出。

②用检测试纸蘸取液体,若有破膜,则试纸变色。

③取少量阴道液体涂在玻片上,光镜下观察,羊水液有其特殊的外观。当它干燥时会呈蕨类植物状。

2. 分娩方式的选择

分娩前孕妇应考虑以何种方式分娩。是否要用脊椎阻滞麻醉? 是否不用任何药物自然分娩? 是否要做会阴切开术?

每个孕妇都有自己特殊的情况,每次分娩也各不相同。很难预测孕妇会采用哪一种方式及分娩时使用何种镇痛药物? 更无法知道分娩要 3 小时还是 20

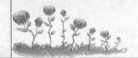

小时？最好坦然对待分娩，明白在分娩过程中仍来得及选择分娩方式。

在孕妇妊娠的最后 2 个月内，将自己的忧虑告诉医生，与他们建立良好的关系，明确他们对分娩的看法。在孕妇的分娩中，医生会为孕妇着想。

3. 宝宝出生后的护理

孩子出生后，医生切断并结扎脐带，吸去口腔、咽喉部位的液体，然后放置在干净的布单上，由护士做新生儿常规检查。同时做好标记以防在婴儿室搞错。此时可让产妇为婴儿哺乳。

孩子出生后的保暖是很重要的，护士会把婴儿身体擦干，裹在毯子里转交婴儿室护理。

如果产程中胎儿受压或有其他并发症，娩出后应仔细地检查，特别要注意有无呼吸困难等情况。如果新生儿需要特殊照料，应立即进行评估和检查。对新生儿的检查包括体重、测量、拓脚印等。